全民健康信息化调查报告
——区域卫生信息化与医院信息化
（2021）

国家卫生健康委统计信息中心 **编著**

吴士勇 胡建平 **主编**

人民卫生出版社
·北 京·

图书在版编目（CIP）数据

全民健康信息化调查报告：区域卫生信息化与医院信息化. 2021/国家卫生健康委统计信息中心编著. —北京：人民卫生出版社，2021.6

ISBN 978-7-117-31678-1

Ⅰ. ①全… Ⅱ. ①国… Ⅲ. ①人口－健康状况－信息化－研究报告－中国－2021 Ⅳ. ①R197.1

中国版本图书馆 CIP 数据核字（2021）第 101458 号

人卫智网	www.ipmph.com	医学教育、学术、考试、健康，购书智慧智能综合服务平台
人卫官网	www.pmph.com	人卫官方资讯发布平台

全民健康信息化调查报告

——区域卫生信息化与医院信息化（2021）

Quanmin Jiankang Xinxihua Diaocha Baogao

——Quyu Weisheng Xinxihua yu Yiyuan Xinxihua（2021）

编　　著：国家卫生健康委统计信息中心
出版发行：人民卫生出版社（中继线 010-59780011）
地　　址：北京市朝阳区潘家园南里 19 号
邮　　编：100021
E - mail：pmph @ pmph.com
购书热线：010-59787592　010-59787584　010-65264830
印　　刷：北京顶佳世纪印刷有限公司
经　　销：新华书店
开　　本：787×1092　1/16　印张：14
字　　数：341 千字
版　　次：2021 年 6 月第 1 版
印　　次：2021 年 7 月第 1 次印刷
标准书号：ISBN 978-7-117-31678-1
定　　价：70.00 元

打击盗版举报电话：**010-59787491**　E-mail：**WQ @ pmph.com**
质量问题联系电话：**010-59787234**　E-mail：**zhiliang @ pmph.com**

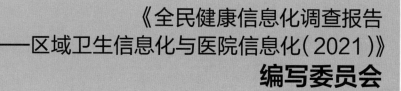

《全民健康信息化调查报告 ——区域卫生信息化与医院信息化(2021)》 编写委员会

主　编　吴士勇　胡建平

副主编　徐向东

编　者（按姓氏汉语拼音排序）

包国峰　曹 磊　陈 丹　丁腊春　冯 文　高 嵩

高 周　关 宇　郭默宁　虢玲侠　胡建平　黄晓亮

计 虹　江志琴　李 军　李璟媛　李振叶　梁 霁

梁艺琼　梁志刚　刘浩哲　刘子锋　马丽明　牛 彬

任晶晶　滕 琳　吴士勇　徐 玲　徐东海　徐向东

俞建明　于雪梅　张 杨　张海龙　张靓囡　张宇希

张哲慧　周光华

前　言

　　按照《"健康中国2030"规划纲要》总体部署，为贯彻落实全民健康信息化发展规划等有关要求，国家卫生健康委统计信息中心作为全民健康信息化建设顶层设计、技术支撑部门，组织开展全民健康信息化建设调查工作。调查每两年开展一次，旨在全面准确掌握区域卫生与医院信息化发展现状，为科学制定信息化发展规划提供基础数据和决策依据；客观监测、比较区域与医院的信息化发展情况，评估信息化发展水平，推广典型应用示范；深入贯彻国家卫生信息化发展有关政策要求，科学引导区域和医院的信息化发展方向。

　　国家卫生健康委统计信息中心于2019年2月对省、市、县各级卫生健康委（部门）和各级各类医院开展调查及培训工作。本次调查主要包括区域卫生信息化、医院信息化调查等部分。区域卫生信息化调查表由基本信息、信息化建设水平、信息化服务水平、信息化管理水平、信息化创新能力、基层医疗卫生机构信息化、信息化发展难点7个部分组成。医院信息化调查表由基本信息、信息化建设水平、信息化服务水平、信息化管理水平4个部分组成。2020年1—3月各级卫生健康信息化主管部门组织相关机构开始填报工作；4—7月进行数据清洗和分析工作；2020年8月—2021年2月组织完成了《全民健康信息化调查报告——区域卫生信息化与医院信息化（2021）》（以下简称"调查报告"）撰写，并多次召开专家会对报告内容、数据、主要发现及问题等进行研讨。

　　2020年调查情况显示，区域调查覆盖了全国93.8%的省级、79.8%的市级、65.7%的县级卫生健康委；医院调查覆盖了58.7%的三级医院、57.3%的二级医院和14.7%的其他医疗机构。

　　本《调查报告》分析了全民健康信息化发展基础、地区发展差异、资金投入情况，对当前的平台建设、数据资源、基础设施等进行了梳理，从便民惠民、业务应用和使用效果等方面分析建设情况，专题分析了基层医疗卫生机构信息化、三级医院信息化和应用信息系统承建商，为建立权威、全面监测全民健康信息化建设常态机制奠定了基础，可以作为行政管理部门推进全民健康信息化建设的决策参考和各地开展信息化建设的实施参考。

　　本次调查得到了各地各级卫生健康部门与统计信息中心的大力支持，得到了各级各类医院的积极配合，在此表示衷心感谢。

国家卫生健康委统计信息中心

2021年4月

4

目　录

表 目 录

图 目 录

第1章 调查基本情况

为全面了解我国区域卫生信息化和医院信息化发展现状，国家卫生健康委统计信息中心于 2020 年 1 月对省、市、县卫生健康委（部门）和各级各类医院开展问卷调查。本次调查主要包括区域卫生信息化调查、医院信息化调查两部分。区域卫生信息化调查表由基本信息、信息化建设水平、信息化服务水平、信息化管理水平、信息化创新能力、基层医疗卫生机构信息化、信息化发展难点 7 个部分组成。医院信息化调查表由基本信息、信息化建设水平、信息化服务水平、信息化管理水平 4 个部分组成。区域卫生信息化调查范围为全国 31 个省（自治区、直辖市）及新疆生产建设兵团，339 个市和 1 852 个区县，省级覆盖率为 93.8%，市级和县级覆盖率分别为 79.8% 和 65.7%。医院信息化调查覆盖全国 1 962 家三级医院、4 760 家二级医院和 727 家其他医疗机构。三级医院和二级医院覆盖率分别为 58.7% 和 57.3%，其他医院覆盖率为 14.7%。此次调查问卷各项指标中，时点指标按 2020 年 1 月 3 日时点数据填报，时期指标按 2019 年累积数据或指标具体要求填报。本章主要介绍了本次调查的调查对象、调查方法和数据分析过程等。

第1节 调查对象

1. 区域卫生信息化调查对象

区域卫生信息化调查范围为中国大陆所有省市县，调查截止有 29 个省（自治区、直辖市）及新疆生产建设兵团，339 个市和 1 852 个县在线提交问卷，市覆盖率按东、中、西部划分为 92.6%、99.1% 和 56.7%；县覆盖率按东、中、西部划分为 76.1%、87.7% 和 39.5%。调查覆盖率比较好的省（市）是北京市、天津市、吉林省、上海市、江苏省、江西省、河南省、湖北省、湖南省、广东省、重庆市、甘肃省。具体的区域分布和覆盖范围见表 1-1。

表 1-1 区域卫生信息化调查对象

地区	区域填报数量 / 个				区域数量 / 个 *		填报覆盖率 /%		
	总数	省级	市级	县级	市数量	县数量	省级	市级	县级
合计	2 221	30	339	1 852	425	2 821	93.8	79.8	65.7
东部	784	11	137	636	148	836	100.0	92.6	76.1
中部	899	8	105	786	106	896	100.0	99.1	87.7
西部	538	11	97	430	171	1 089	84.6	56.7	39.5

续表

地区	区域填报数量 / 个				区域数量 / 个 *		填报覆盖率 /%		
	总数	省级	市级	县级	市数量	县数量	省级	市级	县级
北京市	16	1	15	0	16	0	100.0	93.8	/
天津市	17	1	16	0	16	0	100.0	100.0	/
河北省	96	1	11	84	11	168	100.0	100.0	50.0
山西省	84	1	8	75	11	119	100.0	72.7	63.0
内蒙古自治区	60	1	9	50	12	103	100.0	75.0	48.5
辽宁省	102	1	12	89	14	100	100.0	85.7	89.0
吉林省	79	1	11	67	11	69	100.0	100.0	97.1
黑龙江省	126	1	13	112	13	128	100.0	100.0	87.5
上海市	17	1	16	0	16	0	100.0	100.0	/
江苏省	115	1	13	101	13	101	100.0	100.0	100.0
浙江省	75	1	9	65	11	89	100.0	81.8	73.0
安徽省	94	1	13	80	16	105	100.0	81.3	76.2
福建省	61	1	9	51	10	85	100.0	90.0	60.0
江西省	112	1	11	100	11	100	100.0	100.0	100.0
山东省	130	1	15	114	17	137	100.0	88.2	83.2
河南省	162	1	18	143	18	158	100.0	100.0	90.5
湖北省	113	1	17	95	17	103	100.0	100.0	92.2
湖南省	128	1	14	113	14	122	100.0	100.0	92.6
广东省	155	1	21	133	21	133	100.0	100.0	100.0
广西壮族自治区	1	1	0	0	14	111	100.0	0.0	0.0
海南省	1	1	0	0	4	23	100.0	0.0	0.0
重庆市	39	1	26	12	26	12	100.0	100.0	100.0
四川省	0	0	0	0	21	183	0.0	0.0	0.0
贵州省	67	0	7	60	9	88	0.0	77.8	68.2
云南省	94	1	10	83	16	129	100.0	62.5	64.3
西藏自治区	25	1	4	20	7	74	100.0	57.1	27.0
陕西省	100	1	10	89	11	107	100.0	90.9	83.2
甘肃省	101	1	14	86	14	86	100.0	100.0	100.0
青海省	1	1	0	0	8	43	100.0	0.0	0.0
宁夏回族自治区	23	1	5	17	5	22	100.0	100.0	77.3
新疆维吾尔自治区 **	27	2	12	13	28	105	200.0	42.9	12.4

* 来自《2020 年中国卫生健康统计年鉴》，含新增经济开发区、高新技术开发区等市、县级行政区。

** 新疆维吾尔自治区数据包括新疆维吾尔自治区政府和新疆生产建设兵团两部分。

2. 医院信息化调查对象

医院信息化调查收到中国大陆 1 962 家三级医院、4 760 家二级医院和 727 家其他医疗机构在线提交的问卷。总体覆盖率按东、中、西部划分为 49.6%、51.5%、32.7%。调查覆盖率比较高的省（市）是广东省、上海市、江苏省和甘肃省。三级及二级医院调查参与度比较高，调查覆盖率均超过 50%，其中天津市、吉林省、上海市、河南省、湖南省、广东省、重庆市、陕西省、甘肃省等省（市）的三级医院调查覆盖率达到 70% 以上。具体区域分布和覆盖范围见表 1-2。

表 1-2　医院信息化调查对象

地区	医疗机构填报数量 / 个				医疗机构数量 / 个 *				填报覆盖率 /%			
	小计	三级	二级	其他	小计	三级	二级	其他	合计率	三级	二级	其他
合计	7 449	1 962	4 760	727	16 591	3 343	8 312	4 936	44.9	58.7	57.3	14.7
东部	3 129	1 026	1 771	332	6 312	1 532	2 789	1 991	49.6	67.0	63.5	16.7
中部	2 633	609	1 910	114	5 113	858	2 750	1 505	51.5	71.0	69.5	7.6
西部	1 687	327	1 079	281	5 166	953	2 770	1 444	32.7	34.3	39.0	19.5
北京市	150	67	81	2	269	105	91	73	55.8	63.8	89.0	2.7
天津市	78	41	37	0	176	54	60	62	44.3	75.9	61.7	0.0
河北省	289	51	225	13	899	84	502	314	32.2	60.7	44.8	4.1
山西省	252	51	193	8	615	73	351	191	41.0	69.9	55.0	4.2
内蒙古自治区	285	62	163	60	469	108	270	91	60.8	57.4	60.4	65.9
辽宁省	297	123	144	30	628	181	258	189	47.3	68.0	55.8	15.9
吉林省	201	49	145	7	398	70	244	85	50.5	70.0	59.4	8.2
黑龙江省	339	78	253	8	826	127	396	303	41.0	61.4	63.9	2.6
上海市	156	50	98	8	234	65	143	25	66.7	76.9	68.5	32.0
江苏省	514	171	321	22	815	279	365	170	63.1	61.3	88.0	12.9
浙江省	244	97	139	8	605	176	242	187	40.3	55.1	57.4	4.3
安徽省	218	61	146	11	541	101	295	145	40.3	60.4	49.5	7.6
福建省	165	60	90	15	395	97	209	89	41.8	61.9	43.1	16.9
江西省	322	82	222	18	560	118	293	149	57.5	69.5	75.8	12.1
山东省	433	158	249	26	1 145	236	457	453	37.8	67.0	54.5	5.7
河南省	552	87	439	26	884	107	470	307	62.4	81.3	93.4	8.5

续表

地区	医疗机构填报数量 / 个				医疗机构数量 / 个 *				填报覆盖率 /%			
	小计	三级	二级	其他	小计	三级	二级	其他	合计率	三级	二级	其他
湖北省	345	104	219	22	575	149	298	127	60.0	69.8	73.5	17.3
湖南省	404	97	293	14	714	125	403	185	56.6	77.6	72.7	7.6
广东省	801	206	387	208	1 017	266	440	311	78.8	77.4	88.0	66.9
广西壮族自治区	0	0	0	0	478	105	289	84	0.0	0.0	0.0	0.0
海南省	2	2	0	0	173	23	43	107	1.2	8.7	0.0	0.0
重庆市	159	36	118	5	294	50	143	101	54.1	72.0	82.5	5.0
四川省	2	2	0	0	931	266	449	216	0.2	0.8	0.0	0.0
贵州省	165	29	115	21	394	71	227	96	41.9	40.9	50.7	21.9
云南省	267	58	188	21	596	91	338	167	44.8	63.7	55.6	12.6
西藏自治区	39	6	16	17	173	19	53	101	22.5	31.6	30.2	16.8
陕西省	315	60	242	13	575	78	350	147	54.8	76.9	69.1	8.8
甘肃省	280	39	194	47	397	52	238	106	70.5	75.0	81.5	44.3
青海省	0	0	0	0	163	29	109	25	0.0	0.0	0.0	0.0
宁夏回族自治区	40	12	27	1	87	20	61	7	46.0	60.0	44.3	14.3
新疆维吾尔自治区 **	135	23	16	96	569	61	231	277	23.7	37.7	6.9	34.7

* 来自《2020 年中国卫生健康统计年鉴》。

** 新疆维吾尔自治区的数据包括了自治区和新疆生产建设兵团两部分，各级医院的数据均是两者汇总而得。

*** 其他包括一级医院、未定级及未填报专业技术等级的医院。

　　从医院类型分析调查填报情况，综合医院、中医类医院和专科医院占比分别为 49.6%、63.5% 和 53.2%。与西部医院相比，东部、中部医院调查参与度普遍较高。个别西部省份调查参与度较低，导致西部各级各类医院的总体参与度相对较低。

　　整体来看，调查医院的等级分布、机构类型分布与《中国卫生健康统计年鉴》中的医院等级、机构类型等相符，本次调查结果能基本反映我国医院总体的信息化水平。

表 1-3　不同类型医疗机构的填报情况

地区	医疗机构填报数量/个***					医疗机构数量/个*					填报覆盖率/%				
	小计	综合医院	中医类医院**	专科医院	其他机构	小计	综合医院	中医类医院	专科医院	其他机构	合计率	综合医院	中医类医院	专科医院	其他机构
合计	7 449	3 667	1 720	945	1 117	16 591	7 391	2 707	1 775	4 718	44.9	49.6	63.5	53.2	23.7
东部	3 129	1 519	611	549	450	6 312	2 752	870	853	1 837	49.6	55.2	70.2	64.4	24.5
中部	2 633	1 307	647	265	414	5 113	2 263	823	497	1 530	51.5	57.8	78.6	53.3	27.1
西部	1 687	841	462	131	253	5 166	2 376	1 014	425	1 351	32.7	35.4	45.6	30.8	18.7
北京市	150	53	35	48	14	269	120	51	48	50	55.8	44.2	68.6	100.0	28.0
天津市	78	34	16	26	2	176	79	21	41	35	44.3	43.0	76.2	63.4	5.7
河北省	289	148	70	40	31	899	465	155	78	201	32.2	31.8	45.2	51.3	15.4
山西省	252	143	59	23	27	615	285	119	66	145	41.0	50.2	49.6	34.8	18.6
内蒙古自治区	285	120	97	52	16	469	181	115	52	121	60.8	66.3	84.3	100.0	13.2
辽宁省	297	161	44	61	31	628	266	74	103	185	47.3	60.5	59.5	59.2	16.8
吉林省	201	102	55	33	11	398	153	66	49	130	50.5	66.7	83.3	67.3	8.5
黑龙江省	339	175	78	43	43	826	416	95	72	243	41.0	42.1	82.1	59.7	17.7
上海市	156	63	20	31	42	234	85	24	51	74	66.7	74.1	83.3	60.8	56.8
江苏省	514	233	98	148	35	815	238	98	148	331	63.1	97.9	100.0	100.0	10.6
浙江省	244	116	62	36	30	605	249	101	94	161	40.3	46.6	61.4	38.3	18.6
安徽省	218	121	60	28	9	541	221	83	54	183	40.3	54.8	72.3	51.9	4.9
福建省	165	82	44	17	22	395	152	71	51	121	41.8	53.9	62.0	33.3	18.2
江西省	322	134	86	24	78	560	204	94	40	222	57.5	65.7	91.5	60.0	35.1
山东省	433	221	97	44	71	1 145	515	135	140	355	37.8	42.9	71.9	31.4	20.0
河南省	552	301	126	66	59	884	453	152	86	193	62.4	66.4	82.9	76.7	30.6

续表

地区	医疗机构填报数量/个***					医疗机构数量/个*					填报覆盖率/%				
	小计	综合医院	中医类医院**	专科医院	其他机构	小计	综合医院	中医类医院	专科医院	其他机构	合计率	综合医院	中医类医院	专科医院	其他机构
湖北省	345	155	79	22	89	575	243	91	57	184	60.0	63.8	86.8	38.6	48.4
湖南省	404	176	104	26	98	714	288	123	73	230	56.6	61.1	84.6	35.6	42.6
广东省	801	407	124	98	172	1017	475	137	118	287	78.8	85.7	90.5	83.1	59.9
广西壮族自治区	0	0	0	0	0	478	184	103	49	142	0.0	0.0	0.0	0.0	0.0
海南省	2	1	1	0	0	173	108	18	10	37	1.2	0.9	5.6	0.0	0.0
重庆市	159	64	42	8	45	294	139	47	42	66	54.1	46.0	89.4	19.0	68.2
四川省	2	0	0	2	0	931	401	197	101	232	0.2	0.0	0.0	2.0	0.0
贵州省	165	71	49	5	40	394	176	69	38	111	41.9	40.3	71.0	13.2	36.0
云南省	267	131	72	19	45	596	268	113	39	176	44.8	48.9	63.7	48.7	25.6
西藏自治区	39	18	15	1	5	173	83	33	1	56	22.5	21.7	45.5	100.0	8.9
陕西省	315	160	87	26	42	575	300	110	40	125	54.8	53.3	79.1	65.0	33.6
甘肃省	280	125	90	11	54	397	173	94	25	105	70.5	72.3	95.7	44.0	51.4
青海省	0	0	0	0	0	163	63	41	7	52	0.0	0.0	0.0	0.0	0.0
宁夏回族自治区	40	24	10	2	4	87	41	19	6	21	46.0	58.5	52.6	33.3	19.1
新疆维吾尔自治区	135	128	0	5	2	569	367	73	35	94	23.7	34.9	0.0	14.3	2.1

* 来自《2020年中国卫生健康统计年鉴》，包括医院以及提供公共卫生服务的专科疾病防治院和妇幼保健院。

** 根据《中国卫生健康统计年鉴》的分类方法，本报告将中医院、中西医结合医院、民族医院统称为"中医类医院"。

*** 根据《中国卫生健康统计年鉴》的分类方法，其他机构包括疗养院、护理院及提供医疗服务的专业公共卫生机构，如妇幼保健院（所）和专科疾病防治院（所、站）等。

第 2 节　调查方法与质量控制

1. 调查设计阶段

本次调查设计部分的工作主要是结合相关文献及调查实践，在前期调查问卷的基础上完善设计，采取专家评审会、专家问卷等方式对调查问卷各项指标进行评审，保证调查指标的全面性、正确性和合理性。整个设计阶段历时半年。

调查指标主要按照区域卫生信息化和医院信息化，分别围绕基本信息、信息化建设水平、信息化服务水平、信息化管理水平、信息化创新能力、信息化发展难点展开设计。其中，区域卫生信息化包括 66 个指标项，信息化服务水平指标参考国家卫生健康委《省统筹区域人口健康信息平台应用功能指引》相关要求进行调查设计；医院信息化包括 75 个指标项，信息化服务水平指标参考国家卫生健康委《医院信息平台应用功能指引》相关要求进行调查设计。本次对三级医院信息化、基层医疗卫生机构信息化、区域和医院信息系统承建商分析情况进行专题调查。具体见图 1-1。

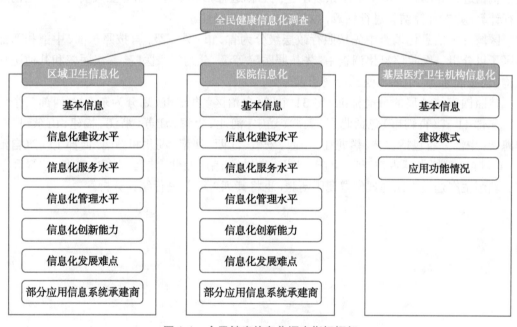

图 1-1　全民健康信息化调查指标框架

2. 数据填报阶段

本次调查通过全民健康信息化调查系统进行，各填报机构登录该系统在线填报调查问卷。在第一轮问卷回收的基础上，采用逐级审核的方式对数据质量进行有效管理，并对填写不清楚或有误的问卷发回原填报机构，由相关技术人员对具体指标进行解释以协助完成数据填报工作。

本次调查于 2020 年 1 月开始,2020 年 3 月结束,历时 3 个月。采用定制问卷,充分考虑不同填报对象的特征,由调查对象的信息部门采用登录系统填报的方式,完成问卷数据填报。调查问卷各项指标中,时点指标按 2020 年 1 月 3 日时点数据填报,时期指标按 2019 年累积数据或指标具体要求填报。

3. 调查对象的界定与数据清洗

根据《中国卫生健康统计年鉴》的分类方法,医院除综合医院、专科医院、中医类医院外,还包括疗养院、护理院。基层医疗卫生机构和公共卫生机构与医院并列,同属于医疗卫生机构。

因此,本次调查将填报了医院调查表的专业公共卫生机构(如妇幼保健院、结核病防治院等)和基层医疗机构(如中心卫生院、社区医院、社区卫生服务中心)等机构纳入数据分析。

4. 数据处理与分析阶段

在数据处理阶段,存在数据项缺失、超出值域范围、填空题填写不清楚等问题的问卷由填报机构进行补填。对应用信息系统承建商名称进行归集处理。由专业人员对第一轮问卷进行计算,并对计算结果进行核算,以保证计算的准确性。

区域卫生信息化调查中先按照行政层级分为省、市、县三级;再按照东部、中部和西部地区予以分组。医院信息化调查中,先按照医院等级,分为三级医院、二级医院和其他医疗机构;再按照东部、中部和西部地区予以分组。

按照国家统计局的分类标准,将 31 个省(自治区、直辖市)划分为东、中、西部三个地区。东部 11 省(直辖市)包括北京、天津、辽宁、河北、上海、江苏、浙江、福建、山东、广东和海南;中部 8 省包括吉林、黑龙江、山西、安徽、江西、河南、湖北和湖南;西部 12 省(自治区、直辖市)包括内蒙古、广西、重庆、四川、贵州、云南、西藏、陕西、甘肃、青海、宁夏和新疆。新疆生产建设兵团地理位置属于新疆,也将其列入西部进行统计分析。

第2章 区域卫生信息化建设情况

第1节 区域卫生信息平台总体建设情况

1. 省市县三级平台建设情况

在调查的省份中，30 个省份已经建设了区域卫生信息平台，建设率达到了 100.0%（表 2-1，图 2-1）。调查的市和县中区域卫生信息平台建设率分别为 62.8% 和 46.4%。"未建设但已列入建设规划"的市级和县级平台比例为 29.5% 和 30.4%。调查显示，仍有 7.7% 的市级平台和 23.2% 的县级平台"未列入建设规划"。东中西部各级平台建设率从高到低分别是东部、西部、中部。

表 2-1 区域卫生信息平台建设情况

建设情况		省级				市级				县级			
		东部	中部	西部	合计	东部	中部	西部	合计	东部	中部	西部	合计
已建设	数量	11	8	11	30	95	62	56	213	320	317	222	859
	构成比 /%	100.0	100.0	100.0	100.0	69.3	58.0	58.9	62.8	50.3	40.2	52.0	46.4
未建设，但已列入规划	数量	0	0	0	0	37	38	25	100	185	265	113	563
	构成比 /%	0.0	0.0	0.0	0.0	27.0	35.5	26.3	29.5	29.1	33.6	26.5	30.4
未建设，未列入规划	数量	0	0	0	0	5	7	14	26	131	207	92	430
	构成比 /%	0.0	0.0	0.0	0.0	3.6	6.5	14.7	7.7	20.6	26.2	21.5	23.2
总计	数量	11	8	11	30	137	107	95	339	636	789	427	1 852
	构成比 /%	100.0	100.0	100.0	100.0	100.0	100.0	100.0	100.0	100.0	100.0	100.0	100.0

2. 平台基础功能的建设

按照《省统筹区域人口健康信息平台应用功能指引》要求，本次调查的平台基础建设包括 12 个功能点，分别是数据规范上报和共享、平台主索引、注册服务、数据采集与交换、信息资源管理、信息资源存储、信息资源目录、全程健康档案服务、区域业务协同、平台管理功能、居民健康卡注册管理、大数据应用支撑。

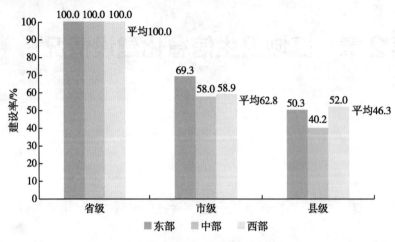

图 2-1　区域卫生信息平台建设率

省市县区域卫生信息平台中，建设了数据采集与交换功能的比例分别达到 100.0%、59.6% 和 36.9%，在各项功能点中建设率最高；其次是平台管理功能，省、市、县建设率分别为 93.3%、54.9%、36.6%（表 2-2）；第三是平台主索引，省、市、县建设率分别为 93.3%、54.6%、29.9%。市、县区域卫生信息平台中建设率最低的基础功能是居民健康卡注册管理，建设率分别为 30.7%、20.9%。建设率比较高的基础功能点主要集中于各级平台间数据交换共享及平台日常管理。

表 2-2　区域卫生信息平台基础功能建设情况

功能点名称		省级				市级				县级			
		东部	中部	西部	合计	东部	中部	西部	合计	东部	中部	西部	合计
数据规范上报和共享	数量	11	6	10	27	81	52	44	177	247	205	153	605
	百分率 /%	100.0	75.0	90.9	90.0	59.1	48.6	46.3	52.2	38.8	26.0	35.8	32.7
平台主索引	数量	10	7	11	28	90	54	41	185	243	177	133	553
	百分率 /%	90.9	87.5	100.0	93.3	65.7	50.5	43.2	54.6	38.2	22.4	31.1	29.9
注册服务	数量	9	4	8	21	68	41	32	141	182	127	97	406
	百分率 /%	81.8	50.0	72.7	70.0	49.6	38.3	33.7	41.6	28.6	16.1	22.7	21.9
数据采集与交换	数量	11	8	11	30	91	61	50	202	278	241	165	684
	百分率 /%	100.0	100.0	100.0	100.0	66.4	57.0	52.6	59.6	43.7	30.5	38.6	36.9
信息资源管理	数量	8	6	8	22	80	50	40	170	241	197	146	584
	百分率 /%	72.7	75.0	72.7	73.3	58.4	46.7	42.1	50.1	37.9	25.0	34.2	31.5
信息资源存储	数量	11	6	8	25	88	54	47	189	256	221	153	630
	百分率 /%	100.0	75.0	72.7	83.3	64.2	50.5	49.5	55.8	40.3	28.0	35.8	34.0
信息资源目录	数量	6	5	7	18	71	43	31	145	203	152	103	458
	百分率 /%	54.5	62.5	63.6	60.0	51.8	40.2	32.6	42.8	31.9	19.3	24.1	24.7
全程健康档案服务	数量	9	6	8	23	82	47	38	167	265	203	150	618
	百分率 /%	81.8	75.0	72.7	76.7	59.9	43.9	40.0	49.3	41.7	25.7	35.1	33.4

续表

功能点名称		省级				市级				县级			
		东部	中部	西部	合计	东部	中部	西部	合计	东部	中部	西部	合计
区域业务协同	数量	8	4	9	21	85	38	42	165	255	155	130	540
	百分率/%	72.7	50.0	81.8	70.0	62.0	35.5	44.2	48.7	40.1	19.6	30.4	29.2
平台管理功能	数量	10	8	10	28	89	55	42	186	277	237	164	678
	百分率/%	90.9	100.0	90.9	93.3	65.0	51.4	44.2	54.9	43.6	30.0	38.4	36.6
居民健康卡注册管理	数量	8	5	6	19	48	29	27	104	157	115	115	387
	百分率/%	72.7	62.5	54.5	63.3	35.0	27.1	28.4	30.7	24.7	14.6	26.9	20.9
大数据应用支撑	数量	7	3	9	19	64	37	32	133	178	147	116	441
	百分率/%	63.6	37.5	81.8	63.3	46.7	34.6	33.7	39.2	28.0	18.6	27.2	23.8

3. 平台数据采集范围

平台数据采集范围包括医疗机构数据、公共卫生机构数据、中医数据、计划生育数据、基层医疗卫生机构数据和其他数据 6 个方面（表 2-3）。

各级卫生信息平台采集"医疗机构数据"和"基层医疗卫生机构数据"的比例最高，省级为 100.0% 和 96.7%，市级为 63.1% 和 59.3%，县级为 42.5% 和 44.7%。采集"中医数据"和"计划生育数据"的比例较低，省级为 70.0%，市级为 34.5% 和 27.1%，县级为 22.4% 和 17.0%。

表 2-3　区域卫生信息平台数据采集范围

采集范围		省级				市级				县级			
		东部	中部	西部	合计	东部	中部	西部	合计	东部	中部	西部	合计
医疗机构数据	数量	11	8	11	30	95	62	57	214	293	284	211	788
	百分率/%	100.0	100.0	100.0	100.0	69.3	57.9	60.0	63.1	46.1	36.0	49.4	42.5
公共卫生机构数据	数量	9	6	11	26	80	49	50	179	283	257	199	739
	百分率/%	81.8	75.0	100.0	86.7	58.4	45.8	52.6	52.8	44.5	32.6	46.6	39.9
中医数据	数量	8	4	9	21	59	29	29	117	169	130	115	414
	百分率/%	72.7	50.0	81.8	70.0	43.1	27.1	30.5	34.5	26.6	16.5	26.9	22.4
计划生育数据	数量	8	5	8	21	35	31	26	92	113	108	94	315
	百分率/%	72.7	62.5	72.7	70.0	25.5	29.0	27.4	27.1	17.8	13.7	22.0	17.0
基层医疗卫生机构数据	数量	11	7	11	29	87	58	56	201	309	305	213	827
	百分率/%	100.0	87.5	100.0	96.7	63.5	54.2	58.9	59.3	48.6	38.7	49.9	44.7
其他数据	数量	2	2	2	6	7	3	4	14	24	28	13	65
	百分率/%	18.2	25.0	18.2	20.0	5.1	2.8	4.2	4.1	3.8	3.5	3.0	3.5

4. 跨部门数据共享

省级区域卫生信息平台与公安部门实现跨部门数据共享的比例最高，为 66.7%；市、县级区域卫生信息平台与医保部门实现跨部门数据共享的比例最高，分别为 30.5%、26.1%。省、市、县平台与市场监督部门进行数据共享的比例均较低，分别为 10.0%、6.8%、3.4%（表 2-4）。

表 2-4　区域卫生信息平台跨部门数据共享情况

部门名称		省级				市级				县级			
		东部	中部	西部	合计	东部	中部	西部	合计	东部	中部	西部	合计
公安部门	数量	10	4	6	20	41	26	17	84	92	52	38	182
	百分率 /%	90.9	50.0	54.5	66.7	29.9	24.3	18.1	24.9	14.5	6.6	8.9	9.8
民政部门	数量	8	3	6	17	34	20	16	70	88	62	54	204
	百分率 /%	72.7	37.5	54.5	56.7	24.8	18.7	17.0	20.7	13.8	7.9	12.6	11.0
医保部门	数量	6	2	5	13	46	30	27	103	185	156	143	484
	百分率 /%	54.5	25.0	45.5	43.3	33.6	28.0	28.7	30.5	29.1	19.8	33.4	26.1
市场监督部门	数量	3	0	0	3	9	7	7	23	26	21	16	63
	百分率 /%	27.3	0.0	0.0	10.0	6.6	6.5	7.4	6.8	4.1	2.7	3.7	3.4
其他	数量	5	4	3	12	33	15	10	58	70	42	40	152
	百分率 /%	45.5	50.0	27.3	40.0	24.1	14.0	10.6	17.2	11.0	5.3	9.3	8.2
无	数量	0	2	1	3	25	22	20	67	97	158	65	320
	百分率 /%	0.0	25.0	9.1	10.0	18.2	20.6	21.3	19.8	15.3	20.0	15.2	17.3

在已经开通的区域卫生信息平台中，与上级机构联通的比例均超过 90%，省、市、县与上级平台的联通率分别为 90.0%、85.0%、87.1%（表 2-5，图 2-2）。

表 2-5　与上级区域卫生信息平台联通情况

联通情况		省级				市级				县级			
		东部	中部	西部	合计	东部	中部	西部	合计	东部	中部	西部	合计
是	数量	10	6	11	27	79	58	50	187	297	280	209	786
	构成比 /%	90.9	75.0	100.0	90.0	82.3	86.6	87.7	85.0	89.2	82.8	90.5	87.1
否	数量	1	2	0	3	17	9	7	33	36	58	22	116
	构成比 /%	9.1	25.0	0.0	10.0	17.7	13.4	12.3	15.0	10.8	17.2	9.5	12.9
合计	数量	11	8	11	30	96	67	57	220	333	338	231	902
	构成比 /%	100.0	100.0	100.0	100.0	100.0	100.0	100.0	100.0	100.0	100.0	100.0	100.0

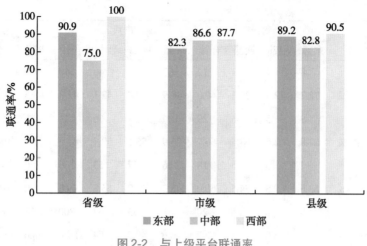

图 2-2　与上级平台联通率

第 2 节　业务应用功能的建设情况

1. 便民服务功能

按照《省统筹区域人口健康信息平台应用功能指引》要求，本次调查的便民服务包括 13 项功能点，分别是预约挂号、双向转诊、家庭医生签约服务、健康档案查询、健康评估、慢病管理、精神疾病管理、免疫接种服务、医养服务、健康教育、生育登记网上办理、医疗信息分级公开、贫困人口健康信息服务。

省级平台开通率前三位的便民服务功能为健康档案查询、预约挂号和家庭医生签约服务，开通率分别为 93.3%、86.7% 和 83.3%。市级平台开通率前三位的便民服务功能为预约挂号、家庭医生签约服务和健康档案查询，开通率分别为 77.0%、73.7% 和 72.0%。县级平台开通率前三位的便民服务功能是家庭医生签约服务、健康档案查询和慢病管理，开通率分别为 76.7%、72.4% 和 71.2%。各级平台开通率最低的便民服务功能均为医养服务，开通率分别为 10.0%、8.3% 和 15.4%（表 2-6）。

表 2-6　区域卫生信息平台便民服务功能开通情况

功能点名称		省级				市级				县级			
		东部	中部	西部	合计	东部	中部	西部	合计	东部	中部	西部	合计
预约挂号	数量	11	7	8	26	119	80	62	261	344	302	200	846
	百分率 /%	100.0	87.5	72.7	86.7	86.9	74.8	65.3	77.0	54.1	38.3	46.8	45.7
双向转诊	数量	7	2	8	17	90	47	47	184	345	338	207	890
	百分率 /%	63.6	25.0	72.7	56.7	65.7	43.9	49.5	54.3	54.2	42.8	48.5	48.1
家庭医生签约服务	数量	10	6	9	25	110	75	65	250	497	598	325	1 420
	百分率 /%	90.9	75.0	81.8	83.3	80.3	70.1	68.4	73.7	78.1	75.8	76.1	76.7
健康档案查询系统	数量	11	8	9	28	114	72	58	244	489	533	319	1 341
	百分率 /%	100.0	100.0	81.8	93.3	83.2	67.3	61.1	72.0	76.9	67.6	74.7	72.4

续表

功能点名称		省级				市级				县级			
		东部	中部	西部	合计	东部	中部	西部	合计	东部	中部	西部	合计
健康评估	数量	8	1	3	12	67	33	40	140	309	330	211	850
	百分率/%	72.7	12.5	27.3	40.0	48.9	30.8	42.1	41.3	48.6	41.8	49.4	45.9
慢病管理	数量	9	5	6	20	104	59	66	229	445	541	333	1 319
	百分率/%	81.8	62.5	54.5	66.7	75.9	55.1	69.5	67.6	70.0	68.6	78.0	71.2
精神疾病管理	数量	7	5	6	18	66	47	53	166	350	483	288	1 121
	百分率/%	63.6	62.5	54.5	60.0	48.2	43.9	55.8	49.0	55.0	61.2	67.4	60.5
免疫接种服务	数量	9	6	5	20	83	53	64	200	373	463	293	1 129
	百分率/%	81.8	75.0	45.5	66.7	60.6	49.5	67.4	59.0	58.6	58.7	68.6	61.0
医养服务	数量	2	0	1	3	9	8	11	28	107	112	66	285
	百分率/%	18.2	0.0	9.1	10.0	6.6	7.5	11.6	8.3	16.8	14.2	15.5	15.4
健康教育	数量	8	4	6	18	92	55	55	202	380	465	269	1 114
	百分率/%	72.7	50.0	54.5	60.0	67.2	51.4	57.9	59.6	59.7	58.9	63.0	60.2
生育登记网上办理	数量	10	6	6	22	61	40	47	148	275	316	212	803
	百分率/%	90.9	75.0	54.5	73.3	44.5	37.4	49.5	43.7	43.2	40.1	49.6	43.4
医疗信息分级公开	数量	8	1	4	13	39	17	28	84	161	157	113	431
	百分率/%	72.7	12.5	36.4	43.3	28.5	15.9	29.5	24.8	25.3	19.9	26.5	23.3
贫困人口健康信息服务	数量	5	2	7	14	36	46	52	134	223	395	230	848
	百分率/%	45.5	25.0	63.6	46.7	26.3	43.0	54.7	39.5	35.1	50.1	53.9	45.8

2. 业务协同功能

按照《省统筹区域人口健康信息平台应用功能指引》要求，本次调查的业务协同包括14个功能点，分别是疾病监测业务协同、疾病管理业务协同、突发公共卫生事件应急指挥协同、妇幼健康业务协同、卫生计生监督应用协同、血液安全管理业务协同、院前急救业务协同、分级诊疗协同、医疗医药联动应用协同、出生人口监测业务协同、跨境重大疫情防控协同、药品（疫苗）监管协同、食品安全防控协同、医保业务监管协同。

省级平台开通率前三位的业务协同功能为妇幼健康业务协同、出生人口监测业务协同和分级诊疗协同，开通率分别为66.7%、56.7%和56.7%。市级平台开通率前三位的业务协同功能为妇幼健康业务协同、分级诊疗协同和出生人口监测业务协同，开通率分别为55.8%、52.2%和36.3%。县级平台开通率前三位的业务协同功能为妇幼健康业务协同、分级诊疗协同和卫生计生监督应用协同，开通率分别为53.2%、44.1%和40.3%。省级平台开通率最低的业务协同功能是跨境重大疫情防控协同和食品安全防控协同，开通率均为10.0%。市、县两级平台开通率最低的业务协同功能均是跨境重大疫情防控协同，分别为8.8%和12.1%（表2-7）。

表 2-7　区域卫生信息平台业务协同功能开通情况

功能点名称		省级				市级				县级			
		东部	中部	西部	合计	东部	中部	西部	合计	东部	中部	西部	合计
疾病监测业务协同	数量	3	2	2	7	54	32	30	116	182	268	171	621
	百分率/%	27.3	25.0	18.2	23.3	39.4	29.9	31.6	34.2	28.6	34.0	40.0	33.5
疾病管理业务协同	数量	5	2	3	10	52	30	32	114	176	249	161	586
	百分率/%	45.5	25.0	27.3	33.3	38.0	28.0	33.7	33.6	27.7	31.6	37.7	31.6
突发公共卫生事件应急指挥协同	数量	4	1	4	9	58	29	31	118	209	265	158	632
	百分率/%	36.4	12.5	36.4	30.0	42.3	27.1	32.6	34.8	32.9	33.6	37.0	34.1
妇幼健康业务协同	数量	9	4	7	20	82	50	57	189	342	393	251	986
	百分率/%	81.8	50.0	63.6	66.7	59.9	46.7	60.0	55.8	53.8	49.8	58.8	53.2
卫生计生监督应用协同	数量	5	3	2	10	48	40	35	123	218	326	203	747
	百分率/%	45.5	37.5	18.2	33.3	35.0	37.4	36.8	36.3	34.3	41.3	47.5	40.3
血液安全管理业务协同	数量	6	2	3	11	32	28	19	79	79	82	54	215
	百分率/%	54.5	25.0	27.3	36.7	23.4	26.2	20.0	23.3	12.4	10.4	12.6	11.6
院前急救业务协同	数量	4	0	2	6	44	28	20	92	121	110	82	313
	百分率/%	36.4	0.0	18.2	20.0	32.1	26.2	21.1	27.1	19.0	13.9	19.2	16.9
分级诊疗协同	数量	7	3	7	17	90	49	38	177	311	311	195	817
	百分率/%	63.6	37.5	63.6	56.7	65.7	45.8	40.0	52.2	48.9	39.4	45.7	44.1
医疗医药联动应用协同	数量	3	2	2	7	30	10	12	52	110	133	89	332
	百分率/%	27.3	25.0	18.2	23.3	21.9	9.3	12.6	15.3	17.3	16.9	20.8	17.9
出生人口监测业务协同	数量	7	5	5	17	47	42	34	123	213	292	183	688
	百分率/%	63.6	62.5	45.5	56.7	34.3	39.3	35.8	36.3	33.5	37.0	42.9	37.1
跨境重大疫情防控协同	数量	3	0	0	3	9	10	11	30	58	103	63	224
	百分率/%	27.3	0.0	0.0	10.0	6.6	9.3	11.6	8.8	9.1	13.1	14.8	12.1
药品（疫苗）监管协同	数量	6	3	1	10	31	20	29	80	159	260	165	584
	百分率/%	54.5	37.5	9.1	33.3	22.6	18.7	30.5	23.6	25.0	33.0	38.6	31.5
食品安全防控协同	数量	3	0	0	3	12	12	8	32	66	144	80	290
	百分率/%	27.3	0.0	0.0	10.0	8.8	11.2	8.4	9.4	10.4	18.3	18.7	15.7
医保业务监管协同	数量	3	0	4	7	36	19	22	77	199	208	159	566
	百分率/%	27.3	0.0	36.4	23.3	26.3	17.8	23.2	22.7	31.3	26.4	37.2	30.6

3. 业务监管功能

按照《省统筹区域人口健康信息平台应用功能指引》要求，本次调查的业务监管包括 23 个功能点，分别是医改进展监测、综合业务监管、卫生服务资源监管、医务人员监管、医疗行为监管、传染性疾病管理业务监管、慢病管理业务监管、精神疾病业务监管、预防接种业务监管、妇女儿童保健业务监管、食品安全监测业务监管、医院运营情况监管、检验检查互认业务监管、医疗质量情况监管、医院感染情况监管、基层医疗卫生机构绩效考核监管、中医药服务项目监管、基本药物运行情况监测、合理用药业务监管、远程医疗业务监管、居民健康卡应用监督、人口信息服务与监管、医疗机构监管。

省级平台开通率最高的业务监管功能是人口信息服务与监管，为70.0%；居民健康卡应用监督和妇女保健业务监管两项功能并列第二，开通率为66.7%；儿童保健业务监管和慢病管理业务监管两项功能并列第三，开通率为63.3%。市、县级平台开通率前三位的业务监管功能均为慢病管理业务监管、预防接种业务监管和儿童保健业务监管，市级平台开通率分别为49.6%、47.2%和44.0%；县级平台开通率分别为54.5%、54.3%和51.1%。省、市两级平台开通率最低的业务监管功能均是食品安全监测业务监管，开通率分别为16.7%和9.7%。县级平台开通率最低的业务监管功能是医改进展监测，开通率为17.1%（表2-8）。

表2-8   区域卫生信息平台业务监管功能开通情况

功能点名称		省级				市级				县级			
		东部	中部	西部	合计	东部	中部	西部	合计	东部	中部	西部	合计
医改进展监测	数量	8	4	4	16	37	25	38	100	102	137	78	317
	百分率/%	72.7	50.0	36.4	53.3	27.0	23.4	40.0	29.5	16.0	17.4	18.3	17.1
综合业务监管	数量	7	4	4	15	55	30	30	115	175	166	94	435
	百分率/%	63.6	50.0	36.4	50.0	40.1	28.0	31.6	33.9	27.5	21.0	22.0	23.5
卫生服务资源监管	数量	7	4	3	14	45	28	22	95	159	198	133	490
	百分率/%	63.6	50.0	27.3	46.7	32.8	26.2	23.2	28.0	25.0	25.1	31.1	26.5
医务人员监管	数量	6	2	3	11	36	31	26	93	154	207	121	482
	百分率/%	54.5	25.0	27.3	36.7	26.3	29.0	27.4	27.4	24.2	26.2	28.3	26.0
医疗行为监管	数量	6	3	5	14	40	37	30	107	153	213	102	468
	百分率/%	54.5	37.5	45.5	46.7	29.2	34.6	31.6	31.6	24.1	27.0	23.9	25.3
传染性疾病管理业务监管	数量	7	3	2	12	61	34	37	132	309	389	243	941
	百分率/%	63.6	37.5	18.2	40.0	44.5	31.8	38.9	38.9	48.6	49.3	56.9	50.8
慢病管理业务监管	数量	9	4	6	19	81	39	48	168	337	401	272	1 010
	百分率/%	81.8	50.0	54.5	63.3	59.1	36.4	50.5	49.6	53.0	50.8	63.7	54.5
精神疾病业务监管	数量	6	5	2	13	44	31	33	108	241	319	212	772
	百分率/%	54.5	62.5	18.2	43.3	32.1	29.0	34.7	31.9	37.9	40.4	49.6	41.7
预防接种业务监管	数量	8	3	5	16	68	40	52	160	310	407	288	1 005
	百分率/%	72.7	37.5	45.5	53.3	49.6	37.4	54.7	47.2	48.7	51.6	67.4	54.3
妇女保健业务监管	数量	9	5	6	20	64	40	43	147	272	324	224	820
	百分率/%	81.8	62.5	54.5	66.7	46.7	37.4	45.3	43.4	42.8	41.1	52.5	44.3

续表

功能点名称		省级				市级				县级			
		东部	中部	西部	合计	东部	中部	西部	合计	东部	中部	西部	合计
儿童保健业务监管	数量	10	4	5	19	64	36	49	149	306	367	274	947
	百分率/%	90.9	50.0	45.5	63.3	46.7	33.6	51.6	44.0	48.1	46.5	64.2	51.1
食品安全监测业务监管	数量	5	0	0	5	12	12	9	33	83	147	97	327
	百分率/%	45.5	0.0	0.0	16.7	8.8	11.2	9.5	9.7	13.1	18.6	22.7	17.7
医院运营情况监管	数量	6	3	1	10	44	26	21	91	189	176	91	456
	百分率/%	54.5	37.5	9.1	33.3	32.1	24.3	22.1	26.8	29.7	22.3	21.3	24.6
检验检查互认业务监管	数量	6	1	2	9	44	15	16	75	138	121	70	329
	百分率/%	54.5	12.5	18.2	30.0	32.1	14.0	16.8	22.1	21.7	15.3	16.4	17.8
医疗质量情况监管	数量	5	3	3	11	39	34	28	101	153	178	99	430
	百分率/%	45.5	37.5	27.3	36.7	28.5	31.8	29.5	29.8	24.1	22.6	23.2	23.2
医院感染情况监管	数量	5	2	0	7	18	15	15	48	119	146	88	353
	百分率/%	45.5	25.0	0.0	23.3	13.1	14.0	15.8	14.2	18.7	18.5	20.6	19.1
基层医疗卫生机构绩效考核监管	数量	8	3	6	17	59	35	32	126	249	245	158	652
	百分率/%	72.7	37.5	54.5	56.7	43.1	32.7	33.7	37.2	39.2	31.1	37.0	35.2
中医药服务项目监管	数量	5	1	1	7	33	14	22	69	151	163	98	412
	百分率/%	45.5	12.5	9.1	23.3	24.1	13.1	23.2	20.4	23.7	20.7	23.0	22.2
基本药物运行情况监测	数量	5	2	2	9	49	35	30	114	256	317	199	772
	百分率/%	45.5	25.0	18.2	30.0	35.8	32.7	31.6	33.6	40.3	40.2	46.6	41.7
合理用药业务监管	数量	4	2	2	8	50	36	25	111	213	197	144	554
	百分率/%	36.4	25.0	18.2	26.7	36.5	33.6	26.3	32.7	33.5	25.0	33.7	29.9
远程医疗业务监管	数量	6	5	3	14	48	26	33	107	174	165	136	475
	百分率/%	54.5	62.5	27.3	46.7	35.0	24.3	34.7	31.6	27.4	20.9	31.9	25.6
居民健康卡应用监督	数量	10	4	6	20	56	32	43	131	207	203	172	582
	百分率/%	90.9	50.0	54.5	66.7	40.9	29.9	45.3	38.6	32.5	25.7	40.3	31.4
人口信息服务与监管	数量	9	5	7	21	38	35	45	118	214	260	176	650
	百分率/%	81.8	62.5	63.6	70.0	27.7	32.7	47.4	34.8	33.6	33.0	41.2	35.1
医疗机构监管	数量	7	2	5	14	56	43	40	139	223	264	159	646
	百分率/%	63.6	25.0	45.5	46.7	40.9	40.2	42.1	41.0	35.1	33.5	37.2	34.9

第3节 三大数据库建设

1. 全员人口数据库

（1）省级全员人口库的数据规模

全员人口库主要由省级建设，市级和县级均依托省级全员人口库开展工作。全员人口库主要指省级建设情况（表2-9，图2-3）。

表2-9 省级全员人口库条目数统计

地区	数量 / 万					
	最大值	最小值	平均值	25分位数	50分位数	75分位数
省级	12 829	150	5 061.12	2 346.52	4 100	7 800.5
东部	12 829	1 143	6 397.52	2 258	4 986	10 600
中部	10 700	2 750	6 196	3 770	5 909.5	8 653.75
西部	5 827	150	2 683.19	676.01	2 654.02	3 993.75

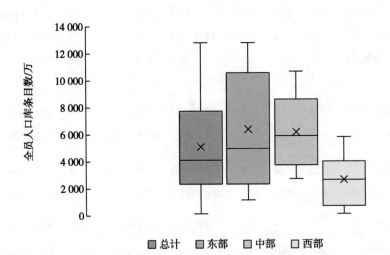

图2-3 省级区域卫生信息平台全员人口库条目数分布箱式图

（2）省级全员人口库的应用

在全员人口库所支持的业务应用中，开通率较高的功能有个人信息查询、新生人口查询、新生人口增加和死亡人口增加，开通率分别为93.3%、90.0%、90.0%和90.0%（表2-10）。

从区域来看，中部地区各项功能开通率最高。

表2-10 省级全员人口库数据应用情况

业务应用		东部	中部	西部	合计
个人信息查询	数量	10	8	10	28
	百分率 /%	90.9	100.0	90.9	93.3

续表

业务应用		东部	中部	西部	合计
新生人口查询	数量	10	7	10	27
	百分率 /%	90.9	87.5	90.9	90.0
个人居住信息变更	数量	9	8	9	26
	百分率 /%	81.8	100.0	81.8	86.7
死亡人口查询	数量	8	8	9	25
	百分率 /%	72.7	100.0	81.8	83.3
新生人口增加	数量	11	7	9	27
	百分率 /%	100.0	87.5	81.8	90.0
死亡人口增加	数量	10	8	9	27
	百分率 /%	90.9	100.0	81.8	90.0
计划生育业务协查	数量	9	8	8	25
	百分率 /%	81.8	100.0	72.7	83.3
人口信息基层校核	数量	8	8	8	24
	百分率 /%	72.7	100.0	72.7	80.0
计生业务结果查询	数量	9	8	7	24
	百分率 /%	81.8	100.0	63.6	80.0
其他	数量	0	0	2	2
	百分率 /%	0.0	0.0	18.2	6.7

（3）全员人口库数据来源

本次调查，将全员人口库数据来源按出生医学证明、死因登记、基层机构健康档案、计划生育人口登记 4 种方式。其中，计划生育人口登记和出生医学证明系统是数据的主要来源，分别占 83.3% 和 70.0%（表 2-11）。

表 2-11　省级全员人口库数据来源情况

数据来源		东部	中部	西部	合计
出生医学证明	数量	9	5	7	21
	百分率 /%	81.8	62.5	63.6	70.0
死因登记	数量	4	3	4	11
	百分率 /%	36.4	37.5	36.4	36.7
基层机构健康档案	数量	5	3	5	13
	百分率 /%	45.5	37.5	45.5	43.3
计划生育人口登记	数量	9	7	9	25
	百分率 /%	81.8	87.5	81.8	83.3
其他	数量	4	3	2	9
	百分率 /%	36.4	37.5	18.2	30.0

2. 居民电子健康档案数据库

（1）居民电子健康档案库建设情况

调查结果显示，省、市、县三级平台居民电子健康档案库建档率主要集中在 70% 以上。建档率达到 90% 以上的，省级平台东、中、西部分别占比为 18.2%、37.5% 和 80.0%；市级平台东、中、西部分别占比为 34.3%、35.5% 和 50.5%；县级平台东中西部分别占比为 31.1%、38.7% 和 55.7%。省市县三级平台中，建档率达到 90% 以上的均为西部最高（表 2-12，表 2-13，图 2-4 至图 2-6）。

表 2-12　居民电子健康档案建档情况

建档率 /%		省级				市级				县级			
		东部	中部	西部	合计	东部	中部	西部	合计	东部	中部	西部	合计
<70	数量	0	1	1	2	11	16	8	35	44	85	36	165
	构成比 /%	0.0	12.5	10.0	6.9	8.0	15.0	8.4	10.3	6.9	10.8	8.5	9.0
70~	数量	2	3	0	5	16	20	9	45	88	147	44	279
	构成比 /%	18.2	37.5	0.0	17.3	11.7	18.7	9.5	13.3	13.9	18.6	10.3	15.0
80~	数量	7	1	1	9	63	33	30	126	306	252	109	667
	构成比 /%	63.6	12.5	10.0	31.0	46.0	30.8	31.6	37.2	48.1	31.9	25.5	36.0
90~	数量	2	3	8	13	47	38	48	133	198	305	238	741
	构成比 /%	18.2	37.5	80.0	44.8	34.3	35.5	50.5	39.2	31.1	38.7	55.7	40.0
合计	数量	11	8	10	29	137	107	95	339	636	789	427	1 852
	构成比 /%	100.0	100.0	100.0	100.0	100.0	100.0	100.0	100.0	100.0	100.0	100.0	100.0

表 2-13　居民电子健康档案库档案数量

地区	档案数 / 万份					
	最大值	最小值	平均值	25 分位数	50 分位数	75 分位数
省级	9 049.74	123	3 279.14	2 004.40	3 126	4 470
东部	9 049.74	967.57	4 088.52	1 981.77	3 200	5 880
中部	6 110	2 400	3 695.17	2 550	3 185	5 045.75
西部	3 700	123	2 139.21	624.66	2 465.50	3 243
市级	945.06	1.98	247.84	76.39	171.38	380.87
东部	848	4.98	289.33	88	230	446
中部	945.06	1.98	277.18	105.21	219.82	403.75
西部	806	4.70	157.47	39.80	100	237
县级	99.70	1	36.98	19	33.28	51.02
东部	99.70	1.70	42.65	25.69	39.78	58
中部	99	1	37.40	19.09	33.18	55
西部	98	1	28.41	14.22	25	39.42

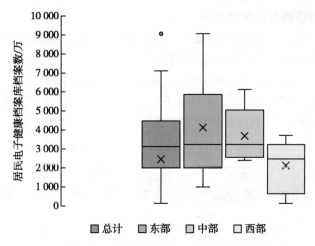

图 2-4　省级居民电子健康档案库档案数量分布箱式图

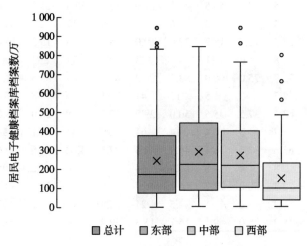

图 2-5　市级居民电子健康档案库档案数量分布箱式图

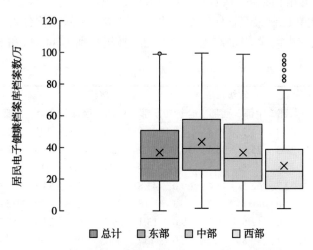

图 2-6　县级居民电子健康档案库档案数量分布箱式图

（2）居民电子健康档案库数据来源

省、市、县三级平台居民电子健康档案库的主要来源是基层机构信息系统，分别占83.3%、83.5% 和83.6%，其次是下级区域卫生信息平台和平台电子病历库。数据来源中占比最少的是死因登记，省、市、县三级分别为20.0%、15.3% 和16.7%。

从区域来看，东、中部地区省级平台以下级区域卫生信息平台为数据来源的占比最高，分别为81.8% 和87.5%，市、县两级平台均以基层机构信息系统为主（表2-14）。

表2-14   居民电子健康档案数据来源情况

数据来源		省级				市级				县级			
		东部	中部	西部	合计	东部	中部	西部	合计	东部	中部	西部	合计
下级区域卫生信息平台	数量	9	7	6	22	43	37	32	112	150	234	160	544
	百分率/%	81.8	87.5	54.5	73.3	31.4	34.9	33.7	33.1	23.6	29.7	37.5	29.4
出生医学证明	数量	6	3	5	14	30	17	26	73	132	189	116	437
	百分率/%	54.5	37.5	45.5	46.7	21.9	15.9	27.4	21.5	20.8	24.0	27.2	23.6
死因登记	数量	3	1	2	6	26	9	17	52	102	123	85	310
	百分率/%	27.3	12.5	18.2	20.0	19.0	8.4	17.9	15.3	16.0	15.6	19.9	16.7
基层机构信息系统	数量	8	6	11	25	125	87	71	283	583	645	321	1 549
	百分率/%	72.7	75.0	100.0	83.3	91.2	81.3	74.7	83.5	91.7	81.7	75.2	83.6
疾控业务系统	数量	7	3	5	15	41	11	36	88	178	217	183	578
	百分率/%	63.6	37.5	45.5	50.0	29.9	10.3	37.9	26.0	28.0	27.5	42.9	31.2
妇幼业务系统	数量	7	3	4	14	61	29	41	131	258	263	196	717
	百分率/%	63.6	37.5	36.4	46.7	44.5	27.1	43.2	38.6	40.6	33.3	45.9	38.7
平台电子病历库	数量	8	4	8	20	64	32	36	132	195	169	111	475
	百分率/%	72.7	50.0	72.7	66.7	46.7	29.9	37.9	38.9	30.7	21.4	26.0	25.6
其他	数量	2	2	1	5	21	24	27	72	107	181	104	392
	百分率/%	18.2	25.0	9.1	16.7	15.3	22.4	28.4	21.2	16.8	22.9	24.4	21.2

（3）居民电子健康档案库更新频率

区域居民电子健康档案库省级以至少每天一次更新为主，市、县级以实时更新为主。其中，县级的实时更新比例最高，为55.2%；省、市级实时更新比例分别为30.0% 和41.9%。至少每天一次更新比例中，省级最高为60.0%，市、县级分别为34.8% 和14.5%（表2-15）。

表2-15   居民电子健康档案库的数据更新情况

更新频次		省级				市级				县级			
		东部	中部	西部	合计	东部	中部	西部	合计	东部	中部	西部	合计
实时或接近实时	数量	3	2	4	9	59	45	38	142	353	439	230	1 022
	构成比/%	27.3	25.0	36.4	30.0	43.1	42.0	40.0	41.9	55.5	55.6	53.9	55.2
至少每天1次	数量	8	5	5	18	60	34	24	118	126	101	41	268
	构成比/%	72.7	62.5	45.4	60.0	43.8	31.8	25.3	34.8	19.8	12.8	9.6	14.5
每周1次及以上	数量	0	1	2	3	18	28	33	79	157	249	156	562
	构成比/%	0.0	12.5	18.2	10.0	13.1	26.2	34.7	23.3	24.7	31.6	36.5	30.3
合计	数量	11	8	11	30	137	107	95	339	636	789	427	1 852
	构成比/%	100.0	100.0	100.0	100.0	100.0	100.0	100.0	100.0	100.0	100.0	100.0	100.0

（4）居民电子健康档案库调阅量

调查结果显示，省级居民电子健康档案数据共享 / 调阅数最高的是东部地区，然后是西部地区和中部地区，平均值分别为 713.8 万次、369.8 万次和 22.0 万次。市级居民电子健康档案数据共享 / 调阅数最高的是东部地区，其次是中部地区和西部地区，平均值分别为 88.1 万次、77.0 万次和 27.9 万次。县级居民电子健康档案数据共享 / 调阅数最高的是中部地区，其次是东部地区和西部地区，平均值分别为 13.6 万次、12.7 万次和 10.8 万次（表 2-16，图 2-7 至图 2-9）。

表 2-16　2019 年 1—6 月本区域内居民电子健康档案数据共享 / 调阅数

地区	调阅数 / 次					
	最大值	最小值	平均值	25 分位数	50 分位数	75 分位数
省级	27 760 000	1 187	4 180 529.67	9 201	60 000	7 093 308
东部	27 760 000	10 000	7 138 041.88	174 208	3 122 600	11 608 750
中部	1 000 000	1 300	219 950.00	9 875	20 000	530 000
西部	19 831 211	1 187	3 698 379.75	1 568	34 201	7 013 910
市级	9 423 328	100	674 418.59	8 267	89 468	615 071
东部	8 496 565	117	880 612.64	25 215	191 710	682 575
中部	9 423 328	100	769 728.11	7 878	76 839	897 131
西部	2 663 057	102	279 427.03	1 324	18 000	400 000
县级	996 483	100	126 088.21	10 000	53 897	167 524
东部	996 483	100	127 498.06	8 432	50 000	166 730
中部	951 260	100	135 915.02	10 000	63 532	190 000
西部	955 651	100	107 523.27	10 000	52 015	150 000

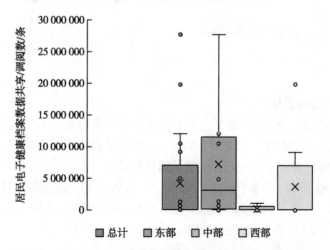

图 2-7　省级居民电子健康档案数据共享 / 调阅数分布箱式图

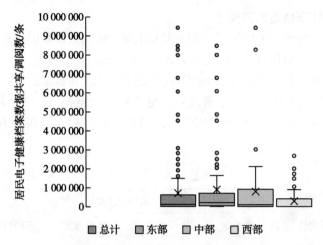

图 2-8　市级居民电子健康档案数据共享／调阅数分布箱式图

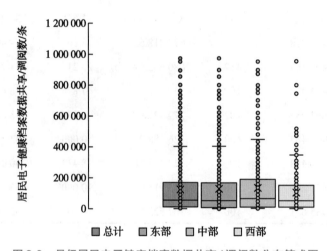

图 2-9　县级居民电子健康档案数据共享／调阅数分布箱式图

3. 电子病历库

（1）电子病历库建设情况

调查结果显示，省、市、县三级平台电子病历库建设率分别为 90.0%、52.8%、36.1%。其中，省级平台均已建设或列入规划中，部分市、县级平台未开展电子病历库建设，分别占比 13.3% 和 31.9%。省级平台中，东部电子病历库建设率最高，东、中、西部地区分别占比 100%、87.5% 和 81.8%。市级平台中，东、中、西部地区电子病历库建设率分别为 57.7%、44.8% 和 54.6%。县级平台东西部地区差异不大，中部最低，分别占比 40.7%、41.4% 和 29.5%（表 2-17，表 2-18，图 2-10 至图 2-12）。

表 2-17　电子病历库建设情况

建设情况		省级				市级				县级			
		东部	中部	西部	合计	东部	中部	西部	合计	东部	中部	西部	合计
已建设	数量	11	7	9	27	79	47	53	179	259	232	178	669
	构成比 /%	100.0	87.5	81.8	90.0	57.7	44.8	54.6	52.8	40.7	29.5	41.4	36.1
未建设	数量	0	1	2	3	58	58	44	160	377	554	252	1 183
	构成比 /%	0.0	12.5	18.2	10.0	42.3	55.2	45.4	47.2	59.3	70.5	58.6	63.9
合计	数量	11	8	11	30	137	105	97	339	636	786	430	1 852
	构成比 /%	100.0	100.0	100.0	100.0	100.0	100.0	100.0	100.0	100.0	100.0	100.0	100.0

表 2-18　电子病历库病历数量

地区	病历数 / 万份					
	最大值	最小值	平均值	25 分位数	50 分位数	75 分位数
省级	53 871	25.36	9 398.72	589	2 002	10 600
东部	53 871	25.36	12 525.74	1 513.75	3 770	22 250.50
中部	2 657	60	913.47	71.18	496	1 964.50
西部	48 942.46	100	10 793.22	924.25	2 138.50	17 626.83
市级	8 442	1.53	861.61	75	238	843.53
东部	8 000	2.50	980.32	128.50	365	955.75
中部	8 442	2.20	1 036.49	66.50	237.50	1 111.53
西部	4 935	1.53	525.80	38.33	182	616.32
县级	873	1	57.53	5.88	18	47
东部	873	1	83.30	11.27	28	80
中部	657	1	47.63	5	15	40.50
西部	772.40	1	32.75	3.85	10.89	28.50

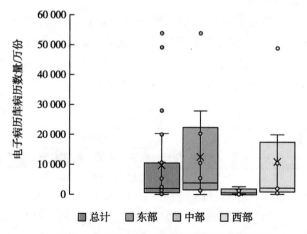

图 2-10　省级电子病历库病历数分布箱式图

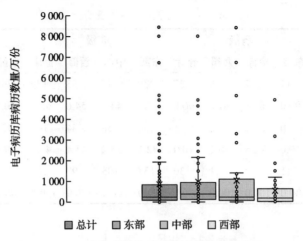

图 2-11   市级电子病历库病历数分布箱式图

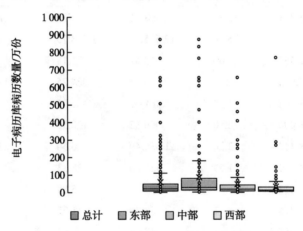

图 2-12   县级电子病历库病历数分布箱式图

（2）电子病历库数据来源

省、市、县三级平台的电子病历库数据的主要来源是均为医疗机构信息系统，分别占
90.0%、46.3%、28.9%。除了来自医疗机构信息系统外，省级电子病历库数据来源于下级区
域卫生信息平台和基层电子健康档案库的比例均为70.0%，市、县两级电子病历库数据主要
来源于基层健康档案，比例分别为44.0%、28.9%（表2-19）。

表 2-19   电子病历库数据来源情况

数据来源		省级				市级				县级			
		东部	中部	西部	合计	东部	中部	西部	合计	东部	中部	西部	合计
下级区域卫 生信息平台	数量	8	7	6	21	27	18	16	61	39	51	47	137
	百分率 /%	72.7	87.5	54.5	70.0	19.7	16.8	16.8	18.0	6.1	6.5	11.0	7.4
医疗机构信 息系统	数量	11	7	9	27	69	43	45	157	203	187	145	535
	百分率 /%	100.0	87.5	81.8	90.0	50.4	40.2	47.4	46.3	31.9	23.7	34.0	28.9

数据来源		省级				市级				县级			
		东部	中部	西部	合计	东部	中部	西部	合计	东部	中部	西部	合计
基层电子健康档案库	数量	9	4	8	21	66	37	46	149	227	171	138	536
	百分率/%	81.8	50.0	72.7	70.0	48.2	34.6	48.4	44.0	35.7	21.7	32.3	28.9
其他	数量	0	1	1	2	4	3	2	9	12	22	18	52
	百分率/%	0.0	12.5	9.1	6.7	2.9	2.8	2.1	2.7	1.9	2.8	4.2	2.8

（3）电子病历库更新频率

省、市两级电子病历库以每天更新为主，占比分别为 70.0% 和 31.9%，县级则以实时更新为主，占比为 19.2%（表 2-20）。

表 2-20　电子病历库的数据更新情况

更新频次		省级				市级				县级			
		东部	中部	西部	合计	东部	中部	西部	合计	东部	中部	西部	合计
实时或接近实时	数量	1	0	3	4	23	9	14	46	119	134	102	355
	百分率/%	9.1	0.0	27.3	13.3	16.8	8.4	14.7	13.6	18.7	17.0	23.9	19.2
至少每天1次	数量	10	5	6	21	48	33	27	108	102	52	35	189
	百分率/%	90.9	62.5	54.5	70.0	35.0	30.8	28.4	31.9	16.0	6.6	8.2	10.2
每周1次及以上	数量	0	2	0	2	8	7	11	26	38	47	40	125
	百分率/%	0.0	25.0	0.0	6.7	5.8	6.5	11.6	7.7	6.0	6.0	9.4	6.7

（4）电子病历库调阅量

省、市两级电子病历库调阅数从高到低为东部、中部和西部，省级东、中、西部平均值分别为 725.0 万条、18.1 万条和 12.7 万条。市级东、中、西部平均值分别为 52.8 万条、23.1 万条和 17.0 万条。县级电子病历库调阅数从高到低为东部、西部和中部，平均值分别为 9.4 万条、5.4 万条和 4.6 万条（表 2-21，图 2-13 至图 2-15）。

表 2-21　2019 年 1—6 月电子病历库数据共享 / 调阅数

地区	调阅数 / 条					
	最大值	最小值	平均值	25 分位数	50 分位数	75 分位数
省级	33 970 000	1 100	3 256 866.50	15 266	164 000	792 096.75
东部	33 970 000	10 000	7 249 997.00	18 343	845 200	13 800 000
中部	457 461	1 100	180 890.25	12 075	132 500	398 095.75
西部	495 796	1 222	127 264.80	8 050.50	16 427	301 898
市级	8 491 000	100	346 593.64	3 000	25 218	217 500
东部	8 491 000	100	527 586.75	4 434.50	35 879	273 427
中部	3 234 443	576	231 294.52	2 350	20 960	140 607
西部	1 725 949	311	169 590.55	2 455	11 450	143 074.50
县级	996 483	100	68 786.48	2 200	10 812	59 828
东部	996 483	100	93 928.88	2 168.25	15 743.50	73 400
中部	664 240	100	46 362.38	2 455	8 433	42 066.75
西部	467 532	100	53 802.43	1 538	10 225	55 683

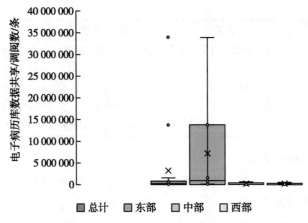

图 2-13   省级电子病历库数据共享 / 调阅数分布箱式图

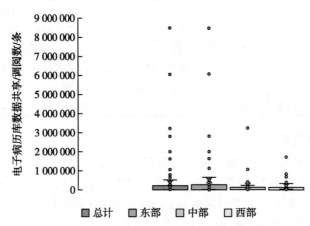

图 2-14   市级电子病历库数据共享 / 调阅数分布箱式图

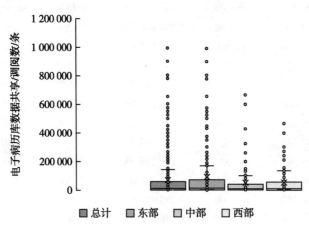

图 2-15   县级电子病历库数据共享 / 调阅数分布箱式图

4. 居民健康卡发放及应用

本次调查将居民健康卡的实体卡和电子卡发放情况叠加覆盖计算（表 2-22）。

表 2-22　居民健康卡（实体卡或电子健康卡）发放情况

发放情况		省级				市级				县级			
		东部	中部	西部	合计	东部	中部	西部	合计	东部	中部	西部	合计
已发放	数量	10	8	8	26	71	61	67	199	289	228	204	721
	构成比 /%	90.9	100.0	72.7	86.7	51.8	58.1	69.1	58.7	45.4	29.0	47.4	38.9
未发放	数量	1	0	3	4	66	44	30	140	347	558	226	1 131
	构成比 /%	9.1	0.0	27.3	13.3	48.2	41.9	30.9	41.3	54.6	71.0	52.6	61.1
合计	数量	11	8	11	30	137	105	97	339	636	786	430	1 852
	构成比 /%	100.0	100.0	100.0	100.0	100.0	100.0	100.0	100.0	100.0	100.0	100.0	100.0

以发放居民健康卡作为开展互联网＋医疗健康便民惠民服务主要业务的应用模式比例最高，省、市、县分别为 90.0%、55.8% 和 33.0%。另外，省级还将居民健康卡作为解决"多卡并存，互不通用"堵点问题的关键，以及作为全民健康信息化互联互通工具，这两种应用模式占比分别为 83.3% 和 76.7%。市、县级居民健康卡应用主要是作为全民健康信息化互联互通工具，占比分别为 48.7%、31.4%（表 2-23）。

表 2-23　居民健康卡应用情况

应用模式		省级				市级				县级			
		东部	中部	西部	合计	东部	中部	西部	合计	东部	中部	西部	合计
根据解决"多卡并存，互不通用"堵点问题的要求开展	数量	9	7	9	25	51	55	46	152	178	112	123	413
	百分率 /%	81.8	87.5	81.8	83.3	37.2	51.4	48.4	44.8	28.0	14.2	28.8	22.3
作为互联网＋医疗健康便民惠民服务内容	数量	10	8	9	27	70	64	55	189	254	184	173	611
	百分率 /%	90.9	100.0	81.8	90.0	51.1	59.8	57.9	55.8	39.9	23.3	40.5	33.0
作为健康扶贫工作，建立贫困人口健康卡	数量	4	4	4	12	29	37	42	108	117	138	134	389
	百分率 /%	36.4	50.0	36.4	40.0	21.2	34.6	44.2	31.9	18.4	17.5	31.4	21.0
作为全民健康信息化互联互通工具	数量	8	6	9	23	61	52	52	165	237	169	175	581
	百分率 /%	72.7	75.0	81.8	76.7	44.5	48.6	54.7	48.7	37.3	21.4	41.0	31.4
作为健康医疗大数据发展要求	数量	8	5	6	19	49	47	45	141	186	145	155	486
	百分率 /%	72.7	62.5	54.5	63.3	35.8	43.9	47.4	41.6	29.2	18.4	36.3	26.2

第4节　基础设施建设

1. 数据中心机房建设模式

本次调查涉及的数据中心机房建设模式分为自建（自有场地、自购设备）、租用场地、租用云服务、自建并租用云服务和其他模式5种（表2-24）。省、市、县采用自建数据中心模式的分别占比20.0%、23.3%、24.9%，采用租用云服务方式的分别占比43.3%、29.5%、12.6%，采用自建并租用云服务的分别占比23.3%、5.3%、2.6%。30个省级卫生健康委都有数据中心机房，没有数据中心机房的市、县分别占比17.7%、41.0%。

省级较多租用云服务，东、中、西部地区差异明显，西部省份租用云服务的比例最高，为54.5%，东部省份为45.5%，中部省份为25%；中部地区自建模式较多，占比37.5%。

表 2-24　数据中心机房建设情况

建设模式		省级				市级				县级			
		东部	中部	西部	合计	东部	中部	西部	合计	东部	中部	西部	合计
有数据中心	数量	11	8	11	30	120	86	73	279	367	448	278	1 093
	构成比/%	100.0	100.0	100.0	100.0	87.6	80.4	76.8	82.3	57.7	56.8	65.1	59.0
自建	数量	1	3	2	6	43	13	23	79	140	185	137	462
	构成比/%	9.1	37.5	18.2	20.0	31.4	12.1	24.2	23.3	22.0	23.4	32.1	24.9
租用场地	数量	0	1	3	4	34	18	20	72	93	100	67	260
	构成比/%	0.0	12.5	27.3	13.3	24.8	16.8	21.1	21.2	14.6	12.7	15.7	14.0
租用云服务	数量	5	2	6	13	37	42	21	100	90	100	43	233
	构成比/%	45.5	25.0	54.5	43.3	27.0	39.4	22.1	29.5	14.2	12.7	10.1	12.6
自建并租用云服务	数量	5	2	0	7	3	10	5	18	21	21	6	48
	构成比/%	45.4	25.0	0.0	23.4	2.2	9.3	5.2	5.3	3.3	2.7	1.4	2.6
其他模式	数量	0	0	0	0	3	3	4	10	23	42	25	90
	构成比/%	0.0	0.0	0.0	0.0	2.2	2.8	4.2	2.9	3.6	5.3	5.9	4.9
无数据中心	数量	0	0	0	0	17	21	22	60	269	341	149	759
	构成比/%	0.0	0.0	0.0	0.0	12.4	19.6	23.2	17.8	42.3	43.2	34.8	41.0
总计	数量	11	8	11	30	137	107	95	339	636	789	427	1 852
	构成比/%	100.0	100.0	100.0	100.0	100.0	100.0	100.0	100.0	100.0	100.0	100.0	100.0

2. 服务器总台数

本次调查的服务器台数分为5台以下、5~9台、10~14台、15~19台、20台以上5个数据档（表2-25）。20台以上服务器的省、市分别占比93.3%、35.4%。县级服务器台数多集中在5台以下，占比65.8%。

表 2-25　服务器台数

台数 / 台		省级				市级				县级			
		东部	中部	西部	合计	东部	中部	西部	合计	东部	中部	西部	合计
<5	数量	0	0	1	1	21	35	45	101	391	545	282	1 218
	构成比 /%	0.0	0.0	9.1	3.3	15.3	33.3	46.4	29.8	61.5	69.3	65.6	65.8
5~	数量	0	0	1	1	19	11	16	46	71	127	94	292
	构成比 /%	0.0	0.0	9.1	3.3	13.9	10.5	16.5	13.6	11.1	16.2	21.9	15.8
10~	数量	0	0	0	0	15	22	11	48	61	59	29	149
	构成比 /%	0.0	0.0	0.0	0.0	10.9	21.0	11.3	14.1	9.6	7.5	6.7	8.0
15~	数量	0	0	0	0	7	8	9	24	31	15	7	53
	构成比 /%	0.0	0.0	0.0	0.0	5.2	7.6	9.3	7.1	4.9	1.9	1.6	2.8
≥20	数量	11	8	9	28	75	29	16	120	82	40	18	140
	构成比 /%	100.0	100.0	81.8	93.4	54.7	27.6	16.5	35.4	12.9	5.1	4.2	7.6
合计	数量	11	8	11	30	137	105	97	339	636	786	430	1 852
	构成比 /%	100.0	100.0	100.0	100.0	100.0	100.0	100.0	100.0	100.0	100.0	100.0	100.0

对服务器虚拟机台数分为 0 台、1~4 台、5~9 台、10~14 台、15~19 台、20 台以上 6 种数据档进行调查（表 2-26）。虚拟机总台数省、市级单位以 20 台以上为主，分别占比 93.3% 和 51.3%。县级单位以 5 台以下为主，占比 72.7%，有 53.6% 的县级机构未采用虚拟技术。

表 2-26　虚拟机台数

台数 / 台		省级				市级				县级			
		东部	中部	西部	合计	东部	中部	西部	合计	东部	中部	西部	合计
0	数量	0	1	0	1	11	20	23	54	304	456	232	992
	构成比 /%	0.0	12.5	0.0	3.4	8.0	19.0	23.7	15.9	47.8	58.0	54.0	53.6
1~	数量	0	0	0	0	17	8	17	42	94	155	104	353
	构成比 /%	0.0	0.0	0.0	0.0	12.4	7.6	17.5	12.4	14.8	19.7	24.2	19.1
5~	数量	1	0	0	1	9	9	11	29	30	70	46	146
	构成比 /%	9.1	0.0	0.0	3.3	6.6	8.6	11.3	8.6	4.7	8.9	10.7	7.9
10~	数量	0	0	0	0	7	11	8	26	31	39	19	89
	构成比 /%	0.0	0.0	0.0	0.0	5.1	10.5	8.3	7.7	4.9	5.0	4.4	4.7
15~	数量	0	0	0	0	3	8	3	14	20	17	9	46
	构成比 /%	0.0	0.0	0.0	0.0	2.2	7.6	3.1	4.1	3.1	2.2	2.1	2.5
≥20	数量	10	7	11	28	90	49	35	174	157	49	20	226
	构成比 /%	90.9	87.5	100.0	93.3	65.7	46.7	36.1	51.3	24.7	6.2	4.6	12.2
合计	数量	11	8	11	30	137	105	97	339	636	786	430	1 852
	构成比 /%	100.0	100.0	100.0	100.0	100.0	100.0	100.0	100.0	100.0	100.0	100.0	100.0

3. 数据存储容量

省级数据存储容量主要集中在 200T 以上，占比 51.7%，市、县级数据存储容量主要集中在 20T 以下（表 2-27）。

表 2-27   数据存储容量情况

容量数		省级				市级				县级			
		东部	中部	西部	合计	东部	中部	西部	合计	东部	中部	西部	合计
<10T	数量	2	0	0	2	21	23	27	71	192	304	188	684
	构成比 /%	20.0	0.0	0.0	6.9	16.1	24.2	35.5	23.6	44.0	58.8	61.8	54.4
10T~	数量	0	1	0	1	13	9	13	35	46	70	39	155
	构成比 /%	0.0	12.5	0.0	3.4	10.0	9.5	17.1	11.6	10.6	13.5	12.8	12.4
20T~	数量	2	0	2	4	26	25	18	69	82	78	33	193
	构成比 /%	20.0	0.0	18.1	13.8	20.0	26.3	23.7	22.9	18.8	15.1	10.9	15.4
50T~	数量	0	0	1	1	23	17	7	47	45	30	22	97
	构成比 /%	0.0	0.0	9.1	3.4	17.7	17.9	9.2	15.6	10.3	5.9	7.2	7.7
100T~	数量	2	0	4	6	24	10	5	39	37	12	8	57
	构成比 /%	20.0	0.0	36.4	20.8	18.5	10.5	6.6	13.0	8.5	2.3	2.6	4.5
≥200T	数量	4	7	4	15	23	11	6	40	34	23	14	71
	构成比 /%	40.0	87.5	36.4	51.7	17.7	11.6	7.9	13.3	7.8	4.4	4.7	5.6
合计	数量	10	8	11	29	130	95	76	301	436	517	304	1 257
	构成比 /%	100.0	100.0	100.0	100.0	100.0	100.0	100.0	100.0	100.0	100.0	100.0	100.0

4. 网络连接情况

本次调查将区域内网络连接方式分为电子政务外网、互联网、互联网 +VPN3 种（表 2-28）。省级网络连接采取互联网 +VPN 方式最多，占比 80.0%；市级网络连接采取电子政务外网连接最多，占比 64.0%；县级网络连接使用互联网最多，占比 54.8%。

表 2-28   网络连接方式

连接方式		省级				市级				县级			
		东部	中部	西部	合计	东部	中部	西部	合计	东部	中部	西部	合计
电子政务外网	数量	6	7	10	23	94	65	58	217	348	364	233	945
	百分率 /%	54.5	87.5	90.9	76.7	68.6	60.7	61.1	64.0	54.7	46.1	54.6	51.0
互联网	数量	2	6	5	13	34	44	39	117	271	491	253	1 015
	百分率 /%	18.2	75.0	45.5	43.3	24.8	41.1	41.1	34.5	42.6	62.2	59.3	54.8
互联网 +VPN	数量	7	8	9	24	49	64	45	158	251	381	206	838
	百分率 /%	63.6	100.0	81.8	80.0	35.8	59.8	47.4	46.6	39.5	48.3	48.2	45.2
无网络	数量	0	0	0	0	1	4	3	8	22	22	7	51
	百分率 /%	0.0	0.0	0.0	0.0	0.7	3.7	3.2	2.4	3.5	2.8	1.6	2.8
其他	数量	3	1	3	7	56	26	28	110	179	118	84	381
	百分率 /%	27.3	12.5	27.3	23.3	40.9	24.3	29.5	32.4	28.1	15.0	19.7	20.6

第 5 节　网络信息安全

1. 网络信息安全组织管理设置

本次调查发现，在网络信息安全组织管理方面，省、市、县三级成立网络安全和信息化工作领导小组的比例最高，分别为 100%、94.4%、82.7%；明确网络安全直接责任人的比例分别为 96.7%、88.5%、73.3%；为网络安全工作机构配备足够专职人员的比例分别为 30.0%、32.7%、21.3%（表 2-29）。

表 2-29　网络信息安全组织管理设置情况

管理措施		省级				市级				县级			
		东部	中部	西部	合计	东部	中部	西部	合计	东部	中部	西部	合计
成立网络安全和信息化工作领导小组	数量	11	8	11	30	132	105	83	320	548	628	354	1 530
	百分率 /%	100.0	100.0	100.0	100.0	96.4	98.1	87.4	94.4	86.3	79.6	82.9	82.7
明确网络安全直接责任人	数量	11	8	10	29	128	94	78	300	490	559	308	1 357
	百分率 /%	100.0	100.0	90.9	96.7	93.4	87.9	82.1	88.5	77.2	70.8	72.1	73.3
明确专门机构	数量	9	7	7	23	117	87	59	263	375	385	194	954
	百分率 /%	81.8	87.5	63.6	76.7	85.4	81.3	62.1	77.6	59.1	48.8	45.4	51.5
相关领导干部调整后及时进行变更	数量	9	6	6	21	115	77	62	254	370	390	220	980
	百分率 /%	81.8	75.0	54.5	70.0	83.9	72.0	65.3	74.9	58.3	49.4	51.5	52.9
网络安全工作机构配备足够专职人员	数量	3	2	4	9	58	28	25	111	150	161	84	395
	百分率 /%	27.3	25.0	36.4	30.0	42.3	26.2	26.3	32.7	23.6	20.4	19.7	21.3
领导班子主要负责人每年召开网络安全专题会	数量	9	3	6	18	95	65	54	214	267	301	192	760
	百分率 /%	81.8	37.5	54.5	60.0	69.3	60.7	56.8	63.1	42.0	38.1	45.0	41.1

2. 网络信息安全制度

省级制定最多的信息安全制度是防病毒管理、数据备份与恢复管理和运维与故障管理 3 项，占比均为 100%（表 2-30）。市级制定较多的信息安全制度是信息安全事件管理和应急预案管理 2 项，占比分别为 85.8% 和 84.4%。市、县级未制定信息安全制度的占比分别为 3.8% 和 14.0%。

表 2-30   信息安全制度制定情况

信息安全制度		省级				市级				县级			
		东部	中部	西部	合计	东部	中部	西部	合计	东部	中部	西部	合计
防病毒管理	数量	11	8	11	30	113	75	62	250	407	483	279	1 169
	百分率/%	100.0	100.0	100.0	100.0	82.5	70.1	65.3	73.7	64.1	61.2	65.3	63.2
信息安全事件管理	数量	11	8	10	29	134	82	75	291	478	499	279	1 256
	百分率/%	100.0	100.0	90.9	96.7	97.8	76.6	78.9	85.8	75.3	63.2	65.3	67.9
信息安全审计管理	数量	9	6	7	22	95	41	46	182	240	219	113	572
	百分率/%	81.8	75.0	63.6	73.3	69.3	38.3	48.4	53.7	37.8	27.8	26.5	30.9
系统建设管理	数量	11	7	9	27	104	58	55	217	328	306	197	831
	百分率/%	100.0	87.5	81.8	90.0	75.9	54.2	57.9	64.0	51.7	38.8	46.1	44.9
数据备份与恢复管理	数量	11	8	11	30	118	76	67	261	368	389	236	993
	百分率/%	100.0	100.0	100.0	100.0	86.1	71.0	70.5	77.0	58.0	49.3	55.3	53.6
介质管理	数量	11	8	10	29	100	48	56	204	241	199	125	565
	百分率/%	100.0	100.0	90.9	96.7	73.0	44.9	58.9	60.2	38.0	25.2	29.3	30.5
安全监控管理	数量	10	8	8	26	97	51	45	193	255	247	139	641
	百分率/%	90.9	100.0	72.7	86.7	70.8	47.7	47.4	56.9	40.2	31.3	32.6	34.6
应急预案管理	数量	11	7	11	29	125	90	71	286	394	381	215	990
	百分率/%	100.0	87.5	100.0	96.7	91.2	84.1	74.7	84.4	62.0	48.3	50.4	53.5
系统口令管理	数量	9	8	10	27	111	61	59	231	297	294	191	782
	百分率/%	81.8	100.0	90.9	90.0	81.0	57.0	62.1	68.1	46.8	37.3	44.7	42.2
运维与故障管理	数量	11	8	11	30	113	68	67	248	325	344	217	886
	百分率/%	100.0	100.0	100.0	100.0	82.5	63.6	70.5	73.2	51.2	43.6	50.8	47.9
未制定安全制度	数量	0	0	0	0	1	5	7	13	72	135	53	260
	百分率/%	0.0	0.0	0.0	0.0	0.7	4.7	7.4	3.8	11.3	17.1	12.4	14.0

3. 信息安全宣传教育培训

在信息安全宣传教育培训中,省级开展率最高的为本单位在职人员参加网络安全培训,开展率为 90.0%;市、县级开展率最高的均为每年按照统一安排开展网络安全宣传活动,开展率分别为 83.2% 和 73.0%。获得国家认可的网络安全专业资质整体开展率不高,省、市、县三级分别为 26.7%、8.0%、4.3%(表 2-31)。

表 2-31   信息安全宣传教育培训开展情况

培训形式		省级				市级				县级			
		东部	中部	西部	合计	东部	中部	西部	合计	东部	中部	西部	合计
每年按照统一安排开展网络安全宣传活动	数量	9	6	8	23	112	87	83	282	464	557	331	1 352
	百分率/%	81.8	75.0	72.7	76.7	81.8	81.3	87.4	83.2	73.1	70.6	77.5	73.0

续表

培训形式		省级				市级				县级			
		东部	中部	西部	合计	东部	中部	西部	合计	东部	中部	西部	合计
本单位在职人员参加网络安全培训	数量	9	7	11	27	106	70	70	246	419	547	303	1 269
	百分率/%	81.8	87.5	100.0	90.0	77.4	65.4	73.7	72.6	66.0	69.3	71.0	68.6
网络安全专业技术岗位人员参加专业技能培训	数量	9	5	7	21	79	45	31	155	207	233	115	555
	百分率/%	81.8	62.5	63.6	70.0	57.7	42.1	32.6	45.7	32.6	29.5	26.9	30.0
获得国家认可的网络安全专业资质	数量	3	2	3	8	16	4	7	27	33	31	16	80
	百分率/%	27.3	25.0	27.3	26.7	11.7	3.7	7.4	8.0	5.2	3.9	3.7	4.3

4. 通过三级等级保护测评的系统数量

调查显示,省级通过三级信息安全等级保护测评的信息系统数量多为 4~6 个,市、县级大部分系统未通过三级信息安全等级保护测评系统,占比分别为 50.1%、80.0%(表 2-32)。

表 2-32　通过三级信息安全等级保护测评的系统数量分布情况

系统数量		省级/个				市级/个				县级/个			
		东部	中部	西部	总计	东部	中部	西部	总计	东部	中部	西部	总计
0	数量	1	0	2	3	48	67	55	170	457	669	356	1 482
	百分率/%	9.1	0.0	18.2	10.0	35.0	63.8	56.7	50.1	71.9	85.1	82.8	80.0
1~3	数量	2	2	1	5	70	26	36	132	155	94	64	313
	百分率/%	18.2	25.0	9.1	16.7	51.1	24.8	37.1	38.9	24.4	12.0	14.9	16.9
4~6	数量	4	2	4	10	13	5	1	19	14	5	2	21
	百分率/%	36.4	25.0	36.4	33.3	9.5	4.8	1.0	5.6	2.2	0.6	0.5	1.1
7~	数量	1	2	1	4	3	2	1	6	2	5	0	7
	百分率/%	9.1	25.0	9.1	13.3	2.2	1.9	1.0	1.8	0.6	0.6	0.0	0.4

5. 信息系统发生故障停机原因

省级出现故障停机的首要原因是机房供电/温控故障,占比为 26.7%;其次是线路中断和网络异常,占比均为 23.3%。省级单位未发生过停机的比例为 36.7%,其中东部地区占 54.5%,中、西部地区分别占 25.0% 和 27.3%。市、县级最常见的故障原因均为网络异常,占比分别为 23.6%、32.3%(表 2-33)。

表 2-33　信息系统发生故障停机的原因

发生故障停机的原因		省级				市级				县级			
		东部	中部	西部	合计	东部	中部	西部	合计	东部	中部	西部	合计
机房供电/ 温控故障	数量	1	3	4	8	22	20	17	59	93	198	139	430
	百分率/%	9.1	37.5	36.4	26.7	17.1	19.2	19.3	18.4	17.2	25.7	35.5	25.3
线路中断	数量	1	3	3	7	23	15	21	59	134	216	112	462
	百分率/%	9.1	37.5	27.3	23.3	16.8	14.0	22.1	17.4	21.1	27.4	26.4	25.0
网络异常	数量	2	4	1	7	22	26	32	80	180	255	163	598
	百分率/%	18.2	50.0	9.1	23.3	16.1	24.3	33.7	23.6	28.3	32.3	38.4	32.3
数据库故障	数量	1	3	1	5	11	13	11	35	62	93	42	197
	百分率/%	9.1	37.5	9.1	16.7	8.0	12.1	11.6	10.3	9.8	11.8	9.9	10.7
病毒入侵	数量	0	2	0	2	1	1	6	8	15	19	30	64
	百分率/%	0.0	25.0	0.0	6.7	0.7	0.9	6.3	2.4	2.4	2.4	7.1	3.5
黑客攻击	数量	0	1	0	1	0	0	3	3	3	8	11	22
	百分率/%	0.0	12.5	0.0	3.3	0.0	0.0	3.2	0.9	0.5	1.0	2.6	1.2
维护人员误 操作	数量	0	0	0	0	2	2	5	9	9	13	15	37
	百分率/%	0.0	0.0	0.0	0.0	1.5	1.9	5.3	2.7	1.4	1.6	3.5	2.0
自然灾害	数量	0	1	0	1	0	1	2	3	7	13	15	35
	百分率/%	0.0	12.5	0.0	3.3	0.0	0.9	2.1	0.9	1.1	1.6	3.5	1.9
其他	数量	2	1	3	6	11	14	12	37	85	127	59	271
	百分率/%	18.2	12.5	27.3	20.0	8.0	13.1	12.6	10.9	13.4	16.1	13.9	14.7
未发生过停 机	数量	6	2	3	11	81	59	46	186	320	316	150	786
	百分率/%	54.5	25.0	27.3	36.7	59.1	55.1	48.4	54.9	50.4	40.1	35.3	42.5

第 6 节　组织与资金保障

1. 发展规划

本次调查，省级制定信息化发展规划的比例为 93.3%，其中制定长期发展规划的占比 13.3%，制定中期发展规划的比例为 76.7%，依托在其他规划中的比例为 3.3%，没有制定信息化发展规划的比例为 6.7%。市级制定信息化规划的比例为 91.4%，其中制定信息化专项规划的比例为 77.0%，依托在其他规划中的比例为 14.4%。县级制定信息化规划的比例为 75.2%，其中制定信息化专项规划的比例为 53.5%，依托在其他规划中的比例为 21.7%。在所有发展规划的制定形式中，中期发展规划的制定比例最高（表 2-34）。

表 2-34　信息化发展规划制定情况

规划类别		省级				市级				县级			
		东部	中部	西部	合计	东部	中部	西部	合计	东部	中部	西部	合计
长期发展规划	数量	2	1	1	4	21	9	13	43	75	70	51	196
	构成比 /%	18.2	12.5	9.1	13.3	15.3	8.4	13.8	12.7	11.8	8.9	11.9	10.6
中期发展规划	数量	8	6	9	23	89	48	39	176	221	214	105	540
	构成比 /%	72.7	75.0	81.8	76.7	65.0	44.9	41.5	51.9	34.7	27.1	24.5	29.1
短期发展规划	数量	0	0	0	0	11	19	12	42	99	107	50	256
	构成比 /%	0.0	0.0	0.0	0.0	8.0	17.8	12.8	12.4	15.6	13.6	11.7	13.8
依托其他规划	数量	1	0	0	1	12	21	16	49	124	173	105	402
	构成比 /%	9.1	0.0	0.0	3.3	8.8	19.6	17.0	14.4	19.5	21.9	24.5	21.7
无成文发展规划	数量	0	1	1	2	3	6	9	18	41	100	51	192
	构成比 /%	0.0	12.5	9.1	6.7	2.2	5.6	9.6	5.3	6.4	12.7	11.9	10.4
未制定发展规划	数量	0	0	0	0	0	1	3	4	32	57	29	118
	构成比 /%	0.0	0.0	0.0	0.0	0.0	0.9	3.2	1.2	5.0	7.2	6.8	6.4
不详	数量	0	0	0	0	1	1	5	7	44	65	39	148
	构成比 /%	0.0	0.0	0.0	0.0	0.7	1.0	5.2	2.1	6.9	8.3	9.1	8.0
合计	数量	11	8	11	30	137	105	97	339	636	786	430	1 852
	构成比 /%	100.0	100.0	100.0	100.0	100.0	100.0	100.0	100.0	100.0	100.0	100.0	100.0

2. 信息化管理部门设置

各级卫生健康委的信息处 / 科 / 股作为信息化管理部门，主要负责组织与指导区域内卫生健康信息化建设（表 2-35）。本次调查发现，省、市、县级卫生健康委设置信息化管理部门的比例分别为 96.7%、76.7%、51.5%。从行政级别来看，省、市、县三级卫生健康委信息化管理部门设置的比例逐级递减。

表 2-35　信息化管理部门设置情况

部门 / 人员		省级				市级				县级			
		东部	中部	西部	合计	东部	中部	西部	合计	东部	中部	西部	合计
有信息化处/科	数量	10	8	11	29	105	89	60	254	347	383	189	919
	百分率 /%	90.9	100.0	100.0	96.7	77.2	84.0	67.4	76.7	55.6	51.0	46.0	51.5
无信息化处/科,有专职人员	数量	0	0	0	0	16	4	5	25	82	94	47	223
	百分率 /%	0.0	0.0	0.0	0.0	11.8	3.8	5.6	7.6	13.1	12.5	11.4	12.5
无专职部门及人员	数量	0	0	0	0	3	6	11	20	71	159	82	312
	百分率 /%	0.0	0.0	0.0	0.0	2.2	5.7	12.4	6.0	11.4	21.2	20.0	17.5

3. 业务部门的参与

从行政层级来看，省、市、县三级业务部门大部分参与信息化规划制定过程的比例分别为83.4%、72.0%、65.1%，省级业务部门的参与度最高（表2-36）。

表2-36 信息化规划制定过程中各业务部门参与程度

参与程度		省级				市级				县级			
		东部	中部	西部	合计	东部	中部	西部	合计	东部	中部	西部	合计
都参与	数量	5	2	4	11	35	34	37	106	178	225	146	549
	构成比/%	45.5	25.0	36.4	36.7	25.9	31.8	39.3	31.5	28.0	28.7	34.1	29.7
大部分参与	数量	5	4	5	14	58	49	29	136	255	274	125	654
	构成比/%	45.4	50.0	45.4	46.7	43.0	45.8	30.9	40.5	40.1	34.9	29.2	35.4
半数参与	数量	0	1	0	1	7	2	3	12	39	30	20	89
	构成比/%	0.0	12.5	0.0	3.3	5.2	1.9	3.2	3.6	6.1	3.8	4.7	4.8
少部分参与	数量	1	1	2	4	32	20	23	75	125	180	94	399
	构成比/%	9.1	12.5	18.2	13.3	23.7	18.7	24.5	22.3	19.7	23.0	22.0	21.6
不参与	数量	0	0	0	0	3	2	2	7	39	75	43	157
	构成比/%	0.0	0.0	0.0	0.0	2.2	1.8	2.1	2.1	6.1	9.6	10.0	8.5
合计	数量	11	8	11	30	135	107	94	336	636	784	428	1 848
	构成比/%	100.0	100.0	100.0	100.0	100.0	100.0	100.0	100.0	100.0	100.0	100.0	100.0

4. 信息化建设类资金分析

（1）建设类资金来源

建设类资金来源分为机构自筹、财政投入、合作与借贷及其他4类进行调查（表2-37）。本次调查发现，财政投入是区域卫生信息化的主要资金来源，省、市、县级比例分别为100%、83.8%、71.3%。机构自筹在县级平台建设中比较突出，东、中、西部地区占比分别为36.5%、49.2%、57.2%。省级区域卫生信息平台中通过与企业联合，拓展资金来源渠道的比例为23.3%，银行借贷和商业借贷的比例小于5%。按照本级财政及上级财政来源分类，东部本级财政投入力度较大，省、市、县三级投入占比均明显高于中、西部。

将本级财政专项经费与上级财政专项经费合成为指标专项经费，将本级财政常规经费与上级财政常规经费合并为指标常规经费后，可以看出省、市、县三级区域卫生信息化建设资金来源主要为专项经费，比例分别为93.3%、79.1%和65.2%，专项资金来源占比高于常规预算类来源占比（表2-38）。

（2）建设类资金投入情况

省级区域卫生信息化年度资金投入集中在1 000万元以上的，占比53.3%；市、县级年度资金投入集中在100万以下的分别占比42.0%和68.0%。

表 2-37 信息化建设类资金来源情况

资金来源		省级				市级				县级			
		东部	中部	西部	合计	东部	中部	西部	合计	东部	中部	西部	合计
机构自筹	数量	1	1	2	4	30	32	43	105	232	388	245	865
	百分率/%	9.1	12.5	18.2	13.3	21.9	29.9	45.7	31.1	36.5	49.2	57.2	46.7
财政投入	数量	11	8	11	30	126	80	78	284	508	514	297	1 319
	百分率/%	100.0	100.0	100.0	100.0	92.0	76.2	80.4	83.8	80.0	65.4	69.1	71.3
本级财政投入	数量	11	7	9	27	117	71	57	245	419	404	185	1 008
	百分率/%	100.0	87.5	81.8	90.0	85.4	66.4	60.0	72.3	65.9	51.2	43.3	54.4
专项经费	数量	11	5	8	24	112	61	50	223	383	344	155	882
	百分率/%	100.0	62.5	72.7	80.0	81.8	57.0	53.2	66.0	60.3	43.6	36.2	47.6
常规经费	数量	2	4	2	8	22	14	13	49	107	103	57	267
	百分率/%	18.2	50.0	18.2	26.7	16.1	13.1	13.8	14.5	16.9	13.1	13.3	14.4
上级财政投入	数量	6	4	8	18	41	43	48	132	244	314	226	784
	百分率/%	54.5	50.0	72.7	60.0	29.9	40.2	50.5	38.9	38.4	39.8	52.9	42.3
专项经费	数量	6	4	8	18	40	40	45	125	234	293	212	739
	百分率/%	54.5	50.0	72.7	60.0	29.2	37.4	47.9	37.0	36.9	37.1	49.5	39.9
常规经费	数量	1	1	1	3	4	5	8	17	33	45	42	120
	百分率/%	9.1	12.5	9.1	10.0	2.9	4.7	8.5	5.0	5.2	5.7	9.8	6.5
合作与借贷	数量	1	1	3	5	11	17	15	43	42	54	25	121
	百分率/%	9.1	12.5	27.3	16.7	8.0	16.2	15.5	12.7	6.6	6.9	5.8	6.5
与企业联合	数量	4	1	2	7	18	30	14	62	47	53	27	127
	百分率/%	36.4	12.5	18.2	23.3	13.1	28.0	14.9	18.3	7.4	6.7	6.3	6.9
银行借贷	数量	1	0	0	1	3	3	4	10	8	27	9	44
	百分率/%	9.1	0.0	0.0	3.3	2.2	2.8	4.3	3.0	1.3	3.4	2.1	2.4
其他借贷	数量	0	0	0	0	1	0	1	2	2	5	3	10
	百分率/%	0.0	0.0	0.0	0.0	0.7	0.0	1.1	0.6	0.3	0.6	0.7	0.5
其他	数量	0	1	0	1	21	23	13	57	96	152	53	301
	百分率/%	0.0	12.5	0.0	3.3	15.3	21.5	13.8	16.9	15.1	19.3	12.4	16.3

表 2-38 专项经费与常规经费对信息化建设类对比

资金来源		省级				市级				县级			
		东部	中部	西部	合计	东部	中部	西部	合计	东部	中部	西部	合计
专项经费 [a]	数量	11	6	11	28	122	72	74	268	475	464	268	1 207
	百分率/%	100.0	75.0	100.0	93.3	89.1	68.6	76.3	79.1	74.8	59.0	62.3	65.2
常规经费 [b]	数量	2	4	3	9	25	17	18	60	122	126	77	325
	百分率/%	18.2	50.0	27.3	30.0	18.2	16.2	18.6	17.7	19.2	16.0	17.9	17.6

注：a. 本级专项经费投入与上级专项经费投入合成为新指标专项经费投入。

b. 本级常规经费投入与上级常规经费投入合并为新指标常规经费投入。

从区域来看,东部地区对于信息化建设的投入资金明显高于中、西部,中部的市、县两级投入金额比例均低于西部(表 2-39)。

表 2-39   信息化建设投入资金情况

资金额		省级				市级				县级			
		东部	中部	西部	合计	东部	中部	西部	合计	东部	中部	西部	合计
<10 万	数量	0	1	1	2	20	40	24	84	236	413	203	852
	构成比 /%	0.0	12.5	9.1	6.7	14.6	37.4	25.5	24.9	37.1	52.3	47.4	46.0
10 万~	数量	0	0	0	0	2	8	7	17	57	83	41	181
	构成比 /%	0.0	0.0	0.0	0.0	1.5	7.5	7.4	5.0	9.0	10.5	9.6	9.8
30 万~	数量	0	0	1	1	5	5	6	16	21	34	24	79
	构成比 /%	0.0	0.0	9.1	3.3	3.6	4.7	6.4	4.7	3.3	4.3	5.6	4.3
50 万~	数量	0	0	1	1	8	6	11	25	39	62	46	147
	构成比 /%	0.0	0.0	9.1	3.3	5.8	5.6	11.7	7.4	6.1	7.9	10.7	7.9
100 万~	数量	1	3	1	5	24	11	15	50	111	86	57	254
	构成比 /%	9.1	37.5	9.1	16.7	17.5	10.3	16.0	14.8	17.5	10.9	13.3	13.7
300 万~	数量	2	0	1	3	12	5	13	30	71	48	27	146
	构成比 /%	18.2	0.0	9.1	10.0	8.8	4.7	13.8	8.9	11.2	6.1	6.3	7.9
500 万~	数量	0	1	1	2	22	15	11	48	66	33	20	119
	构成比 /%	0.0	12.5	9.1	6.7	16.1	14.0	11.7	14.2	10.4	4.2	4.7	6.4
1 000 万~	数量	6	3	4	13	33	12	5	50	27	27	8	62
	构成比 /%	54.5	37.5	36.3	43.3	24.1	11.2	5.3	14.8	4.3	3.4	1.9	3.4
3 000 万~	数量	0	0	0	0	5	3	1	9	5	1	2	8
	构成比 /%	0.0	0.0	0.0	0.0	3.6	2.8	1.1	2.7	0.8	0.1	0.5	0.4
≥5 000 万	数量	2	0	1	3	6	2	1	9	2	2	0	4
	构成比 /%	18.2	0.0	9.1	10.0	4.4	1.8	1.1	2.6	0.3	0.3	0.0	0.2
合计	数量	11	8	11	30	137	107	94	338	635	789	428	1 852
	构成比 /%	100.0	100.0	100.0	100.0	100.0	100.0	100.0	100.0	100.0	100.0	100.0	100.0

(3)资金来源对建设资金投入规模的影响

信息化建设资金按照机构自筹、仅财政投入、有商业投入且无财政投入 3 种结构进行分析,三种资金投入结构数额在 10 万以下的比例分别为 42.3%、34.9%、39.0%;数额在 100 万以上的比例分别为 34.1%、42.3%、37.3%(表 2-40,图 2-16)。

表 2-40   资金来源对建设资金投入规模的影响

资金来源		<10 万	10 万~	30 万~	100 万~	300 万~	≥1 000 万	合计
机构自筹	数量	412	99	131	151	132	49	974
	百分率 /%	42.3	10.2	13.4	15.5	13.6	5.0	100.0
仅财政投入	数量	507	140	192	231	274	109	1 453
	百分率 /%	34.9	9.6	13.2	15.9	18.9	7.5	100.0
有商业投入且	数量	23	5	9	6	10	6	59
无财政投入	百分率 /%	39.0	8.5	15.2	10.2	16.9	10.2	100.0

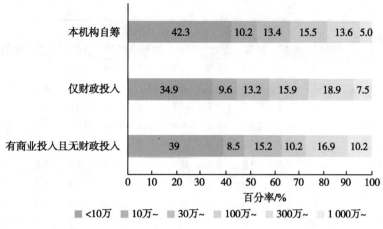

图2-16 不同建设投入资金规模机构的建设资金来源情况

5. 信息化运维类资金分析

（1）运维类资金来源

运维类资金来源分为机构自筹、财政投入、合作与借贷及其他4类进行分析（表2-41）。本次调查发现，信息化运维资金主要来源于本级财政专项经费，省市县三级分别为80.0%、62.1%和42.7%。县级信息化运维资金来源于机构自筹的比例较高，为49.8%。从地域来看，中西部地区机构自筹占比高于东部地区，东部地区本级财政经费占比明显高于中西部地区。

表2-41 信息化运维资金来源情况

资金来源		省级				市级				县级			
		东部	中部	西部	合计	东部	中部	西部	合计	东部	中部	西部	合计
机构自筹	数量	1	1	3	5	22	35	38	95	240	433	250	923
	百分率/%	9.1	12.5	27.3	16.7	16.1	32.7	40.4	28.1	37.8	54.9	58.4	49.8
财政投入	数量	11	7	11	29	118	74	71	263	473	445	263	1 181
	百分率/%	100.0	87.5	100.0	96.7	86.1	70.5	73.2	77.6	74.5	56.6	61.2	63.8
本级财政投入	数量	11	7	10	28	111	72	58	241	410	368	183	961
	百分率/%	100.0	87.5	90.9	93.3	81.0	67.3	61.1	71.1	64.5	46.6	42.9	51.9
专项经费	数量	10	5	9	24	99	63	48	210	336	299	156	791
	百分率/%	90.9	62.5	81.8	80.0	72.3	58.9	51.1	62.1	52.9	37.9	36.4	42.7
常规经费	数量	2	3	4	9	26	15	18	59	136	114	60	310
	百分率/%	18.2	37.5	36.4	30.0	19.0	14.0	19.1	17.5	21.4	14.4	14.0	16.7
上级财政投入	数量	1	1	3	5	23	14	27	64	158	212	158	528
	百分率/%	9.1	12.5	27.3	16.7	16.8	13.1	28.4	18.9	24.8	26.9	37.0	28.5
专项经费	数量	1	1	3	5	22	14	27	63	145	190	144	479
	百分率/%	9.1	12.5	27.3	16.7	16.1	13.1	28.7	18.6	22.8	24.1	33.6	25.9
常规经费	数量	1	1	0	2	2	0	6	8	30	47	37	114
	百分率/%	9.1	12.5	0.0	6.7	1.5	0.0	6.4	2.4	4.7	6.0	8.6	6.2

续表

资金来源		省级				市级				县级			
		东部	中部	西部	合计	东部	中部	西部	合计	东部	中部	西部	合计
合作与借贷	数量	1	1	3	5	11	17	15	43	42	54	25	121
	百分率/%	9.1	12.5	27.3	16.7	8.0	16.2	15.5	12.7	6.6	6.9	5.8	6.5
与企业合作	数量	1	1	3	5	11	16	13	40	36	39	18	93
	百分率/%	9.1	12.5	27.3	16.7	8.0	15.0	13.8	11.8	5.7	4.9	4.2	5.0
银行借贷	数量	0	0	0	0	1	1	1	3	5	14	10	29
	百分率/%	0.0	0.0	0.0	0.0	0.7	1.0	1.1	0.9	0.8	1.8	2.3	1.6
其他借贷	数量	0	0	0	0	0	0	0	0	2	9	5	16
	百分率/%	0.0	0.0	0.0	0.0	0.0	0.0	0.0	0.0	0.3	1.1	1.2	0.9
其他	数量	0	2	0	2	15	19	10	44	69	141	47	257
	百分率/%	0.0	25.0	0.0	6.7	10.9	17.8	10.6	13.0	10.9	17.9	11.0	13.9

　　将本级财政专项经费和本级财政经常性项目经费合并为指标本级财政,将上级财政专项经费和上级财政经常性项目经费合并为指标上级财政,分析发现各级机构进行信息化运维的资金来源主要为本级财政,省、市、县三级比例分别为 93.3%、71.1% 和 51.9%(表 2-42)。

表 2-42　运维资金中本级财政和上级财政投入分析

资金来源		省级				市级				县级			
		东部	中部	西部	合计	东部	中部	西部	合计	东部	中部	西部	合计
本级财政	数量	11	7	10	28	111	72	58	241	410	368	183	961
	百分率/%	100.0	87.5	90.9	93.3	81.0	67.3	61.1	71.1	64.5	46.6	42.9	51.9
上级财政	数量	1	1	3	5	23	14	27	64	158	212	158	528
	百分率/%	9.1	12.5	27.3	16.7	16.8	13.1	28.4	18.9	24.8	26.9	37.0	28.5

　　将本级专项经费投入与上级专项经费投入合成为指标专项经费,将本级常规性项目经费投入与上级常规性项目经费投入合并为指标常规经费,分析发现各级机构信息化运维资金来源主要为专项经费,省、市、县三级比例分别为 86.7%、69.3% 和 54.4%。东、西部专项经费占比高于中部(表 2-43)。

表 2-43　运维资金中专项经费和常规经费投入分析

资金来源		省级				市级				县级			
		东部	中部	西部	合计	东部	中部	西部	合计	东部	中部	西部	合计
专项经费	数量	10	5	11	26	107	65	63	235	397	377	233	1 007
	百分率/%	90.9	62.5	100.0	86.7	78.1	61.9	64.9	69.3	62.5	48.0	54.2	54.4
常规经费	数量	2	3	4	9	28	15	21	64	150	136	77	363
	百分率/%	18.2	37.5	36.4	30.0	20.4	14.3	21.6	18.9	23.6	17.3	17.9	19.6

　　将本级财政专项经费、本级财政常规性项目经费、上级财政专项经费和上级财政常规性项目经费合并为新指标财政经费,分析发现财政经费为信息化运维资金的主要来源,省、市、县三级分别占比 96.7%、77.6% 和 63.8%。从地域上看,中部地区的省、市、县三级财政

经费投入占比低于东、西部地区（表 2-44）。

表 2-44　信息化运维资金来源（财政经费合并）

资金来源		省级				市级				县级			
		东部	中部	西部	合计	东部	中部	西部	合计	东部	中部	西部	合计
财政	数量	11	7	11	29	118	74	71	263	473	445	263	1 181
经费	百分率 /%	100.0	87.5	100.0	96.7	86.1	70.5	73.2	77.6	74.5	56.6	61.2	63.8

（2）运维类资金投入情况

省级区域卫生信息平台信息化运维投入资金规模以 100 万～1 000 万为主，占比 66.6%。市、县级以 100 万以下资金规模为主，分别占比 73.7% 和 93.5%。

从区域来看，东部地区对于信息化运维的投入资金规模明显高于中、西部地区（表 2-45）。

表 2-45　信息化运行维护投入资金情况

资金额		省级				市级				县级			
		东部	中部	西部	合计	东部	中部	西部	合计	东部	中部	西部	合计
<10 万	数量	0	0	1	1	35	55	39	129	351	529	261	1 141
	构成比 /%	0.0	0.0	9.1	3.3	25.5	51.4	41.5	38.2	55.3	67.0	61.0	61.6
10 万～	数量	1	0	0	1	19	17	16	52	90	126	80	296
	构成比 /%	9.1	0.0	0.0	3.3	13.9	15.9	17.0	15.4	14.1	16.0	18.7	16.0
30 万～	数量	0	2	0	2	8	10	7	25	48	52	29	129
	构成比 /%	0.0	25.0	0.0	6.7	5.8	9.3	7.4	7.4	7.6	6.6	6.8	7.0
50 万～	数量	0	2	0	2	19	12	12	43	78	54	32	164
	构成比 /%	0.0	25.0	0.0	6.7	13.9	11.2	12.8	12.7	12.3	6.8	7.5	8.8
100 万～	数量	3	1	3	7	25	10	14	49	50	23	22	95
	构成比 /%	27.3	12.5	27.3	23.3	18.2	9.4	14.9	14.5	7.9	2.9	5.1	5.1
300 万～	数量	2	1	4	7	13	0	2	15	11	2	3	16
	构成比 /%	18.2	12.5	36.3	23.3	9.5	0.0	2.1	4.4	1.7	0.3	0.7	0.9
500 万～	数量	2	2	2	6	13	3	3	19	6	3	0	9
	构成比 /%	18.1	25.0	18.2	20.0	9.5	2.8	3.2	5.6	0.9	0.4	0.0	0.5
1 000 万～	数量	3	0	0	3	5	0	0	5	1	0	1	2
	构成比 /%	27.3	0.0	0.0	10.0	3.7	0.0	0.0	1.5	0.2	0.0	0.2	0.1
3 000 万～	数量	0	0	0	0	0	0	1	1	0	0	0	0
	构成比 /%	0.0	0.0	0.0	0.0	0.0	0.0	1.1	0.3	0.0	0.0	0.0	0.0
≥5 000 万	数量	0	0	1	1	0	0	0	0	0	0	0	0
	构成比 /%	0.0	0.0	9.1	3.4	0.0	0.0	0.0	0.0	0.0	0.0	0.0	0.0
合计	数量	11	8	11	30	137	107	94	338	635	789	428	1 852
	构成比 /%	100.0	100.0	100.0	100.0	100.0	100.0	100.0	100.0	100.0	100.0	100.0	100.0

（3）资金来源对运维类资金投入规模的影响

信息化运维资金按照机构自筹、仅财政投入、有商业投入且无财政投入 3 种结构进行分析，发现三种资金投入规模在 10 万以下的比例分别为 59.2%、49.9%、60.3%；资金投入规模在 100 万以上的比例分别为 7.1%、13.7%、3.2%（表 2-46，图 2-17）。

表2-46   资金来源对运维类资金投入规模的影响

资金来源		区域信息化项目运维投入资金						
		<10万	10万~	30万~	100万~	300万~	≥1 000万	合计
本机构自筹	数量	606	181	164	61	9	2	1 023
	百分率/%	59.2	17.7	16.0	6.0	0.9	0.2	100.0
财政投入	数量	682	245	253	118	60	9	1 367
	百分率/%	49.9	17.9	18.5	8.6	4.4	0.7	100.0
有商业投入且无财政投入	数量	38	8	15	1	1	0	63
	百分率/%	60.3	12.7	23.8	1.6	1.6	0.0	100.0

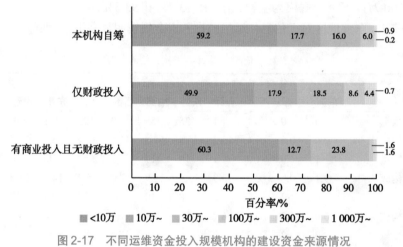

图2-17   不同运维资金投入规模机构的建设资金来源情况

第7节   信息化技术机构人力资源配置

1. 机构设置

信息化技术机构(信息中心)是负责信息化技术体系建设和实施的机构,省、市、县三级设置独立信息技术机构的比例分别为80.0%、33.8%、12.8%(表2-47)。

表2-47   信息化技术机构/人员设置情况

机构/人员		省级				市级				县级			
		东部	中部	西部	合计	东部	中部	西部	合计	东部	中部	西部	合计
有独立机构	数量	10	7	7	24	58	38	16	112	107	78	43	228
	百分率/%	90.9	87.5	63.6	80.0	42.6	35.8	18.0	33.8	17.1	10.4	10.5	12.8
无独立机构,有专职人员	数量	0	0	0	0	12	7	11	30	86	106	62	254
	百分率/%	0.0	0.0	0.0	0.0	8.8	6.6	12.4	9.1	13.8	14.1	15.1	14.2
无独立机构,无专职人员	数量	1	0	0	1	19	24	23	66	150	232	143	525
	百分率/%	9.1	0.0	0.0	3.3	14.0	22.9	25.8	20.0	24.0	30.9	34.8	29.4

2. 在编 / 在岗人员数量

调查结果显示，信息化部门在岗人数多为在编人员，省级平均在编人数为 17.9 人，占比 88.5%；合同制平均在编人数为 2.2 人，占比 11.1%。市级信息化部门平均在编人数 2.9 人，占比 78.6%；其他（返聘、借调等）平均人数 0.5 人，占比 13.5%（表 2-48）。

表 2-48　信息化技术机构在岗人员情况

人员类别		省级				市级				县级			
		东部	中部	西部	合计	东部	中部	西部	合计	东部	中部	西部	合计
在编	平均人数	19.3	26.6	7.6	17.9	3.9	2.3	2.3	2.9	1.4	1.1	1.0	1.2
	构成比 /%	98.0	96.8	56.3	88.5	82.6	77.1	71.3	78.4	63.6	64.7	63.1	63.2
合同制	平均人数	0.3	0.9	5.8	2.2	0.2	0.2	0.3	0.2	0.3	0.2	0.2	0.3
	构成比 /%	1.5	3.2	43.0	11.1	5.0	5.7	10.0	5.4	13.6	11.8	14.6	15.8
其他（返聘、借调等）	平均人数	0.1	0.0	0.1	0.1	0.6	0.4	0.5	0.5	0.4	0.3	0.3	0.3
	构成比 /%	0.5	0.0	0.7	0.4	12.0	14.8	14.3	13.5	18.2	17.6	16.6	15.8
其他人事管理类型员工	平均人数	0.0	0.0	0.0	0.0	0.0	0.1	0.1	0.1	0.1	0.1	0.1	0.1
	构成比 /%	0.0	0.0	0.0	0.0	0.4	2.4	4.4	2.7	4.5	5.9	5.7	5.3
合计	平均人数	19.7	27.5	13.5	20.2	4.7	3.0	3.2	3.7	2.2	1.7	1.6	1.9
	构成比 /%	100.0	100.0	100.0	100.0	100.0	100.0	100.0	100.0	100.0	100.0	100.0	100.0

3. 编制人员规模

对信息化技术机构的人员编制情况分析发现，省级信息化技术机构编制数主要为 30 人及以下，占比 65.5%。市级信息化技术机构人员编制数主要为 5 人以下，占比 69.4%。县级信息化技术机构人员编制数主要为 3 人以下，占比 73.5%（表 2-49）。

表 2-49　信息化技术机构人员编制情况

	编制		东部	中部	西部	合计
省级	1~10	数量	3	0	3	6
		构成比 /%	27.3	0.0	30.0	20.7
	11~20	数量	3	3	4	10
		构成比 /%	27.3	37.5	40.0	34.5
	21~30	数量	1	1	1	3
		构成比 /%	9.1	12.5	10.0	10.3
	31~40	数量	2	2	2	6
		构成比 /%	18.2	25.0	20.0	20.7
	≥41	数量	2	2	0	4
		构成比 /%	18.1	25.0	0.0	13.8
	合计	数量	11	8	10	29
		构成比 /%	100.0	100.0	100.0	100.0

续表

编制			东部	中部	西部	合计
市级	1～5	数量	79	61	48	188
		构成比/%	66.4	71.8	71.6	69.4
	6～15	数量	32	20	18	70
		构成比/%	26.9	23.5	26.9	25.8
	≥16	数量	8	4	1	13
		构成比/%	6.7	4.7	1.5	4.8
	合计	数量	119	85	67	271
		构成比/%	100.0	100.0	100.0	100.0
县级	1～3	数量	269	256	117	642
		构成比/%	73.5	74.0	72.7	73.5
	4～6	数量	66	54	27	147
		构成比/%	18.0	15.6	16.8	16.8
	7～10	数量	19	15	6	40
		构成比/%	5.2	4.3	3.7	4.6
	≥10	数量	12	21	11	44
		构成比/%	3.3	6.1	6.8	5.1
	合计	数量	366	346	161	873
		构成比/%	100.0	100.0	100.0	100.0

4. 专业情况

省、市、县三级信息化技术机构人员均以计算机及信息技术专业为主，占比分别为37.9%、47.8%、33.5%；其次为其他专业，分别占比38.3%、25.6%、34.2%（表2-50）。

表2-50   信息化技术机构人员专业构成情况

专业		省级				市级				县级			
		东部	中部	西部	合计	东部	中部	西部	合计	东部	中部	西部	合计
医学专业	总人数	23	20	8	51	62	47	69	178	220	329	194	743
	构成比/%	12.9	9.1	7.4	10.1	10.2	14.6	23.4	14.5	18.7	24.1	31.8	23.6
计算机及信息技术专业	总人数	72	66	54	192	342	138	106	586	505	385	167	1 057
	构成比/%	40.4	30.0	50.0	37.9	56.2	43.0	35.9	47.8	42.8	28.2	27.4	33.5
管理学专业	总人数	25	23	21	69	72	43	32	147	94	131	51	276
	构成比/%	14.0	10.5	19.4	13.6	11.8	13.4	10.8	12.0	8.0	9.6	8.4	8.8
其他专业	总人数	58	111	25	194	133	93	88	314	360	519	198	1 077
	构成比/%	32.6	50.5	23.1	38.3	21.8	29.0	29.8	25.6	30.5	38.0	32.5	34.2
合计	总人数	178	220	108	506	609	321	295	1 225	1 179	1 364	610	3 153
	构成比/%	100.0	100.0	100.	100.0	100.0	100.0	100.0	100.0	100.0	100.0	100.0	100.0

5. 学历结构

省、市、县三级信息化技术机构人员以本科学历为主，分别占比 63.6%、70.0%、62.8%。省级信息化技术机构人员中，硕士研究生及以上学历占比 28.5%。县级信息化技术机构人员中，大中专及以下学历占比 33.7%（表 2-51）。

表 2-51 信息化技术机构人员学历构成情况

学历		省级				市级				县级			
		东部	中部	西部	合计	东部	中部	西部	合计	东部	中部	西部	合计
研究生及以上	总人数	41	75	28	144	120	37	23	180	70	33	10	113
	构成比/%	23.0	34.1	25.9	28.5	19.7	11.5	7.8	14.7	5.9	2.4	1.6	3.6
本科生	总人数	124	126	72	322	439	219	199	857	816	770	393	1 979
	构成比/%	69.7	57.3	66.7	63.6	72.1	68.2	67.5	70.0	69.2	56.5	64.4	62.8
大中专及以下	总人数	13	19	8	40	50	65	73	188	293	561	207	1 061
	构成比/%	7.3	8.6	7.4	7.9	8.2	20.2	24.7	15.3	24.9	41.1	33.9	33.7
合计	总人数	178	220	108	506	609	321	295	1 225	1 179	1 364	610	3 153
	构成比/%	100.0	100.0	100.0	100.0	100.0	100.0	100.0	100.0	100.0	100.0	100.0	100.0

6. 职称结构

省级信息化技术机构人员职称以中级及以上为主，占比 60.5%；市、县级信息化技术机构人员职称以初级及以下为主，分别占比 59.6% 和 72.3%（表 2-52）。

表 2-52 信息化技术机构人员职称构成情况

学历		省级				市级				县级			
		东部	中部	西部	合计	东部	中部	西部	合计	东部	中部	西部	合计
副高级及以上	总人数	48	63	14	125	95	25	25	145	86	37	19	142
	构成比/%	27.0	28.6	13.0	24.7	15.6	7.8	8.5	11.8	7.3	2.7	3.1	4.5
中级	总人数	57	78	46	181	198	88	65	351	310	293	97	700
	构成比/%	32.0	35.5	42.6	35.8	32.5	27.4	22.0	28.7	26.3	21.5	15.9	22.2
初级	总人数	26	33	16	75	132	56	65	253	275	348	160	783
	构成比/%	14.6	15.0	14.8	14.8	21.7	17.4	22.0	20.7	23.3	25.	26.2	24.8
无职称	总人数	47	46	32	125	184	152	140	476	508	686	334	1 528
	构成比/%	26.4	20.9	29.6	24.7	30.2	47.4	47.5	38.9	43.1	50.3	54.8	48.5
合计	总人数	178	220	108	506	609	321	295	1 225	1 179	1 364	610	3 153
	构成比/%	100.0	100.0	100.0	100.0	100.0	100.0	100.0	100.0	100.0	100.0	100.0	100.0

7. 工龄

对 25 个省、328 个市、1 729 个县信息化技术机构，共计 4 887 位从业人员进行个案调查，统计分析工龄等情况（表 2-53）。其中，省、市、县三级信息化技术机构人员职工平均年龄分别为39.2岁、37.1岁、36.1岁，平均工作年限分别为16.9年、15.2年、14年，在本机构平均工作年限分别为7.2年、7.3年、7.0年。

从区域来看，省、市、县三级信息化技术机构中，职工平均年龄均为西部最低，平均工作年限由高到低均为中部、东部和西部。

表2-53　信息化技术机构人员工龄构成情况

工龄	省级				市级				县级			
	东部	中部	西部	合计	东部	中部	西部	合计	东部	中部	西部	合计
职工平均年龄/岁	40.1	40.4	36.9	39.2	36.8	37.9	36.6	37.1	36.6	36.5	35.1	36.1
平均工作年限/年	17.6	18.7	14.4	16.9	14.7	16.0	14.7	15.2	14.4	15.2	12.4	14.0
本机构平均工作年限/年	6.7	8.7	6.2	7.2	7.4	6.2	8.2	7.3	7.6	7.3	6.1	7.0

8. 人员流动情况

对信息化技术机构的人员流动情况分析发现，省、市、县三级信息化技术机构人员三年内平均新进人员数量分别为4.4人、1.1人、0.8人，平均流出人员数量分别为1.6人、0.4人、0.2人。

从区域来看，省、市两级信息化技术机构中，三年内新进人员数量和流出人员数量均为东部最高。县级信息化技术机构中，西部地区三年内新进、流出人员数量均为最高（表2-54）。

表2-54　信息化技术机构人员流动情况

人员流动情况	省级				市级				县级			
	东部	中部	西部	合计	东部	中部	西部	合计	东部	中部	西部	合计
三年内新进人员数量/人	5.5	2.9	4.5	4.4	1.6	0.9	0.7	1.1	0.5	0.7	1.2	0.8
三年内流出人员数量/人	3.5	0.8	0.5	1.6	0.7	0.3	0.3	0.4	0.2	0.2	0.4	0.2

9. 驻场人员数量

省、市、县三级信息化技术机构中，信息化厂商驻派人员数量分别为4.4人、3.5人、0.5人。

从区域来看，省级信息化技术机构信息化厂商驻派人数中部最高，其次为东部和西部。市、县级信息化技术机构驻派人数均为东部最高（表2-55）。

表2-55　厂商驻派人员情况

人员驻派情况	省级				市级				县级			
	东部	中部	西部	合计	东部	中部	西部	合计	东部	中部	西部	合计
厂商驻派人员数量/人	10.5	17.5	6.4	4.4	6.5	2.2	1.7	3.5	1.0	0.4	0.2	0.5

第 8 节　新技术与新应用

1. 新技术应用情况

本次调查对区域卫生信息化应用中采用云计算、大数据、物联网、移动互联网和人工智能等新技术应用情况进行分析。应用比例较高的新技术是云计算、移动互联网和大数据；应用比例较低的新技术是物联网、区块链、人工智能和 5G（表 2-56）。

表 2-56　新技术应用情况

新技术名称		省级				市级				县级			
		东部	中部	西部	合计	东部	中部	西部	合计	东部	中部	西部	合计
云计算	数量	9	5	9	23	69	62	36	167	174	233	79	486
	百分率 /%	81.8	62.5	81.8	76.7	50.4	57.9	37.9	49.3	27.4	29.5	18.6	26.3
移动互联网	数量	10	7	9	26	96	68	62	226	378	477	256	1 111
	百分率 /%	90.9	87.5	81.8	86.7	70.1	63.6	65.3	66.7	59.5	60.5	60.1	60.1
物联网	数量	3	2	0	5	35	14	18	67	88	70	38	196
	百分率 /%	27.3	25.0	0.0	16.7	25.5	13.1	18.9	19.8	13.9	8.9	8.9	10.6
大数据	数量	9	4	9	22	70	48	37	155	218	184	134	536
	百分率 /%	81.8	50.0	81.8	73.3	51.1	44.9	38.9	45.7	34.3	23.3	31.5	29.0
人工智能	数量	5	1	3	9	29	18	8	55	62	49	20	131
	百分率 /%	45.5	12.5	27.3	30.0	21.2	16.8	8.4	16.2	9.8	6.2	4.7	7.1
区块链	数量	4	1	0	5	12	5	2	19	15	24	18	57
	百分率 /%	36.4	12.5	0.0	16.7	8.8	4.7	2.1	5.6	2.4	3.0	4.2	3.1
5G	数量	4	1	1	6	7	6	2	15	18	7	9	34
	百分率 /%	36.4	12.5	9.1	20.0	5.1	5.6	2.1	4.4	2.8	0.9	2.1	1.8
其他	数量	1	0	0	1	5	10	7	22	42	75	42	159
	百分率 /%	9.1	0.0	0.0	3.3	3.6	9.3	7.4	6.5	6.6	9.5	9.9	8.6
未使用	数量	0	0	1	1	20	20	19	59	180	206	100	486
	百分率 /%	0.0	0.0	9.1	3.3	14.6	18.7	20.0	17.4	28.3	26.1	23.5	26.3

2. 互联网＋医疗健康便民惠民应用情况

本次调查对互联网＋医疗健康便民惠民服务开展了专项调查，主要包括智能导医分诊、网上预约诊疗服务平台、互联网医院、智能语音服务、医保异地就医直接结算等（表 2-57）。

其中,省级排名前三的便民惠民应用为网上预约诊疗服务平台、生育服务网上登记、区域政务信息共享,占比分别为93.3%、73.3% 和63.3%;市级排名前三名的便民惠民应用为网上预约诊疗服务平台、在线支付方式 /"一站式"结算服务、网上家庭医生签约服务,占比分别为75.8%、62.2% 和53.4;县级排名前三名的便民惠民应用为在线支付方式 /"一站式"结算服务、网上预约诊疗服务平台、医保异地就医直接结算,占比分别为50.6%、48.7% 和44.9%。

表 2-57　互联网 + 医疗健康便民惠民应用情况

应用服务		省级				市级				县级			
		东部	中部	西部	合计	东部	中部	西部	合计	东部	中部	西部	合计
智能导医分诊	数量	8	2	4	14	70	55	32	157	181	151	73	405
	百分率 /%	72.7	25.0	36.4	46.7	51.1	51.4	33.7	46.3	28.5	19.1	17.2	21.9
网上预约诊疗服务平台	数量	11	7	10	28	109	82	66	257	356	327	218	901
	百分率 /%	100.0	87.5	90.9	93.3	79.6	76.6	69.5	75.8	56.1	41.4	51.3	48.7
互联网医院	数量	7	4	6	17	62	19	25	106	173	100	82	355
	百分率 /%	63.6	50.0	54.5	56.7	45.3	17.8	26.3	31.3	27.2	12.7	19.2	19.2
智能语音服务	数量	5	0	2	7	29	10	9	48	55	57	45	157
	百分率 /%	45.5	0.0	18.2	23.3	21.2	9.3	9.5	14.2	8.7	7.2	10.6	8.5
医保异地就医直接结算	数量	6	1	5	12	75	44	51	170	322	290	219	831
	百分率 /%	54.5	12.5	45.5	40.0	54.7	41.1	53.7	50.1	50.7	36.8	51.4	44.9
脱卡就医	数量	4	2	3	9	40	31	25	96	153	76	76	305
	百分率 /%	36.4	25.0	27.3	30.0	29.2	29.0	26.3	28.3	24.1	9.6	17.9	16.5
在线支付方式 /"一站式"结算服务	数量	7	1	7	15	93	61	57	211	341	353	242	936
	百分率 /%	63.6	12.5	63.6	50.0	67.9	57.0	60.0	62.2	53.7	44.7	56.8	50.6
复诊患者在线部分常见病、慢性病处方	数量	7	0	4	11	41	10	19	70	116	82	90	288
	百分率 /%	63.6	0.0	36.4	36.7	29.9	9.3	20.0	20.6	18.3	10.4	21.1	15.6
在线健康状况评估与健康管理	数量	4	1	2	7	50	23	23	96	146	105	86	337
	百分率 /%	36.4	12.5	18.2	23.3	36.5	21.5	24.2	28.3	23.0	13.3	20.2	18.2
签约患者转诊绿色通道	数量	6	0	3	9	56	30	33	119	192	198	138	528
	百分率 /%	54.5	0.0	27.3	30.0	40.9	28.0	34.7	35.1	30.2	25.1	32.4	28.5
处方在线审核	数量	4	1	2	7	39	8	17	64	85	86	66	237
	百分率 /%	36.4	12.5	18.2	23.3	28.5	7.5	17.9	18.9	13.4	10.9	15.5	12.8
中药饮片网上配送	数量	5	0	2	7	29	4	7	40	105	52	50	207
	百分率 /%	45.5	0.0	18.2	23.3	21.2	3.7	7.4	11.8	16.5	6.6	11.7	11.2

应用服务		省级				市级				县级			
		东部	中部	西部	合计	东部	中部	西部	合计	东部	中部	西部	合计
在线接种预约服务	数量	6	1	5	12	40	11	29	80	120	83	69	272
	百分率/%	54.5	12.5	45.5	40.0	29.2	10.3	30.5	23.6	18.9	10.5	16.2	14.7
网上家庭医生签约服务	数量	7	2	7	16	85	46	50	181	279	300	172	751
	百分率/%	63.6	25.0	63.6	53.3	62.0	43.0	52.6	53.4	43.9	38.0	40.5	40.6
网络科普平台	数量	5	3	5	13	32	23	9	64	91	56	39	186
	百分率/%	45.5	37.5	45.5	43.3	23.4	21.5	9.5	18.9	14.3	7.1	9.2	10.1
电子健康档案数据库与电子病历数据库互联对接	数量	8	5	4	17	64	41	44	149	238	190	129	557
	百分率/%	72.7	62.5	36.4	56.7	46.7	38.3	46.3	44.0	37.5	24.1	30.3	30.1
"互联网+"健康咨询服务	数量	6	2	5	13	45	22	22	89	132	117	74	323
	百分率/%	54.5	25.0	45.5	43.3	32.8	20.6	23.2	26.3	20.8	14.8	17.4	17.5
区域远程医疗中心	数量	6	4	6	16	74	48	43	165	258	243	200	701
	百分率/%	54.5	50.0	54.5	53.3	54.0	44.9	45.3	48.7	40.6	30.8	46.8	37.9
对基层机构的远程诊疗、在线咨询	数量	7	3	5	15	58	54	42	154	204	241	143	588
	百分率/%	63.6	37.5	45.5	50.0	42.3	50.5	44.2	45.4	32.1	30.5	33.5	31.8
基层卫生信息系统中医学影像、远程心电、实验室检验	数量	6	1	4	11	65	39	36	140	239	182	139	560
	百分率/%	54.5	12.5	36.4	36.7	47.4	36.4	37.9	41.3	37.6	23.1	32.6	30.3
三级医院院内医疗服务信息互通共享	数量	8	2	5	15	62	54	35	151	126	81	46	253
	百分率/%	72.7	25.0	45.5	50.0	45.3	50.5	36.8	44.5	19.8	10.3	10.8	13.7
院前急救车载监护系统与区域或医院信息平台连接	数量	3	1	2	6	33	14	18	65	89	57	51	197
	百分率/%	27.3	12.5	18.2	20.0	24.1	13.1	18.9	19.2	14.0	7.2	12.0	10.6
院前急救协同信息平台	数量	3	0	2	5	35	18	18	71	89	60	46	195
	百分率/%	27.3	0.0	18.2	16.7	25.5	16.8	18.9	20.9	14.0	7.6	10.8	10.5
医院应急救治中心与院前急救机构信息互通共享	数量	3	0	1	4	27	12	17	56	83	58	55	196
	百分率/%	27.3	0.0	9.1	13.3	19.7	11.2	17.9	16.5	13.1	7.4	12.9	10.6

续表

应用服务		省级				市级				县级			
		东部	中部	西部	合计	东部	中部	西部	合计	东部	中部	西部	合计
医疗机构、医师、护士电子化注册审批	数量	7	3	5	15	43	38	33	114	196	302	209	707
	百分率/%	63.6	37.5	45.5	50.0	31.4	35.5	34.7	33.6	30.9	38.3	49.1	38.2
严重精神障碍患者发病报告在线管理	数量	4	1	2	7	20	9	24	53	110	138	104	352
	百分率/%	36.4	12.5	18.2	23.3	14.6	8.4	25.3	15.6	17.3	17.5	24.4	19.0
区域内检查检验结果互认	数量	7	1	3	11	53	25	25	103	181	108	73	362
	百分率/%	63.6	12.5	27.3	36.7	38.7	23.4	26.3	30.4	28.5	13.7	17.1	19.6
区域政务服务一网通办	数量	8	3	5	16	38	31	24	93	110	147	78	335
	百分率/%	72.7	37.5	45.5	53.3	27.7	29.0	25.3	27.4	17.3	18.6	18.3	18.1
生育服务网上登记	数量	10	5	7	22	61	41	47	149	246	244	185	675
	百分率/%	90.9	62.5	63.6	73.3	44.5	38.3	49.5	44.0	38.7	30.9	43.4	36.5
区域政务信息共享	数量	8	4	7	19	52	32	28	112	136	132	91	359
	百分率/%	72.7	50.0	63.6	63.3	38.0	29.9	29.5	33.0	21.4	16.7	21.4	19.4
公共服务卡应用集成	数量	3	0	2	5	15	7	12	34	37	39	37	113
	百分率/%	27.3	0.0	18.2	16.7	10.9	6.5	12.6	10.0	5.8	4.9	8.7	6.1

第9节　小　　结

1. 省级平台开通健康档案查询、预约挂号和家庭医生签约服务的占93.3%、86.7%和83.3%。省级平台与公安部门实现数据共享的占66.7%，与民政相关部门实现数据共享的占56.7%。

2. 居民电子健康档案建档率超过70%的省、市比例分别为93.1%、89.7%。省级健康档案73.3%来源于下级区域卫生信息平台，83.3%来源于基层机构信息系统。

3. 省级平台开通人口信息服务与监管、居民健康卡应用监督、妇女保健业务监管、儿童保健业务监管和慢病管理业务监管等较多，开通妇幼健康业务协同、出生人口监测业务协同和分级诊疗协同的比例分别为66.7%、56.7%和56.7%。

4. 已经发放居民健康卡的省份达到26个，占86.7%。根据解决"多卡并存，互不通用"堵点问题的要求开展健康卡建设的省份占83.3%，作为互联网＋医疗健康便民惠民服务内容的省份占90.0%。

5. 数据存储容量在100T以上的省份占72.4%，100T以上的市级占26.3%。省级较多租用云服务，其中不同地区差异明显。

6. 省级平台创新互联网便民服务，开通预约诊疗服务、生育服务网上登记、区域政务信息共享，分别占比93.3%、73.3%和63.3%。云计算、移动互联网、大数据、人工智能等技术，应用逐渐增多。

7. 区域卫生信息化的资金主要依靠本级财政投入。财政投入对建设类和运维类的投入比相差不大；企业合作投入主要集中在信息系统建设期。

8. 各级卫生健康委的信息化管理部门即信息处 / 科配置较完善，但信息技术机构即信息中心数量减少。

第3章 医院信息化建设情况

第1节 医院互联互通情况

1. 医院间联通情况

（1）医院与区域卫生信息平台联通情况

医院与区域卫生信息平台的联通情况分为3大类5种情况：第一类是已经联通，其中又分为全面联通和部分联通两种，即与区域内医院、社区、卫生院之间实现健康档案实时调用、双向转诊、检验检查结果互认，或可以调阅部分资料；第二类是有本级区域卫生信息平台，但医院目前还没实现与区域信息平台的联通，包括具备对接条件和不具备对接条件两种。具备对接条件的机构，只要开放部分接口即可实现联通；第三类是本级无区域卫生信息平台。三级医院、二级医院及其他医疗机构部分及全面联通的平均比例分别为48.0%、31.9%和24.9%（表3-1）。

表3-1 与区域卫生信息平台联通情况

联通情况		三级医院				二级医院				其他医疗机构			
		东部	中部	西部	合计	东部	中部	西部	合计	东部	中部	西部	合计
已实现	数量	145	21	13	179	165	47	54	266	23	4	11	38
	构成比 /%	14.1	3.4	4.0	9.1	9.3	2.5	5.0	5.6	6.9	3.5	3.9	5.2
部分实现	数量	452	197	115	764	566	370	318	1 254	68	19	56	143
	构成比 /%	44.1	32.3	35.2	38.9	32.0	19.4	29.5	26.3	20.5	16.7	19.9	19.7
具备联通条件	数量	223	214	99	536	363	515	262	1 140	56	22	37	115
	构成比 /%	21.7	35.1	30.3	27.3	20.5	27.0	24.3	23.9	16.9	19.3	13.2	15.8
不具备联通条件	数量	63	60	24	147	255	370	185	810	75	33	86	194
	构成比 /%	6.1	9.9	7.3	7.5	14.4	19.4	17.1	17.0	22.6	28.9	30.6	26.7
本级无区域卫生信息平台	数量	143	117	76	336	422	608	260	1 290	110	36	91	237
	构成比 /%	13.9	19.2	23.2	17.1	23.8	31.8	24.1	27.1	33.1	31.6	32.4	32.6

（2）区域内医疗机构间数据交换共享情况

区域内医疗机构间实现数据交换与共享的方式分为5种，即通过区域卫生信息平台、使用同一套信息系统、点对点数据交换、使用纸版文书和未实现。在三级医院中通过区域卫生信息平台方式的占比最高，为46.4%。二级医院及其他医疗机构中未实现联通的占比最高，分别为45.4%和51.6%（表3-2）。

表3-2　区域内医疗机构间数据交换共享情况

方式分类		三级医院				二级医院				其他医疗机构			
		东部	中部	西部	合计	东部	中部	西部	合计	东部	中部	西部	合计
通过区域卫生信息平台	数量	587	207	116	910	694	359	326	1 379	90	24	40	154
	构成比/%	57.2	34.0	35.5	46.4	39.2	18.8	30.2	29.0	27.1	21.1	14.2	21.2
使用同一套信息系统	数量	22	10	11	43	64	55	36	155	23	0	16	39
	构成比/%	2.1	1.6	3.4	2.2	3.6	2.9	3.3	3.2	6.9	0.0	5.7	5.3
点对点数据交换	数量	78	50	26	154	104	97	65	266	17	2	8	27
	构成比/%	7.6	8.2	8.0	7.8	5.9	5.1	6.0	5.6	5.1	1.7	2.8	3.7
使用纸版文书	数量	93	120	61	274	253	362	185	800	54	18	60	132
	构成比/%	9.1	19.7	18.7	14.0	14.3	18.9	17.2	16.8	16.3	15.8	21.4	18.2
未实现	数量	246	222	113	581	656	1 037	467	2 160	148	70	157	375
	构成比/%	24.0	36.5	34.6	29.6	37.0	54.3	43.3	45.4	44.6	61.4	55.9	51.6

2. 医联体信息系统联通情况

本次对医联体间信息交换与共享进行调查，调查结果分为已建立医联体（包括通过区域卫生信息平台实现、使用同一套信息系统、机构间点对点数据交换、使用纸板文书、未实现数据共享）和未建立医联体两大类6种情况（图3-1）。

三级、二级及其他医院在医联体间实现信息交换和信息共享最主要的方式均是通过区域卫生信息平台实现，占比分别为32.6%、29.9%和23.8%。此外，未实现数据共享的医院占比分别为25.8%、32.9%和36.1%（表3-3）。

表3-3　医联体信息系统联通情况

交换方式		三级医院				二级医院				其他医疗机构			
		东部	中部	西部	合计	东部	中部	西部	合计	东部	中部	西部	合计
已建立医联体	数量	661	397	216	1 274	1 086	1 128	688	2 902	151	62	144	357
	构成比/%	64.4	65.2	66.1	64.9	61.3	59.1	63.8	61.0	45.5	54.4	51.3	49.1
其中：通过区域卫生信息平台实现	数量	280	89	46	415	398	246	223	867	42	11	32	85
	构成比/%	42.4	22.4	21.3	32.6	36.6	21.8	32.4	29.9	27.8	17.7	22.2	23.8
使用同一套信息系统	数量	75	41	27	143	102	71	44	217	18	5	20	43
	构成比/%	11.3	10.3	12.5	11.2	9.4	6.3	6.4	7.5	11.9	8.1	13.9	12.1

续表

交换方式		三级医院				二级医院				其他医疗机构			
		东部	中部	西部	合计	东部	中部	西部	合计	东部	中部	西部	合计
机构间点对点数据交换	数量	116	69	33	218	158	123	81	362	15	5	6	26
	构成比/%	17.5	17.4	15.3	17.1	14.5	10.9	11.8	12.5	9.9	8.1	4.2	7.3
使用纸板文书	数量	52	75	42	169	147	237	117	501	25	18	31	74
	构成比/%	7.9	18.9	19.4	13.3	13.6	21.0	17.0	17.2	16.6	29.0	21.5	20.7
未实现数据共享	数量	138	123	68	329	281	451	223	955	51	23	55	129
	构成比/%	20.9	31.0	31.5	25.8	25.9	40.0	32.4	32.9	33.8	37.1	38.2	36.1
未建立医联体	数量	365	212	111	688	685	782	391	1 858	181	52	137	370
	构成比/%	35.6	34.8	33.9	35.1	38.7	40.9	36.2	39.0	54.5	45.6	48.8	50.9

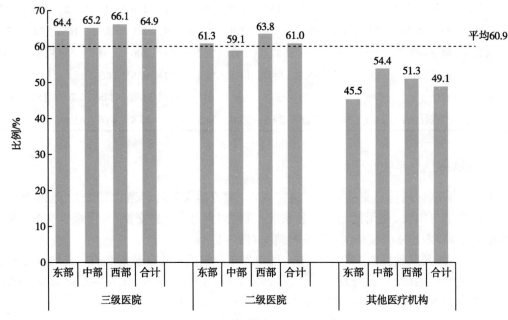

图 3-1　各级医院已建立医联体的比例

3. 医院主院区与分院信息系统联通情况

主分院或多院区之间信息系统建设情况分为有分院或多院区（包括已经完成信息系统一体化，采用独立系统分别进行管理、不实时进行信息交换，有分院但未实现一体化）和无分院或多院区两大类4种。三级、二级及其他医院中，有分院或多院区的医院占比分别为53.7%、26.4%和18.6%（表3-4）。

在有分院或多院区的医院中，各级医院已经完成信息系统一体化的占比最高，三级、二级及其他医院分别为71.5%、58.0%和55.6%（图3-2）。已经完成信息系统一体化的三级医院中，东、中、西部省份占比分别为72.4%、69.8%和71.8%。

表 3-4　主分院或多院区之间信息系统一体化建设情况

建设情况		三级医院				二级医院				其他医疗机构			
		东部	中部	西部	合计	东部	中部	西部	合计	东部	中部	西部	合计
有分院或多院区	数量	555	324	174	1 053	549	456	250	1 255	80	20	35	135
	构成比 /%	54.1	53.2	53.2	53.7	31.0	23.9	23.2	26.4	24.1	17.5	12.5	18.6
已经完成信息系统一体化	数量	402	226	125	753	317	269	142	728	50	9	16	75
	构成比 /%	72.4	69.8	71.8	71.5	57.7	59.0	56.8	58.0	62.5	45.0	45.7	55.6
采用独立系统分别进行管理,不实时进行信息交换	数量	65	37	24	126	98	55	30	183	20	1	5	26
	构成比 /%	11.7	11.4	13.8	12.0	17.9	12.1	12.0	14.6	25.0	5.0	14.3	19.2
有分院但未实现一体化	数量	88	61	25	174	134	132	78	344	10	10	14	34
	构成比 /%	15.9	18.8	14.4	16.5	24.4	28.9	31.2	27.4	12.5	50.0	40.0	25.2
无分院或多院区	数量	471	285	153	909	1 222	1 454	829	3 505	252	94	246	592
	构成比 /%	45.9	46.8	46.8	46.3	69.0	76.1	76.8	73.6	75.9	82.5	87.5	81.4

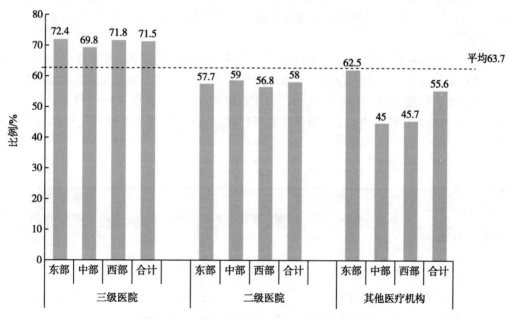

图 3-2　医院主分院信息系统一体化建设比例

4. 医院内信息系统联通情况

(1)医院信息系统应用集成技术

医院信息系统应用集成技术按照点对点、基于 ESB 集成、单体系统、未建设 4 种情况进行调查。本次调查发现,医院多以单体系统实现应用集成,三级、二级及其他医院占比分别为 57.6%、50.5% 和 42.6%,采用点对点方式和基于 ESB 集成的占比分别为 25.8%、29.0%、

27.4%和39.3%、17.6%、11.7%（表3-5）。

表3-5   医院信息系统应用集成技术情况

集成技术		三级医院				二级医院				其他医疗机构			
		东部	中部	西部	合计	东部	中部	西部	合计	东部	中部	西部	合计
点对点	数量	260	163	84	507	479	556	347	1 382	84	35	80	199
	百分率/%	25.3	26.8	25.7	25.8	27.0	29.1	32.2	29.0	25.3	30.7	28.5	27.4
基于ESB集成	数量	470	195	106	771	360	314	166	840	51	4	30	85
	百分率/%	45.8	32.0	32.4	39.3	20.3	16.4	15.4	17.6	15.4	3.5	10.7	11.7
单体系统	数量	634	318	179	1 131	879	979	546	2 404	132	47	131	310
	百分率/%	61.8	52.2	54.7	57.6	49.6	51.3	50.6	50.5	39.8	41.2	46.6	42.6
未建设	数量	286	213	114	613	660	682	359	1 701	165	53	122	340
	百分率/%	27.9	35.0	34.9	31.2	37.3	35.7	33.3	35.7	49.7	46.5	43.4	46.8

（2）医院信息平台基本功能点建设情况

按照《医院信息平台应用功能指引》要求，本次调查的医院信息平台基本功能包括18个功能点，分别是数据交换、数据存储、数据质量管理、数据查询、单点登录、辅助决策支持、标准字典库、数据安全管理、数据标准管理、患者主索引、平台配置及服务监控、用户权限管理、医院门户、数据质量监控、医疗机构电子证照管理、医师电子证照管理、护士电子证照管理和其他。

其中，三级医院信息平台开通率排名前三项的功能是数据交换、数据查询和患者主索引，分别为95.4%、89.9%和81.9%。二级医院信息平台开通率排名前三项的功能是数据查询、数据存储和数据交换，分别为93.5%、91.1%和85.6%。其他医疗机构信息平台开通率排名前三项的功能是数据查询、数据存储和用户权限管理，分别为88.5%、87.6%和70.8%（表3-6）。

表3-6   医院信息平台基本功能点建设情况

功能点名称		三级医院				二级医院				其他医疗机构			
		东部	中部	西部	合计	东部	中部	西部	合计	东部	中部	西部	合计
已开通	数量	602	276	150	1 028	969	1 190	694	2 853	178	73	191	442
	百分率/%	58.7	45.3	45.9	52.4	54.7	62.3	64.3	59.9	53.6	64.0	68.0	60.8
数据交换	数量	580	256	145	981	864	987	592	2 443	135	49	121	305
	百分率/%	96.3	92.8	96.7	95.4	89.2	82.9	85.3	85.6	75.8	67.1	63.4	69.0
数据存储	数量	491	221	128	840	866	1 098	635	2 599	155	65	167	387
	百分率/%	81.6	80.1	85.3	81.7	89.4	92.3	91.5	91.1	87.1	89.0	87.4	87.6
数据质量管理	数量	377	153	94	624	485	564	368	1 417	81	27	87	195
	百分率/%	62.6	55.4	62.7	60.7	50.1	47.4	53.0	49.7	45.5	37.0	45.5	44.1
数据查询	数量	542	246	136	924	906	1 109	653	2 668	156	66	169	391
	百分率/%	90.0	89.1	90.7	89.9	93.5	93.2	94.1	93.5	87.6	90.4	88.5	88.5
单点登录	数量	418	186	109	713	601	756	471	1 828	105	44	110	259
	百分率/%	69.4	67.4	72.7	69.4	62.0	63.5	67.9	64.1	59.0	60.3	57.6	58.6

续表

功能点名称		三级医院				二级医院				其他医疗机构			
		东部	中部	西部	合计	东部	中部	西部	合计	东部	中部	西部	合计
辅助决策支持	数量	363	162	95	620	414	432	260	1 106	58	14	45	117
	百分率/%	60.3	58.7	63.3	60.3	42.7	36.3	37.5	38.8	32.6	19.2	23.6	26.5
标准字典库	数量	479	210	115	804	626	722	443	1 791	95	41	76	212
	百分率/%	79.6	76.1	76.7	78.2	64.6	60.7	63.8	62.8	53.4	56.2	39.8	48.0
数据安全管理	数量	337	138	93	568	482	560	363	1 405	80	32	83	195
	百分率/%	56.0	50.0	62.0	55.3	49.7	47.1	52.3	49.2	44.9	43.8	43.5	44.1
数据标准管理	数量	426	171	105	702	453	533	333	1 319	76	27	70	173
	百分率/%	70.8	62.0	70.0	68.3	46.7	44.8	48.0	46.2	42.7	37.0	36.6	39.1
患者主索引	数量	502	222	118	842	631	696	434	1 761	99	32	85	216
	百分率/%	83.4	80.4	78.7	81.9	65.1	58.5	62.5	61.7	55.6	43.8	44.5	48.9
平台配置及服务监控	数量	393	148	102	643	299	295	190	784	57	15	42	114
	百分率/%	65.3	53.6	68.0	62.5	30.9	24.8	27.4	27.5	32.0	20.5	22.0	25.8
用户权限管理	数量	445	209	121	775	774	919	560	2 253	133	54	126	313
	百分率/%	73.9	75.7	80.7	75.4	79.9	77.2	80.7	79.0	74.7	74.0	66.0	70.8
医院门户	数量	220	91	71	382	230	252	135	617	37	12	42	91
	百分率/%	36.5	33.0	47.3	37.2	23.7	21.2	19.5	21.6	20.8	16.4	22.0	20.6
数据质量监控	数量	297	114	79	490	312	324	211	847	60	14	39	113
	百分率/%	49.3	41.3	52.7	47.7	32.2	27.2	30.4	29.7	33.7	19.2	20.4	25.6
医疗机构电子证照管理	数量	47	14	11	72	61	57	35	153	13	5	19	37
	百分率/%	7.8	5.1	7.3	7.0	6.3	4.8	5.0	5.4	7.3	6.8	9.9	8.4
医师电子证照管理	数量	64	16	9	89	94	64	49	207	20	7	25	52
	百分率/%	10.6	5.8	6.0	8.7	9.7	5.4	7.1	7.3	11.2	9.6	13.1	11.8
护士电子证照管理	数量	52	17	9	78	81	63	46	190	19	6	24	49
	百分率/%	8.6	6.2	6.0	7.6	8.4	5.3	6.6	6.7	10.7	8.2	12.6	11.1
其他	数量	21	20	9	50	48	68	46	162	10	4	13	27
	百分率/%	3.5	7.2	6.0	4.9	5.0	5.7	6.6	5.7	5.6	5.5	6.8	6.1
未开通	数量	424	333	177	934	802	720	385	1 907	154	41	90	285
	百分率/%	41.3	54.7	54.1	47.6	45.3	37.7	35.7	40.1	46.4	36.0	32.0	39.2

（3）接入医院集成平台的信息系统情况

已接入医院集成平台的系统中，三级、二级及其他医院平均接入率最高的 5 个系统是门诊医生工作站、住院护士工作站、住院医生工作站、门急诊挂号收费管理系统和电子化病历书写与管理系统。接入率较低的 5 个系统分别是移动输液系统、预算管理系统、移动查房系统、重症监护系统、绩效管理系统。三级医院平均接入集成平台的信息系统数量高于二级医院（表 3-7）。

表 3-7   接入医院集成平台的信息系统情况

系统名称		三级医院				二级医院				其他医疗机构			
		东部	中部	西部	合计	东部	中部	西部	合计	东部	中部	西部	合计
门急诊挂号收费管理系统	数量	549	265	145	959	948	1 168	683	2 799	178	63	184	425
	百分率/%	53.5	43.5	44.3	48.9	53.5	61.25	63.3	58.8	53.6	55.3	65.5	58.5
门诊医生工作站	数量	556	270	142	968	950	1 193	689	2 832	177	67	188	432
	百分率/%	54.3	44.3	43.4	49.3	53.6	62.5	63.9	59.5	53.3	58.8	66.9	59.4
分诊管理系统	数量	401	172	95	668	407	403	277	1 087	39	70	20	55
	百分率/%	39.1	28.2	29.1	34.1	23.0	21.1	25.7	22.8	11.8	61.4	7.1	7.6
住院病人入出转系统	数量	523	258	131	912	841	1 073	628	2 542	131	60	156	347
	百分率/%	51.0	42.4	40.1	46.5	47.5	56.2	58.2	53.4	39.5	52.6	55.5	47.7
住院医生工作站	数量	551	274	142	967	931	1 220	685	2 836	150	67	185	402
	百分率/%	53.7	45.0	43.4	49.3	52.6	63.9	63.5	59.6	45.2	58.8	65.8	55.3
住院护士工作站	数量	548	274	141	963	931	1 227	688	2 846	152	73	184	409
	百分率/%	53.4	45.0	43.1	49.1	52.6	64.2	63.8	59.8	45.8	64.0	65.5	56.3
电子化病历书写与管理系统	数量	533	261	135	929	865	1 146	652	2 663	143	60	156	359
	百分率/%	52.0	42.9	41.3	47.4	48.8	60.0	60.4	56.0	43.1	52.6	55.5	49.4
合理用药管理系统	数量	375	186	99	660	456	524	357	1 337	83	22	66	171
	百分率/%	36.6	30.5	30.3	33.6	25.8	27.4	33.1	28.1	25.0	19.3	23.5	23.5
临床检验系统	数量	538	255	137	930	803	922	539	2 264	121	36	107	264
	百分率/%	52.4	41.9	41.9	47.4	45.3	48.3	50.0	47.6	36.5	31.6	38.1	36.3
医学影像系统	数量	522	252	132	906	739	803	485	2 027	117	26	82	225
	百分率/%	50.9	41.4	40.4	46.2	41.7	42.0	45.0	42.6	35.2	22.8	29.2	31.0
超声/内镜管理系统	数量	468	225	117	810	582	572	373	1 527	77	15	59	151
	百分率/%	45.6	37.0	35.8	41.3	32.9	30.0	34.6	32.1	23.2	13.2	21.0	20.8
手术麻醉管理系统	数量	422	186	102	710	352	418	219	989	36	11	20	67
	百分率/%	41.1	30.5	31.2	36.2	19.9	21.9	20.3	20.8	10.8	9.7	7.1	9.2
临床路径管理系统	数量	396	200	104	700	437	512	356	1 305	46	16	34	96
	百分率/%	38.6	32.8	31.8	35.7	24.7	26.8	33.0	27.4	13.9	14.0	12.1	13.2
输血管理系统	数量	367	152	89	608	237	217	146	600	22	2	7	31
	百分率/%	35.8	25.0	27.2	31.0	13.4	11.4	13.5	12.6	6.6	1.8	2.5	4.3
重症监护系统	数量	263	102	59	424	112	122	69	303	10	2	7	19
	百分率/%	25.6	16.8	18.0	21.6	6.3	6.4	6.4	6.4	3.0	1.8	2.5	2.6
心电管理系统	数量	384	158	85	627	272	225	151	648	43	10	33	86
	百分率/%	37.4	25.9	26.0	32.0	15.4	11.8	14.0	13.6	13.0	8.8	11.7	11.8
体检管理系统	数量	377	188	96	661	505	572	317	1 394	68	12	48	128
	百分率/%	36.7	30.9	29.4	33.7	28.5	30.0	29.4	29.3	20.5	10.5	17.1	17.6
病理管理系统	数量	376	163	85	624	239	265	173	677	30	2	10	42
	百分率/%	36.7	26.8	26.0	31.8	13.5	13.9	16.0	14.2	9.0	1.8	3.6	5.8

续表

系统名称		三级医院				二级医院				其他医疗机构			
		东部	中部	西部	合计	东部	中部	西部	合计	东部	中部	西部	合计
移动护理系统	数量	358	109	71	538	165	80	103	348	17	1	6	24
	百分率/%	34.9	17.9	21.7	27.4	9.3	4.2	9.6	7.3	5.1	0.9	2.1	3.3
移动查房系统	数量	263	67	43	373	134	47	48	229	10	1	5	16
	百分率/%	25.6	11.0	13.2	19.0	7.6	2.5	4.5	4.8	3.0	0.9	1.8	2.2
移动输液系统	数量	185	44	25	254	66	25	23	114	9	1	3	13
	百分率/%	18.0	7.2	7.7	13.0	3.7	1.3	2.1	2.4	2.7	0.9	1.1	1.8
病历质控系统	数量	341	181	88	610	389	538	312	1 239	53	16	36	105
	百分率/%	33.2	29.7	26.9	31.1	22.0	28.2	28.9	26.0	16.0	14.0	12.8	14.4
医疗保险/新农合接口	数量	324	184	93	601	597	793	467	1 857	87	43	95	225
	百分率/%	31.6	30.2	28.4	30.6	33.7	41.5	43.3	39.0	26.2	37.7	33.8	31.0
人力资源管理系统	数量	250	97	56	403	154	160	107	421	32	7	23	62
	百分率/%	24.4	15.9	17.1	20.5	8.7	8.4	9.9	8.8	9.6	6.1	8.2	8.5
财务管理系统	数量	268	164	73	505	501	723	384	1 608	98	32	102	232
	百分率/%	26.1	26.9	22.3	25.7	28.3	37.9	35.6	33.8	29.5	28.1	36.3	31.9
药品管理系统	数量	434	220	116	770	768	969	568	2 305	140	54	141	335
	百分率/%	42.3	36.1	35.5	39.3	43.4	50.7	52.6	48.4	42.2	47.4	50.2	46.1
设备材料管理系统	数量	331	175	89	595	542	682	376	1 600	77	26	53	156
	百分率/%	32.3	28.7	27.2	30.3	30.6	35.7	34.9	33.6	23.2	22.8	18.9	21.5
物资供应管理系统	数量	351	186	91	628	522	667	367	1 556	78	23	45	146
	百分率/%	34.2	30.5	27.8	32.0	29.5	34.9	34.0	32.7	23.5	20.2	16.0	20.1
预算管理系统	数量	155	68	35	258	71	87	60	218	15	1	19	35
	百分率/%	15.1	11.2	10.7	13.2	4.0	4.6	5.6	4.6	4.5	0.9	6.8	4.8
绩效管理系统	数量	198	90	48	336	152	170	113	435	27	4	17	48
	百分率/%	19.3	14.8	14.7	17.1	8.6	8.9	10.5	9.1	8.1	3.5	6.1	6.6
其他	数量	42	30	13	85	43	46	32	121	9	3	12	24
	百分率/%	4.1	4.9	4.0	4.3	2.4	2.4	3.0	2.5	2.7	2.6	4.3	3.3
未接入	数量	425	322	172	919	761	635	358	1 754	134	38	66	238
	百分率/%	41.4	52.9	52.6	46.8	43	33.2	33.2	36.8	40.4	33.3	23.5	32.7
接入集成平台系统平均数		11.3	8.9	8.8	10.1	8.3	9.2	9.7	9.0	6.9	6.8	7.6	7.2

5. 多卡(码)融合

　　患者身份识别分为居民健康卡(含电子健康卡)、身份证、医保卡、院内 IC 卡、院内磁条卡、以上均无 6 类。三级、二级医院至少开通一项的比例分别为 99.7% 和 96.9%。三级、二级医院使用率最高的为医保卡,分别为 93.0% 和 86.8%(表 3-8)。

表 3-8   患者身份识别卡（码）的使用情况

卡（码）名称		三级医院				二级医院				其他医疗机构			
		东部	中部	西部	合计	东部	中部	西部	合计	东部	中部	西部	合计
居民健康卡（含电子健康卡）	数量	672	335	219	1 226	653	547	550	1 750	90	27	81	198
	百分率 /%	65.5	55.0	67.0	62.5	36.9	28.6	51.0	36.8	27.1	23.7	28.8	27.2
身份证	数量	911	553	304	1 768	1 341	1 445	937	3 723	244	71	198	513
	百分率 /%	88.8	90.8	93.0	90.1	75.7	75.7	86.8	78.2	73.5	62.3	70.5	70.6
医保卡	数量	969	560	295	1 824	1 594	1 624	913	4 131	256	88	218	562
	百分率 /%	94.4	92.0	90.2	93.0	90.0	85.0	84.6	86.8	77.1	77.2	77.6	77.3
院内 IC 卡	数量	267	230	105	602	407	413	192	1 012	42	16	22	80
	百分率 /%	26.0	37.8	32.1	30.7	23.0	21.6	17.8	21.3	12.7	14.0	7.8	11.0
院内磁条卡	数量	461	298	105	864	701	779	260	1 740	86	29	31	146
	百分率 /%	44.9	48.9	32.1	44.0	39.6	40.8	24.1	36.6	25.9	25.4	11.0	20.1
以上均无	数量	3	3	0	6	30	89	29	148	40	15	35	90
	百分率 /%	0.3	0.5	0.0	0.3	1.7	4.7	2.7	3.1	12.1	13.2	12.5	12.4

注：以上均无仅指医院无本次调查的 5 类卡（码），不能代表医院无患者身份识别介质。

第 2 节   业务应用功能建设

1. 便民服务类

按照《医院信息平台应用功能指引》要求，本次调查的便民服务包括 11 个功能点，分别是互联网服务、预约服务、自助挂号、智能候诊、自助支付、智能导航、信息推送、患者定位、陪护服务、满意度评价、信息公开服务。至少开通该类功能中一项的三级医院比例为98.7%，二级医院为 80.1%（图 3-3）。

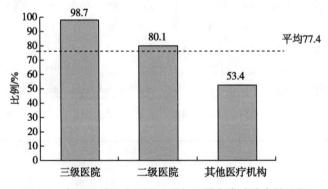

图 3-3   各级医院至少开通一项便民服务类功能点的比例

三级医院开通率前三名的功能点为预约服务、自助服务、自助支付，分别为 91.7%、91.1% 和 85.6%。二级医院开通率前三名的功能点为自助服务、预约服务、自助支付，分别为 51.9%、51.3% 和 48.2%。各级医院开通率最低的功能点均为患者定位，分别为 9.3%、1.7% 和 0.8%。从区域来看，各级医院功能点开通率均为东部最高（表 3-9）。

表 3-9　各级医疗机构便民服务功能开通情况

功能点名称		三级医院				二级医院				其他医疗机构			
		东部	中部	西部	合计	东部	中部	西部	合计	东部	中部	西部	合计
互联网服务	数量	765	440	222	1 427	660	585	356	1 601	62	22	32	116
	百分率 /%	74.6	72.2	67.9	72.7	37.3	30.6	33.0	33.6	18.7	19.3	11.4	16.0
预约服务	数量	960	551	289	1 800	1 033	838	573	2 444	138	24	50	212
	百分率 /%	93.6	90.5	88.4	91.7	58.3	43.9	53.1	51.3	41.6	21.1	17.8	29.2
自助服务	数量	962	549	277	1 788	1 090	859	521	2 470	112	16	28	156
	百分率 /%	93.8	90.1	84.7	91.1	61.5	45.0	48.3	51.9	33.7	14.0	10.0	21.5
智能候诊	数量	492	227	102	821	300	191	121	612	38	6	10	54
	百分率 /%	48.0	37.3	31.2	41.8	16.9	10.0	11.2	12.9	11.4	5.3	3.6	7.4
自助支付	数量	919	502	259	1 680	978	819	495	2 292	106	23	33	162
	百分率 /%	89.6	82.4	79.2	85.6	55.2	42.9	45.9	48.2	31.9	20.2	11.7	22.3
智能导航	数量	354	129	84	567	159	135	62	356	12	3	2	17
	百分率 /%	34.5	21.2	25.7	28.9	9.0	7.1	5.7	7.5	3.6	2.6	0.7	2.3
信息推送	数量	776	346	182	1 304	619	420	281	1 320	89	18	30	137
	百分率 /%	75.6	56.8	55.7	66.5	35.0	22.0	26.0	27.7	26.8	15.8	10.7	18.8
患者定位	数量	126	32	25	183	35	29	16	80	3	1	2	6
	百分率 /%	12.3	5.3	7.6	9.3	2.0	1.5	1.5	1.7	0.9	0.9	0.7	0.8
陪护服务	数量	197	83	39	319	156	128	51	335	16	5	16	37
	百分率 /%	19.2	13.6	11.9	16.3	8.8	6.7	4.7	7.0	4.8	4.4	5.7	5.1
满意度评价	数量	777	415	234	1 426	788	770	396	1 954	85	27	47	159
	百分率 /%	75.7	68.1	71.6	72.7	44.5	40.3	36.7	41.1	25.6	23.7	16.7	21.9
信息公开服务	数量	759	403	215	1 377	726	678	411	1 815	97	26	57	180
	百分率 /%	74.0	66.2	65.7	70.2	41.0	35.5	38.1	38.1	29.2	22.8	20.3	24.8
未开通	数量	10	8	8	26	293	451	203	947	126	49	164	339
	百分率 /%	1.0	1.3	2.4	1.3	16.5	23.6	18.8	19.9	38.0	43.0	58.4	46.6

2. 医疗服务类

按照《医院信息平台应用功能指引》要求，本次调查的医疗服务包括 14 个功能点，分别是患者基本信息管理、院前急救、门诊分诊、急诊分级分诊、门急诊电子病历、急诊留观、申请单管理、住院病历书写、护理记录、非药品医嘱执行、临床路径、多学科协作诊疗、电子病历和健康档案调阅、随访服务管理。至少开通该类功能中一项的，三级、二级医院比例分别为 99.8% 和 96.6%（图 3-4）。

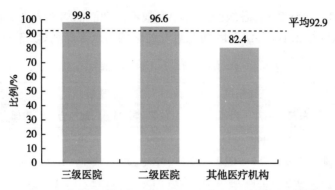

图 3-4   各级医院至少开通一项医疗服务类功能点的比例

各级医院开通率前三名功能点均为患者基本信息管理、住院病历书写和护理记录,排序略有不同,其中三级医院对应开通率分别为 95.2%、98.4% 和 94.6%,二级医院开通率分别为 85.3%、91.7% 和 84.9%。各级医院开通率最低的功能点都是多学科协作诊疗,开通率分别为 38.4%、14.4% 和 6.3%。

从区域来看,三级医院的多学科协作诊疗功能开通率从高到低排序为东部、中部、西部地区,分别为 43.1%、35.3% 和 29.7%。二级医院的急诊留观功能开通率从高到低排序为西部、中部、东部地区,分别为 52.7%、39.2% 和 36.6%(表 3-10)。

表 3-10   各级医疗机构医疗服务功能开通情况

功能点名称		三级医院				二级医院				其他医疗机构			
		东部	中部	西部	合计	东部	中部	西部	合计	东部	中部	西部	合计
患者基本信息管理	数量	982	570	315	1 867	1 555	1 566	938	4 059	243	85	177	505
	百分率 /%	95.7	93.6	96.3	95.2	87.8	82.0	86.9	85.3	73.2	74.6	63.0	69.5
院前急救	数量	433	244	133	810	557	617	446	1 620	68	21	75	164
	百分率 /%	42.2	40.1	40.7	41.3	31.5	32.3	41.3	34.0	20.5	18.4	26.7	22.6
门诊分诊	数量	807	458	242	1 507	946	786	556	2 288	144	37	103	284
	百分率 /%	78.7	75.2	74.0	76.8	53.4	41.2	51.5	48.1	43.4	32.5	36.7	39.1
急诊分级分诊	数量	557	234	114	905	433	392	299	1 124	43	6	47	96
	百分率 /%	54.3	38.4	34.9	46.1	24.4	20.5	27.7	23.6	13.0	5.3	16.7	13.2
门急诊电子病历	数量	850	456	291	1 597	1 121	1 141	824	3 086	187	56	132	375
	百分率 /%	82.8	74.9	89.0	81.4	63.3	59.7	76.4	64.8	56.3	49.1	47.0	51.6
急诊留观	数量	613	342	205	1 160	648	749	569	1 966	84	26	81	191
	百分率 /%	59.7	56.2	62.7	59.1	36.6	39.2	52.7	41.3	25.3	22.8	28.8	26.3
申请单管理	数量	827	495	276	1 598	1 012	977	678	2 667	118	44	77	239
	百分率 /%	80.6	81.3	84.4	81.4	57.1	51.2	62.8	56.0	35.5	38.6	27.4	32.9
住院病历书写	数量	1 008	599	324	1 931	1 614	1 738	1 012	4 364	208	86	194	488
	百分率 /%	98.2	98.4	99.1	98.4	91.1	91.0	93.8	91.7	62.7	75.4	69.0	67.1

功能点名称		三级医院				二级医院				其他医疗机构			
		东部	中部	西部	合计	东部	中部	西部	合计	东部	中部	西部	合计
护理记录	数量	957	586	314	1 857	1 460	1 624	959	4 043	200	82	175	457
	百分率 /%	93.3	96.2	96.0	94.6	82.4	85.0	88.9	84.9	60.2	71.9	62.3	62.9
非药品医嘱执行	数量	851	489	278	1 618	1 023	1 016	679	2 718	131	47	93	271
	百分率 /%	82.9	80.3	85.0	82.5	57.8	53.2	62.9	57.1	39.5	41.2	33.1	37.3
临床路径	数量	893	486	286	1 665	1 016	1 015	675	2 706	97	40	79	216
	百分率 /%	87.0	79.8	87.5	84.9	57.4	53.1	62.6	56.8	29.2	35.1	28.1	29.7
多学科协作诊疗	数量	442	215	97	754	260	240	185	685	30	5	11	46
	百分率 /%	43.1	35.3	29.7	38.4	14.7	12.6	17.1	14.4	9.0	4.4	3.9	6.3
电子病历和健康档案调阅	数量	775	403	214	1 392	950	871	560	2 381	117	41	81	239
	百分率 /%	75.5	66.2	65.4	70.9	53.6	45.6	51.9	50.0	35.2	36.0	28.8	32.9
随访服务管理	数量	586	256	135	977	451	334	210	995	71	18	55	144
	百分率 /%	57.1	42.0	41.3	49.8	25.5	17.5	19.5	20.9	21.4	15.8	19.6	19.8
未开通	数量	2	2	0	4	45	88	30	163	58	17	53	128
	百分率 /%	0.2	0.3	0.0	0.2	2.5	4.6	2.8	3.4	17.5	14.9	18.9	17.6

3. 医技服务类

按照《医院信息平台应用功能指引》要求，本次调查的医技服务包括 15 个功能点，分别是医学影像信息管理、临床检验信息管理、病理管理、生物标本库管理、手术信息管理、麻醉信息管理、输血信息管理、电生理信息管理、透析治疗信息管理、放疗信息管理、化疗信息管理、康复信息管理、放射介入信息管理、高压氧信息管理、供应室管理。其中，三级、二级医院至少开通该类功能中一项的比例分别为 98.7% 和 87.5%（图 3-5）。

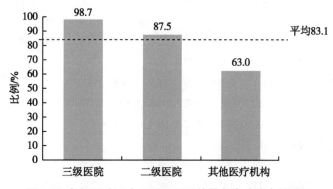

图 3-5　各级医院至少开通一项医技服务类功能点的比例

各级医院开通率前三名的功能点均为临床检验信息管理、医学影像信息管理和手术信息管理，三级医院开通率分别为 97.6%、94.8% 和 77.0%，二级医院开通率分别为 83.5%、

76.7% 和 44.4%。各级医院开通率最低的功能点均为化疗信息管理，开通率分别为 10.7%、2.1% 和 0.3%（表 3-11）。

从区域来看，各系统开通率从高到低排序，除二级医院高压氧信息管理功能中部地区略高于东西部地区外，其余各级医院各项功能开通率排序均为东部最高。

表 3-11　各级医疗机构医技服务功能开通情况

功能点名称		三级医院				二级医院				其他医疗机构			
		东部	中部	西部	合计	东部	中部	西部	合计	东部	中部	西部	合计
医学影像信息管理	数量	977	576	306	1 859	1 470	1 375	806	3 651	219	50	122	391
	百分率 /%	95.2	94.6	93.6	94.8	83.0	72.0	74.7	76.7	66.0	43.9	43.4	53.8
临床检验信息管理	数量	1 006	592	317	1 915	1 557	1 532	884	3 973	218	61	134	413
	百分率 /%	98.1	97.2	96.9	97.6	87.9	80.2	81.9	83.5	65.7	53.5	47.7	56.8
病理管理	数量	800	445	230	1 475	707	617	379	1 703	54	16	22	92
	百分率 /%	78.0	73.1	70.3	75.2	39.9	32.3	35.1	35.8	16.3	14.0	7.8	12.7
生物标本库管理	数量	437	191	112	740	266	199	135	600	21	5	7	33
	百分率 /%	42.6	31.4	34.3	37.7	15.0	10.4	12.5	12.6	6.3	4.4	2.5	4.5
手术信息管理	数量	811	457	243	1 511	835	822	456	2 113	75	26	29	130
	百分率 /%	79.0	75.0	74.3	77.0	47.1	43.0	42.3	44.4	22.6	22.8	10.3	17.9
麻醉信息管理	数量	770	418	222	1 410	677	655	357	1 689	58	21	23	102
	百分率 /%	75.0	68.6	67.9	71.9	38.2	34.3	33.1	35.5	17.5	18.4	8.2	14.0
输血信息管理	数量	755	407	234	1 396	593	473	331	1 397	50	10	11	71
	百分率 /%	73.6	66.8	71.6	71.2	33.5	24.8	30.7	29.3	15.1	8.8	3.9	9.8
电生理信息管理	数量	442	197	120	759	184	103	79	366	17	1	7	25
	百分率 /%	43.1	32.3	36.7	38.7	10.4	5.4	7.3	7.7	5.1	0.9	2.5	3.4
透析治疗信息管理	数量	388	171	75	634	248	222	102	572	9	5	1	15
	百分率 /%	37.8	28.1	22.9	32.3	14.0	11.6	9.5	12.0	2.7	4.4	0.4	2.1
放疗信息管理	数量	174	88	41	303	53	50	15	118	1	2	0	3
	百分率 /%	17.0	14.4	12.5	15.4	3.0	2.6	1.4	2.5	0.3	1.8	0.0	0.4
化疗信息管理	数量	124	61	25	210	50	42	9	101	1	1	0	2
	百分率 /%	12.1	10.0	7.6	10.7	2.8	2.2	0.8	2.1	0.3	0.9	0.0	0.3
康复信息管理	数量	228	98	44	370	203	158	102	463	23	6	15	44
	百分率 /%	22.2	16.1	13.5	18.9	11.5	8.3	9.5	9.7	6.9	5.3	5.3	6.1
放射介入信息管理	数量	376	180	86	642	166	175	78	419	9	3	4	16
	百分率 /%	36.6	29.6	26.3	32.7	9.4	9.2	7.2	8.8	2.7	2.6	1.4	2.2
高压氧信息管理	数量	143	61	29	233	76	89	43	208	5	1	2	8
	百分率 /%	13.9	10.0	8.9	11.9	4.3	4.7	4.0	4.4	1.5	0.9	0.7	1.1
供应室管理	数量	680	311	183	1 174	457	376	234	1 067	52	13	22	87
	百分率 /%	66.3	51.1	56.0	59.8	25.8	19.7	21.7	22.4	15.7	11.4	7.8	12.0
未开通	数量	12	9	4	25	151	292	150	593	94	43	132	269
	百分率 /%	1.2	1.5	1.2	1.3	8.5	15.3	13.9	12.5	28.3	37.7	47.0	37.0

4. 移动医疗类

按照《医院信息平台应用功能指引》要求,本次调查的移动医疗包括 7 个功能点,分别是移动智能终端、移动输液、移动药师、术前访视、移动查房、移动医生、移动护理。其中,三级、二级医院至少开通该类功能中一项的比例分别为 56.9%、19.3%(图 3-6)。

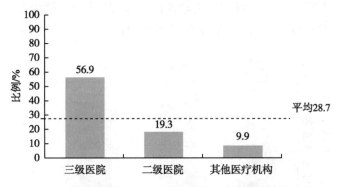

图 3-6 各级医院至少开通一项移动医疗类功能点的比例

三级医院开通率前三名的功能点是移动护理、移动查房、移动智能终端,分别为 50.8%、37.9%、33.6%;开通率最低的是术前访视,为 6.5%。二级医院开通率前三名的功能点是移动护理、移动查房、移动医生,分别为 15.5%、10.1%、7.8%;开通率最低的是移动药师,为 0.8%(表 3-12)。

从区域来看,各级医院各项功能开通率排序最高的大多为东部地区。

表 3-12 各级医疗机构移动医疗功能开通情况

功能点名称		三级医院				二级医院				其他医疗机构			
		东部	中部	西部	合计	东部	中部	西部	合计	东部	中部	西部	合计
移动智能终端	数量	431	143	86	660	181	91	74	346	14	4	5	23
	百分率/%	42.0	23.5	26.3	33.6	10.2	4.8	6.9	7.3	4.2	3.5	1.8	3.2
移动输液	数量	368	95	66	529	154	48	58	260	13	3	9	25
	百分率/%	35.9	15.6	20.2	27.0	8.7	2.5	5.4	5.5	3.9	2.6	3.2	3.4
移动药师	数量	104	17	12	133	22	7	11	40	4	0	5	9
	百分率/%	10.1	2.8	3.7	6.8	1.2	0.4	1.0	0.8	1.2	0.0	1.8	1.2
术前访视	数量	93	24	10	127	21	19	10	50	2	1	1	4
	百分率/%	9.1	3.9	3.1	6.5	1.2	1.0	0.9	1.1	0.6	0.9	0.4	0.6
移动查房	数量	504	144	96	744	301	104	76	481	15	5	17	37
	百分率/%	49.1	23.6	29.4	37.9	17.0	5.4	7.0	10.1	4.5	4.4	6.0	5.1
移动医生	数量	423	129	76	628	209	90	71	370	17	4	15	36
	百分率/%	41.2	21.2	23.2	32.0	11.8	4.7	6.6	7.8	5.1	3.5	5.3	5.0
移动护理	数量	634	220	143	997	388	160	190	738	34	5	19	58
	百分率/%	61.8	36.1	43.7	50.8	21.9	8.4	17.6	15.5	10.2	4.4	6.8	8.0
未开通	数量	328	345	173	846	1 281	1 696	866	3 843	291	106	258	655
	百分率/%	32.0	56.7	52.9	43.1	72.3	88.8	80.3	80.7	87.7	93.0	91.8	90.1

5. 医疗管理类

按照《医院信息平台应用功能指引》要求,本次调查的医疗管理包括11个功能点,分别是人员权限管理、电子病历质量监控管理、手术分级管理、危急值管理、临床路径与单病种管理、院内感染管理、护理质量管理、医疗安全(不良)事件上报、传染病信息上报、食源性疾病信息上报、卫生应急管理。目前该类功能的普及程度很高,至少开通该类功能中一项的三级医院比例为99.4%,二级医院为92.6%(图3-7)。

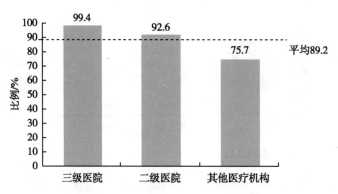

图3-7   各级医院至少开通一项医疗管理类功能点的比例

三级医院开通率前三名的功能点为人员权限管理、电子病历质量监控管理、危急值管理,分别为96.5%、84.3%和83.9%。二级医院开通率前三名的功能点为人员权限管理、电子病历质量监控管理、传染病信息上报,分别为86.7%、61.3%和59.6%。各级医院开通率最低的均为卫生应急管理功能,分别为18.2%、11.6%和11.8%(表3-13)。

表3-13   各级医疗机构医疗管理功能开通情况

功能点名称		三级医院				二级医院				其他医疗机构			
		东部	中部	西部	合计	东部	中部	西部	合计	东部	中部	西部	合计
人员权限管理	数量	991	582	320	1 893	1 565	1 611	949	4 125	241	79	171	491
	百分率/%	96.6	95.6	97.9	96.5	88.4	84.3	88.0	86.7	72.6	69.3	60.9	67.5
电子病历质量监控管理	数量	863	513	278	1 654	1 058	1 183	678	2 919	127	50	97	274
	百分率/%	84.1	84.2	85.0	84.3	59.7	61.9	62.8	61.3	38.3	43.9	34.5	37.7
手术分级管理	数量	714	384	213	1 311	627	606	384	1 617	56	20	20	96
	百分率/%	69.6	63.1	65.1	66.8	35.4	31.7	35.6	34.0	16.9	17.5	7.1	13.2
危急值管理	数量	882	495	269	1 646	919	781	549	2 249	103	28	51	182
	百分率/%	86.0	81.3	82.3	83.9	51.9	40.9	50.9	47.2	31.0	24.6	18.1	25.0
临床路径与单病种管理	数量	864	469	270	1 603	932	913	631	2 476	79	28	57	164
	百分率/%	84.2	77.0	82.6	81.7	52.6	47.8	58.5	52.0	23.8	24.6	20.3	22.6
院内感染管理	数量	872	483	264	1 619	823	824	536	2 183	115	27	64	206
	百分率/%	85.0	79.3	80.7	82.5	46.5	43.1	49.7	45.9	34.6	23.7	22.8	28.3

续表

功能点名称		三级医院				二级医院				其他医疗机构			
		东部	中部	西部	合计	东部	中部	西部	合计	东部	中部	西部	合计
护理质量管理	数量	654	354	199	1 207	625	660	422	1 707	91	26	78	195
	百分率/%	63.7	58.1	60.9	61.5	35.3	34.6	39.1	35.9	27.4	22.8	27.8	26.8
医疗安全（不良）事件上报	数量	793	434	239	1 466	827	797	501	2 125	133	28	78	239
	百分率/%	77.3	71.3	73.1	74.7	46.7	41.7	46.4	44.6	40.1	24.6	27.8	32.9
传染病信息上报	数量	879	482	263	1 624	1 101	1 068	669	2 838	164	40	119	323
	百分率/%	85.7	79.1	80.4	82.8	62.2	55.9	62.0	59.6	49.4	35.1	42.3	44.4
食源性疾病信息上报	数量	533	252	140	925	595	604	395	1 594	61	17	59	137
	百分率/%	51.9	41.4	42.8	47.1	33.6	31.6	36.6	33.5	18.4	14.9	21.0	18.8
卫生应急管理	数量	210	91	57	358	196	210	148	554	41	9	36	86
	百分率/%	20.5	14.9	17.4	18.2	11.1	11.0	13.7	11.6	12.3	7.9	12.8	11.8
未开通	数量	4	6	1	11	108	169	74	351	72	29	76	177
	百分率/%	0.4	1.0	0.3	0.6	6.1	8.8	6.9	7.4	21.7	25.4	27.0	24.3

6. 药事服务与管理类

按照《医院信息平台应用功能指引》要求，本次调查的药事服务与管理包括 9 个功能点，分别是门（急）诊处方和处置管理、住院医嘱管理、输液管理、静脉药物配置中心、药品医嘱执行、合理用药监测、抗菌药物管理、处方点评、基本药物监管。其中，三级、二级医院至少开通该类功能中一项的比例分别为 99.2% 和 91.3%（图 3-8）。

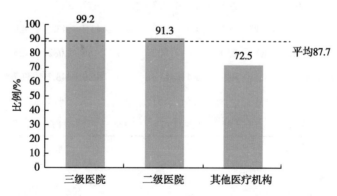

图 3-8   各级医院至少开通一项药事服务与管理类功能点的比例

三级医院开通率前三名的功能点是住院医嘱管理、门（急）诊处方和处置管理、合理用药监测，分别为 95.3%、89.3% 和 85.9%。二级医院开通率前三名的功能点是住院医嘱管理、药品医嘱执行、门（急）诊处方和处置管理，分别为 83.3%、74.4% 和 72.2%。各级医院开通率最低的均是静脉药物配置中心功能点，分别为41.6%、13.3%和11.6%。

从区域来看，三级医院中药品医嘱执行功能开通率从高到低排序为东部、西部、中部地区，分别为90.5%、8.6%和8.2%。二级医院中药品医嘱执行功能开通率从高到低排序为西部、东部、中部地区（表3-14）。

表3-14　各级医疗机构药事服务与管理功能开通情况

功能点名称		三级医院				二级医院				其他医疗机构			
		东部	中部	西部	合计	东部	中部	西部	合计	东部	中部	西部	合计
门（急）诊处方和处置管理	数量	926	530	297	1 753	1 343	1 284	809	3 436	196	55	140	391
	百分率/%	90.3	87.0	90.8	89.3	75.8	67.2	75.0	72.2	59.0	48.2	49.8	53.8
住院医嘱管理	数量	970	586	313	1 869	1 488	1 549	930	3 967	180	76	177	433
	百分率/%	94.5	96.2	95.7	95.3	84.0	81.1	86.2	83.3	54.2	66.7	63.0	59.6
输液管理	数量	619	307	172	1 098	693	643	453	1 789	109	30	97	127
	百分率/%	60.3	50.4	52.6	56.0	39.1	33.7	42.0	37.6	9.0	85.1	34.5	17.5
静脉药物配置中心	数量	476	227	113	816	254	228	150	632	42	6	36	84
	百分率/%	46.4	37.3	34.6	41.6	14.3	11.9	13.9	13.3	12.7	5.3	12.8	11.6
药品医嘱执行	数量	928	50	28	1 006	1 353	1 357	832	3 542	173	59	161	393
	百分率/%	90.4	8.2	8.6	51.3	76.4	71.0	77.1	74.4	52.1	51.8	57.3	54.1
合理用药监测	数量	896	504	285	1 685	979	932	585	2 496	130	29	79	238
	百分率/%	87.3	82.8	87.2	85.9	55.3	48.8	54.2	52.4	39.2	25.4	28.1	32.7
抗菌药物管理	数量	871	493	284	1 648	1 005	993	632	2 630	124	27	88	239
	百分率/%	84.9	81.0	86.9	84.0	56.7	52.0	58.6	55.3	37.3	23.7	31.3	32.9
处方点评	数量	802	410	246	1 458	883	699	472	2 054	113	26	70	209
	百分率/%	78.2	67.3	75.2	74.3	49.9	36.6	43.7	43.2	34.0	22.8	24.9	28.7
基本药物监管	数量	746	385	230	1 361	802	794	486	2 082	125	21	80	226
	百分率/%	72.7	63.2	70.3	69.4	45.3	41.6	45.0	43.7	37.7	18.4	28.5	31.1
未开通	数量	8	3	5	16	131	206	77	414	94	33	73	200
	百分率/%	0.8	0.5	1.5	0.8	7.4	10.8	7.1	8.7	28.3	28.9	26.0	27.5

7. 运营管理类

按照《医院信息平台应用功能指引》要求，本次调查的运营管理包括14个功能点，分别是实名建档、业务结算与收费、住院患者入/出/转、病区（房）床位管理、预算管理、成本核算、绩效考核、药品物流管理、高值耗材管理、物资管理、固定资产管理、医疗设备管理、医疗废物管理、人力资源管理。其中至少开通该类功能一项的三级医院比例为98.1%，二级医院为93.2%（图3-9）。

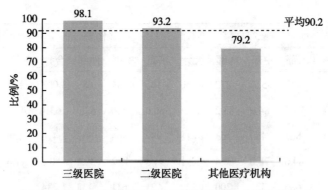

图 3-9　各级医院至少开通一项运营管理类功能点的比例

各级医院开通率前三名的功能点均为住院患者的入/出/转、业务结算与收费、病区（房）床位管理，三级医院开通率分别为95.7%、94.9% 和92.4%，二级医院分别为87.4%、86.0% 和81.3%。各级医院开通率最低的均是医疗废物管理功能，分别为22.2%、15.7% 和16.4%（表 3-15）。

表 3-15　各级医疗机构运营管理功能开通情况

功能点名称		三级医院				二级医院				其他医疗机构			
		东部	中部	西部	合计	东部	中部	西部	合计	东部	中部	西部	合计
实名建档	数量	913	503	289	1 705	1 344	1 236	793	3 373	213	69	146	428
	百分率/%	89.0	82.6	88.4	86.9	75.9	64.7	73.5	70.9	64.2	60.5	52.0	58.9
业务结算与收费	数量	972	580	309	1 861	1 561	1 591	941	4 093	231	85	198	514
	百分率/%	94.7	95.2	94.5	94.9	88.1	83.3	87.2	86.0	69.6	74.6	70.5	70.7
住院患者的入/出/转	数量	988	578	311	1 877	1 568	1 621	973	4 162	200	85	178	463
	百分率/%	96.3	94.9	95.1	95.7	88.5	84.9	90.2	87.4	60.2	74.6	63.3	63.7
病区（房）床位管理	数量	955	560	297	1 812	1 466	1 509	897	3 872	194	76	157	427
	百分率/%	93.1	92.0	90.8	92.4	82.8	79.0	83.1	81.3	58.4	66.7	55.9	58.7
预算管理	数量	550	248	186	984	384	303	267	954	56	19	61	136
	百分率/%	53.6	40.7	56.9	50.2	21.7	15.9	24.7	20.0	16.9	16.7	21.7	18.7
成本核算	数量	739	317	215	1 271	689	566	446	1 701	98	28	77	203
	百分率/%	72.0	52.1	65.7	64.8	38.9	29.6	41.3	35.7	29.5	24.6	27.4	27.9
绩效考核	数量	586	281	163	1 030	427	346	232	1 005	55	10	34	99
	百分率/%	57.1	46.1	49.8	52.5	24.1	18.1	21.5	21.1	16.6	8.8	12.1	13.6
药品物流管理	数量	571	302	161	1 034	584	533	365	1 482	89	29	74	192
	百分率/%	55.7	49.6	49.2	52.7	33.0	27.9	33.8	31.1	26.8	25.4	26.3	26.4
高值耗材管理	数量	748	394	223	1 365	707	740	478	1 925	77	25	48	150
	百分率/%	72.9	64.7	68.2	69.6	39.9	38.7	44.3	40.4	23.2	21.9	17.1	20.6

续表

功能点名称		三级医院				二级医院				其他医疗机构			
		东部	中部	西部	合计	东部	中部	西部	合计	东部	中部	西部	合计
物资管理	数量	917	517	272	1 706	1 168	1 146	689	3 003	141	42	87	270
	百分率 /%	89.4	84.9	83.2	87.0	66.0	60.0	63.9	63.1	42.5	36.8	31.0	37.1
固定资产管理	数量	868	480	263	1 611	989	864	563	2 416	138	34	75	247
	百分率 /%	84.6	78.8	80.4	82.1	55.8	45.2	52.2	50.8	41.6	29.8	26.7	34.0
医疗设备管理	数量	686	336	200	1 222	691	611	432	1 734	88	22	65	175
	百分率 /%	66.9	55.2	61.2	62.3	39.0	32.0	40.0	36.4	26.5	19.3	23.1	24.1
医疗废物管理	数量	285	106	44	435	294	258	193	745	53	15	51	119
	百分率 /%	27.8	17.4	13.5	22.2	16.6	13.5	17.9	15.7	16.0	13.2	18.1	16.4
人力资源管理	数量	644	278	166	1 088	422	324	235	981	69	13	36	118
	百分率 /%	62.8	45.6	50.8	55.5	23.8	17.0	21.8	20.6	20.8	11.4	12.8	16.2
未开通	数量	15	12	10	37	96	169	57	322	72	19	60	151
	百分率 /%	1.5	2.0	3.1	1.9	5.4	8.8	5.3	6.8	21.7	16.7	21.4	20.8

8. 数据应用类

按照《医院信息平台应用功能指引》要求,本次调查的数据应用包括 6 个功能点,分别是医院数据报送、医疗质量监控、医院信息综合查询、医保监控、临床科研数据管理和医院运营决策管理。其中,至少开通该类功能中一项的三级医院比例为 91.0%,二级医院为82.5%(图 3-10)。

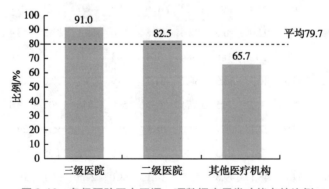

图 3-10   各级医院至少开通一项数据应用类功能点的比例

各级医院开通率最高的功能点均为医院信息综合查询,三级医院为 77.7%,二级医院为66.0%。开通率最低的功能点均为临床科研数据管理,三级医院为 18.8%,二级医院为 4.5%(表 3-16)。

表 3-16　各级医疗机构数据应用功能开通情况

功能点名称		三级医院				二级医院				其他医疗机构			
		东部	中部	西部	合计	东部	中部	西部	合计	东部	中部	西部	合计
医院数据报送	数量	798	456	251	1 505	1 030	1 005	655	2 690	141	44	115	300
	百分率 /%	77.8	74.9	76.8	76.7	58.2	52.6	60.7	56.5	42.5	38.6	40.9	41.3
医疗质量监控	数量	627	335	190	1 152	551	591	401	1 543	60	19	65	144
	百分率 /%	61.1	55.0	58.1	58.7	31.1	30.9	37.2	32.4	18.1	16.7	23.1	19.8
医院信息综合查询	数量	822	459	243	1 524	1 213	1 206	724	3 143	164	55	120	339
	百分率 /%	80.1	75.4	74.3	77.7	68.5	63.1	67.1	66.0	49.4	48.2	42.7	46.6
医保监控	数量	569	238	148	955	601	485	359	1 445	89	29	81	199
	百分率 /%	55.5	39.1	45.3	48.7	33.9	25.4	33.3	30.4	26.8	25.4	28.8	27.4
临床科研数据管理	数量	256	72	41	369	88	74	53	215	11	2	11	24
	百分率 /%	25.0	11.8	12.5	18.8	5.0	3.9	4.9	4.5	3.3	1.8	3.9	3.3
医院运营决策管理	数量	501	210	121	832	297	234	186	717	34	12	22	68
	百分率 /%	48.8	34.5	37.0	42.4	16.8	12.3	17.2	15.1	10.2	10.5	7.8	9.4
未开通	数量	82	57	38	177	276	391	167	834	116	38	95	249
	百分率 /%	8.0	9.4	11.6	9.0	15.6	20.5	15.5	17.5	34.9	33.3	33.8	34.3

9. 医疗协同类

　　按照《医院信息平台应用功能指引》要求，本次调查的医疗协同包括 11 个功能点，分别是远程预约、远程会诊、远程影像诊断、远程心电诊断、远程医学教育、远程病理诊断、远程双向转诊、远程重症监护、远程手术示教、远程检验共享、远程影像共享。按照上级指导医院和下级服务医院两个方面开展调查。

（1）作为上级指导医院，连接下级服务医院开展远程医疗工作

　　作为上级指导医院，连接下级服务医院开展的远程医疗工作，可以使业务有效开展，能够提升医疗资源合理利用水平、节约医疗成本。由于不同级别医院专业定位和区域功能不同，至少开通该类功能中一项的三级医院和二级医院比例分别为 72.1% 和 41.8%（图 3-11）。各级医院开通率最高的功能点均为远程会诊，三级医院和二级医院开通率分别为 59.9% 和 30.6%。各级医院开通率最低的功能点均为远程重症监护，三级医院和二级医院开通率分别为 2.1% 和 0.3%（表 3-17）。

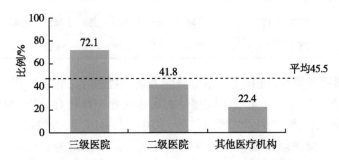

图 3-11　各级医院至少开通一项对下级的远程医疗类功能点的比例

从区域来看,三级医院中远程检验共享功能开通率从高到低排序为东部、西部、中部,二级医院中远程会诊功能开通率从高到低排序为西部、中部、东部。

表 3-17　作为上级指导医院连接下级服务医院开展远程医疗功能开通情况

功能点名称		三级医院				二级医院				其他医疗机构			
		东部	中部	西部	合计	东部	中部	西部	合计	东部	中部	西部	合计
远程预约	数量	304	145	69	518	243	160	138	541	12	4	22	38
	百分率 /%	29.6	23.8	21.1	26.4	13.7	8.4	12.8	11.4	3.6	3.5	7.8	5.2
远程会诊	数量	593	370	213	1 176	476	542	440	1 458	40	20	58	118
	百分率 /%	57.8	60.8	65.1	59.9	26.9	28.4	40.8	30.6	12.0	17.5	20.6	16.2
远程影像诊断	数量	500	243	141	884	434	396	296	1 126	18	7	18	43
	百分率 /%	48.7	39.9	43.1	45.1	24.5	20.7	27.4	23.7	5.4	6.1	6.4	5.9
远程心电诊断	数量	357	197	120	674	316	291	266	873	10	6	25	41
	百分率 /%	34.8	32.3	36.7	34.4	17.8	15.2	24.7	18.3	3.0	5.3	8.9	5.6
远程医学教育	数量	273	149	101	523	141	167	193	501	9	9	16	34
	百分率 /%	26.6	24.5	30.9	26.7	8.0	8.7	17.9	10.5	2.7	7.9	5.7	4.7
远程病理诊断	数量	174	95	57	326	88	74	60	222	3	1	6	10
	百分率 /%	17.0	15.6	17.4	16.6	5.0	3.9	5.6	4.7	0.9	0.9	2.1	1.4
远程双向转诊	数量	319	138	79	536	299	170	175	644	24	9	25	58
	百分率 /%	31.1	22.7	24.2	27.3	16.9	8.9	16.2	13.5	7.2	7.9	8.9	8.0
远程重症监护	数量	29	7	6	42	4	6	3	13	1	0	1	2
	百分率 /%	2.8	1.1	1.8	2.1	0.2	0.3	0.3	0.3	0.3	0.0	0.4	0.3
远程手术示教	数量	152	69	36	257	21	15	10	46	2	1	0	3
	百分率 /%	14.8	11.3	11.0	13.1	1.2	0.8	0.9	1.0	0.6	0.9	0.0	0.4
远程检验共享	数量	199	55	34	288	151	74	58	283	19	3	3	25
	百分率 /%	19.4	9.0	10.4	14.7	8.5	3.9	5.4	5.9	5.7	2.6	1.1	3.4
远程影像共享	数量	256	103	56	415	187	127	86	400	17	3	10	30
	百分率 /%	25.0	16.9	17.1	21.2	10.6	6.6	8.0	8.4	5.1	2.6	3.6	4.1
未开通	数量	288	176	84	548	1 046	1 184	538	2 768	268	89	207	564
	百分率 /%	28.1	28.9	25.7	27.9	59.1	62.0	49.9	58.2	80.7	78.1	73.7	77.6

（2）作为下级服务医院,连接上级指导医院开展远程医疗工作

对作为下级服务医院连接上级医院接受的远程医疗工作进行分析,至少开通该类功能中一项的三级医院比例为 57.9%,二级医院为 56.9%(表 3-18,图 3-12)。

从区域来看,各级医院远程检验共享功能开通率最高的均为东部,远程医学教育功能开通率从高到低排序均为西部、中部、东部。

表 3-18　作为下级服务医院接受上级指导医院开展远程医疗功能开通情况

功能点名称		三级医院				二级医院				其他医疗机构			
		东部	中部	西部	合计	东部	中部	西部	合计	东部	中部	西部	合计
远程预约	数量	131	92	59	282	257	240	180	677	14	7	32	53
	百分率/%	12.8	15.1	18.0	14.4	14.5	12.6	16.7	14.2	4.2	6.1	11.4	7.3
远程会诊	数量	451	312	224	987	716	862	601	2 179	75	26	99	200
	百分率/%	44.0	51.2	68.5	50.3	40.4	45.1	55.7	45.8	22.6	22.8	35.2	27.5
远程影像诊断	数量	267	159	107	533	522	531	354	1 407	48	20	37	105
	百分率/%	26.0	26.1	32.7	27.2	29.5	27.8	32.8	29.6	14.5	17.5	13.2	14.4
远程心电诊断	数量	125	98	73	296	327	311	284	922	35	12	56	103
	百分率/%	12.2	16.1	22.3	15.1	18.5	16.3	26.3	19.4	10.5	10.5	19.9	14.2
远程医学教育	数量	188	127	116	431	267	366	345	978	17	13	33	63
	百分率/%	18.3	20.9	35.5	22.0	15.1	19.2	32.0	20.5	5.1	11.4	11.7	8.7
远程病理诊断	数量	133	85	55	273	170	217	123	510	5	5	8	18
	百分率/%	13.0	14.0	16.8	13.9	9.6	11.4	11.4	10.7	1.5	4.4	2.8	2.5
远程双向转诊	数量	107	72	41	220	250	171	184	605	28	13	39	80
	百分率/%	10.4	11.8	12.5	11.2	14.1	9.0	17.1	12.7	8.4	11.4	13.9	11.0
远程重症监护	数量	23	10	4	37	22	9	8	39	0	0	2	2
	百分率/%	2.2	1.6	1.2	1.9	1.2	0.5	0.7	0.8	0.0	0.0	0.7	0.3
远程手术示教	数量	55	64	30	149	32	34	32	98	4	2	3	9
	百分率/%	5.4	10.5	9.2	7.6	1.8	1.8	3.0	2.1	1.2	1.8	1.1	1.2
远程检验共享	数量	67	39	21	127	106	75	57	238	19	2	9	30
	百分率/%	6.5	6.4	6.4	6.5	6.0	3.9	5.3	5.0	5.7	1.8	3.2	4.1
远程影像共享	数量	102	58	34	194	172	142	95	409	26	4	10	40
	百分率/%	9.9	9.5	10.4	9.9	9.7	7.4	8.8	8.6	7.8	3.5	3.6	5.5
未开通	数量	490	253	83	826	819	881	353	2 053	229	76	150	455
	百分率/%	47.8	41.5	25.4	42.1	46.2	46.1	32.7	43.1	69.0	66.7	53.4	62.6

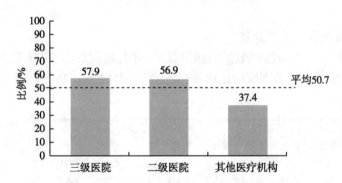

图 3-12　各级医院至少开通一项接受上级指导的远程医疗类功能点的比例

（3）连接上级指导医院的数量

调查医院连接上级指导医院数量的结果显示，在有效应答的 7 320 家医院中，三级、二级和其他医院连接 0～3 家上级指导医院的比例最高，分别占比 91.8%、94.1% 和 99.3%（表 3-19，图 3-13）。

表 3-19   连接上级指导医院情况

连接医院数量		三级医院				二级医院				其他医疗机构			
		东部	中部	西部	合计	东部	中部	西部	合计	东部	中部	西部	合计
0	数量	585	292	127	1 004	844	885	397	2 126	227	78	158	463
	构成比 /%	58.7	50.3	41.4	53.3	48.1	46.8	37.3	45.1	68.6	68.4	56.2	63.8
1～	数量	350	231	145	726	858	888	560	2 306	101	35	122	258
	构成比 /%	35.1	39.8	47.2	38.5	48.9	47.0	52.6	49.0	30.5	30.7	43.4	35.5
4～	数量	43	45	26	114	44	102	88	234	3	1	1	5
	构成比 /%	4.3	7.7	8.5	6.1	2.5	5.4	8.3	5.0	0.9	0.9	0.4	0.7
≥7	数量	18	13	9	40	10	15	19	44	0	0	0	0
	构成比 /%	1.8	2.2	2.9	2.1	0.6	0.8	1.8	0.9	0.0	0.0	0.0	0.0

图 3-13 显示,所有应答医院中,超过半数没有连接上级指导医疗;已与上级医院连接建立指导关系的医院中,大多数只与 1～3 家医院连接,但也有一些医院连接 6 家及以上的上级医院。

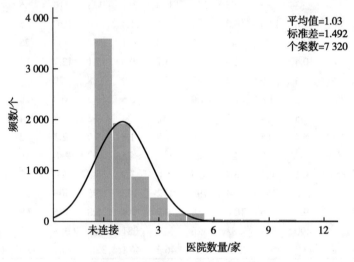

图 3-13   连接上级指导医院的数量

(4)连接下级服务医院的数量

调查医院连接下级服务医院数量的结果显示,在有效应答的 7 021 家医院中,三级和二级医院连接 0～3 家下级服务医院的比例最高,分别占比 62.7%、76.0%(表 3-20,图 3-14)。

表 3-20   连接下级服务医院情况

连接医院数量		三级医院				二级医院				其他医疗机构			
		东部	中部	西部	合计	东部	中部	西部	合计	东部	中部	西部	合计
0	数量	359	213	116	688	1 111	1 261	607	2 979	284	95	243	622
	构成比 /%	40.3	41.8	43.8	41.3	63.9	67.7	58.5	64.2	86.9	84.1	87.1	86.5
1～	数量	196	108	52	356	233	184	131	548	20	8	17	45
	构成比 /%	22.0	21.2	19.6	21.4	13.4	9.9	12.6	11.8	6.1	7.1	6.1	6.3
4～	数量	118	53	33	204	172	119	102	393	7	1	6	14
	构成比 /%	13.3	10.4	12.5	12.3	9.9	6.4	9.8	8.5	2.1	0.9	2.2	1.9
7～	数量	217	135	64	416	222	298	198	718	16	9	13	38
	构成比 /%	24.4	26.5	24.2	25.0	12.8	16.0	19.1	15.5	4.9	8.0	4.7	5.3

　　图 3-14 显示,所有应答医院中,已与下级医院连接建立指导关系的,大多数连接不超过 10 家医院,但也有一些医院连接 20 家及以上的下级医院。

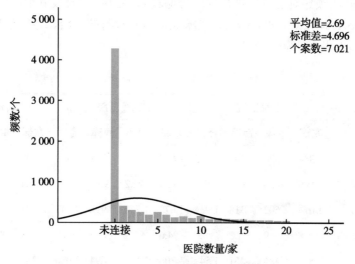

图 3-14　连接下级服务医院的数量

第 3 节　组织与资金规模

1. 发展规划

　　调查医院信息化发展规划的制定情况,包括长期发展规划(五至十年)、中期发展规划(三至五年)、短期规划和工作计划(一至二年)和单项信息化工作计划。调查发现,三级和二级医院制定中期规划比例最高,分别为 74.5% 和 46.7%;其次是制定短期规划,占比分别为45.9% 和 38.5%;制定长期发展规划的三级和二级医院占比分别为 24.5% 和 16.6%(表 3-21)。

表 3-21　信息化发展规划制定情况

规划类型		三级医院				二级医院				其他医疗机构			
		东部	中部	西部	合计	东部	中部	西部	合计	东部	中部	西部	合计
长期发展规划	数量	274	131	76	481	287	305	198	790	29	8	28	65
	百分率 /%	26.7	21.5	23.2	24.5	16.2	16.0	18.4	16.6	8.7	7.0	9.9	8.9
中期发展规划	数量	782	438	242	1 462	899	777	549	2 225	97	27	49	173
	百分率 /%	76.2	71.9	74.0	74.5	50.8	40.7	50.9	46.7	29.2	23.7	17.4	23.8
短期规划和工作计划	数量	469	275	156	900	702	735	397	1 834	96	32	74	202
	百分率 /%	45.7	45.2	47.7	45.9	39.6	38.5	36.8	38.5	28.9	28.1	26.3	27.8
单项信息化计划	数量	347	192	99	638	611	680	341	1 632	110	53	80	243
	百分率 /%	33.8	31.5	30.3	32.5	34.5	35.6	31.6	34.3	33.1	46.5	28.5	33.4
未制定	数量	2	5	4	11	118	170	78	366	75	20	101	196
	百分率 /%	0.2	0.8	1.2	0.6	6.7	8.9	7.2	7.7	22.6	17.5	35.9	27.0

2. 业务部门参与情况

调查显示，院级领导对信息化重视程度普遍较高，三级、二级及其他医院院级领导参与的比例分别为95.1%、92.0%和85.1%。临床业务科室参与的三级、二级及其他医院比例分别为56.7%、49.0%和50.1%（表3-22）。

表3-22   医院信息化发展规划制定人员或部门参与情况

参与人员或部门		三级医院				二级医院				其他医疗机构			
		东部	中部	西部	合计	东部	中部	西部	合计	东部	中部	西部	合计
院级领导	数量	984	576	305	1 865	1 637	1 761	981	4 379	290	101	228	619
	百分率/%	95.9	94.6	93.3	95.1	92.4	92.2	90.9	92.0	87.4	88.6	81.1	85.1
信息科室	数量	1 014	602	318	1 934	1 675	1 770	998	4 443	275	82	155	512
	百分率/%	98.8	98.9	97.3	98.6	94.6	92.7	92.5	93.3	82.8	71.9	55.2	70.4
相关职能部门	数量	811	485	251	1 547	1 206	1 180	694	3 080	213	63	148	424
	百分率/%	79.0	79.6	76.8	78.9	68.1	61.8	64.3	64.7	64.2	55.3	52.7	58.3
财务部门	数量	628	384	206	1 218	995	1 014	580	2 589	180	54	138	372
	百分率/%	61.2	63.1	63.0	62.1	56.2	53.1	53.8	54.4	54.2	47.4	49.1	51.2
审计部门	数量	581	319	170	1 070	441	428	187	1 056	49	20	31	100
	百分率/%	56.6	52.4	52.0	54.5	24.9	22.4	17.3	22.2	14.8	17.5	11.0	13.8
临床业务科室	数量	562	355	195	1 112	891	917	526	2 334	163	56	145	364
	百分率/%	54.8	58.3	59.6	56.7	50.3	48.0	48.8	49.0	49.1	49.1	51.6	50.1

3. 信息化建设资金分析

（1）信息化建设资金来源

建设类资金来源分为本院自筹、财政投入、合作与借贷和其他来源。调查显示，信息化建设资金来源以本院自筹方式为主，三级、二级及其他医院占比分别为98.1%、94.4%和77.0%。其次为财政投入，三级、二级及其他医院占比分别为36.9%、31.4%和41.7%（表3-23）。

表3-23   医院信息化建设资金来源情况

资金来源		三级医院				二级医院				其他医疗机构				合计			
		东部	中部	西部	合计	东部	中部	西部	合计	东部	中部	西部	合计	东部	中部	西部	合计
本院自筹	数量	1 004	600	321	1 925	1 679	1 796	1 020	4 495	261	98	201	560	2 944	2 494	1 542	6 980
	百分率/%	97.9	98.5	98.2	98.1	94.8	94.0	94.5	94.4	78.6	86.0	71.5	77.0	94.1	94.7	91.4	93.7

续表

资金来源		三级医院				二级医院				其他医疗机构				合计			
		东部	中部	西部	合计	东部	中部	西部	合计	东部	中部	西部	合计	东部	中部	西部	合计
财政投入	数量	419	178	127	724	620	511	362	1 493	152	40	111	303	1 191	729	600	2 520
	百分率/%	40.8	29.2	38.8	36.9	35.0	26.8	33.5	31.4	45.8	35.1	39.5	41.7	38.1	27.7	35.6	33.8
本级财政投入	数量	213	85	79	377	343	294	199	836	78	29	58	165	634	408	336	1 378
	百分率/%	20.8	14.0	24.2	19.2	19.4	15.4	18.4	17.6	23.5	25.4	20.6	22.7	20.3	15.5	19.9	18.5
专项经费	数量	201	83	77	361	323	277	188	788	64	28	54	146	588	388	319	1 295
	百分率/%	19.6	13.6	23.5	18.4	18.2	14.5	17.4	16.6	19.3	24.6	19.2	20.1	18.8	14.7	18.9	17.4
常规经费	数量	46	9	10	65	49	45	27	121	22	4	14	40	117	58	51	226
	百分率/%	4.5	1.5	3.1	3.3	2.8	2.4	2.5	2.5	6.6	3.5	5.0	5.5	3.7	2.2	3.0	3.0
上级财政投入	数量	311	126	83	520	414	342	263	1 019	104	21	78	203	829	489	424	1 742
	百分率/%	30.3	20.7	25.4	26.5	23.4	17.9	24.4	21.4	31.3	18.4	27.8	27.9	26.5	18.6	25.1	23.4
专项经费	数量	307	124	81	512	406	328	252	986	93	19	69	181	806	471	402	1 679
	百分率/%	29.9	20.4	24.8	26.1	22.9	17.2	23.4	20.7	28.0	16.7	24.6	24.9	25.8	17.9	23.8	22.5
常规经费	数量	38	13	9	60	38	38	27	103	18	3	24	45	94	54	60	208
	百分率/%	3.7	2.1	2.8	3.1	2.1	2.0	2.5	2.2	5.4	2.6	8.5	6.2	3.0	2.1	3.6	2.8
合作与借贷	数量	118	83	40	241	144	168	89	401	17	5	14	36	279	256	143	678
	百分率/%	11.5	13.6	12.2	12.3	8.1	8.8	8.2	8.4	5.1	4.4	5.0	5.0	8.9	9.7	8.5	9.1
与企业合作开发	数量	89	39	18	146	66	55	29	150	10	1	6	17	165	95	53	313
	百分率/%	8.7	6.4	5.5	7.4	3.7	2.9	2.7	3.2	3.0	0.9	2.1	2.3	5.3	3.6	3.1	4.2
银行借贷	数量	32	49	22	103	84	114	63	261	6	5	11	22	122	168	96	386
	百分率/%	3.1	8.0	6.7	5.2	4.7	6.0	5.8	5.5	1.8	4.4	3.9	3.0	3.9	6.4	5.7	5.2
其他商业借贷	数量	4	2	1	7	7	16	9	32	3	1	2	6	14	19	12	45
	百分率/%	0.4	0.3	0.3	0.4	0.4	0.8	0.8	0.7	0.9	0.9	0.7	0.8	0.5	0.7	0.7	0.6
其他	数量	49	53	16	118	59	103	46	208	26	13	45	84	134	169	107	410
	百分率/%	4.8	8.7	4.9	6.0	3.3	5.4	4.3	4.4	7.8	11.4	16.0	11.6	4.3	6.4	6.3	5.5

（2）信息化建设资金投入比例

对年度医院信息化建设资金投入在年度总收入占比进行调查，结果显示，投入占比区间在 0.1%～1% 的医院占 53.7%，投入占比区间在 1%～5% 的医院占 32.0%，投入占比超过

5% 的医院占 7.4%，在调查年度未投入的医院占 6.8%（表 3-24）。

表 3-24   信息化建设投入占比情况

投入比例		三级医院				二级医院				其他医疗机构				合计			
		东部	中部	西部	合计	东部	中部	西部	合计	东部	中部	西部	合计	东部	中部	西部	合计
0	数量	7	8	8	23	101	149	82	332	45	20	87	152	153	177	177	507
	构成比 /%	0.7	1.3	2.5	1.2	5.7	7.8	7.6	7.0	13.6	17.5	31.0	20.9	4.9	6.7	10.5	6.8
0.1%～	数量	452	331	159	942	960	1 106	626	2 692	179	61	126	366	1 591	1 498	911	4 000
	构成比 /%	44.1	54.4	48.6	48.0	54.2	57.9	58.0	56.6	53.9	53.5	44.8	50.3	50.8	56.9	54.0	53.7
1%～	数量	515	230	138	883	595	502	254	1 351	86	21	44	151	1 196	753	436	2 385
	构成比 /%	50.2	37.8	42.2	45.0	33.6	26.3	23.5	28.4	25.9	18.4	15.7	20.8	38.2	28.6	25.8	32.0
≥5%	数量	50	40	22	112	115	149	117	381	22	12	23	57	187	201	162	550
	构成比 /%	4.9	6.6	6.7	5.7	6.5	7.8	10.8	8.0	6.6	10.5	8.2	7.8	6.0	7.6	9.6	7.4

（3）年度信息化建设投入资金规模

三级医院的投入资金中占比多集中在 100 万以上，占比为 84.1%；二级医院投入资金多集中在 300 万以下，占比为 85.2%；其他医疗机构投入资金多集中在 100 万元以下，占比为 84.9%（表 3-25）。

表 3-25   信息化建设投入资金规模情况

投入资金		三级医院				二级医院				其他医疗机构				合计			
		东部	中部	西部	合计	东部	中部	西部	合计	东部	中部	西部	合计	东部	中部	西部	合计
<10 万	数量	19	18	16	53	333	523	249	1 105	161	54	197	412	513	595	462	1 570
	构成比 /%	1.9	3.0	4.9	2.7	18.8	27.4	23.1	23.2	48.5	47.4	70.1	56.7	16.4	22.6	27.4	21.1
10 万～	数量	19	28	12	59	221	348	198	767	46	18	40	104	286	394	250	930
	构成比 /%	1.9	4.6	3.7	3.0	12.5	18.2	18.4	16.1	13.9	15.8	14.2	14.3	9.1	15.0	14.8	12.5
30 万～	数量	81	81	37	199	445	420	255	1 120	56	22	23	101	582	523	315	1 420
	构成比 /%	7.9	13.3	11.3	10.1	25.1	22.0	23.6	23.5	16.9	19.3	8.2	13.9	18.6	19.9	18.7	19.0
100 万～	数量	188	142	78	408	446	376	242	1 064	39	15	13	67	673	533	333	1 539
	构成比 /%	18.3	23.3	23.8	20.8	25.2	19.7	22.4	22.4	11.7	13.2	4.6	9.2	21.5	20.2	19.7	20.7
300 万～	数量	403	225	113	741	271	191	128	590	25	3	6	34	699	419	247	1 365
	构成比 /%	39.2	36.9	34.6	37.8	15.3	10.0	11.9	12.4	7.5	2.6	2.1	4.7	22.3	15.9	14.6	18.3
1 000 万～	数量	314	115	71	500	55	48	7	110	5	2	1	8	374	165	79	618
	构成比 /%	30.6	18.9	21.7	25.5	3.1	2.5	0.6	2.3	1.5	1.7	0.4	1.1	12.0	6.3	4.7	8.3

4. 信息化运维资金分析

（1）信息化运维资金来源

运维类资金来源分为本院自筹、财政投入、合作与借贷和其他来源。调查显示，信息化运维资金以本院自筹方式为主，三级、二级及其他医院占比分别为 98.4%、95.9% 和 81.2%（表 3-26）。

表 3-26　医院信息化运维资金来源情况

资金来源		三级医院				二级医院				其他医疗机构				合计			
		东部	中部	西部	合计	东部	中部	西部	合计	东部	中部	西部	合计	东部	中部	西部	合计
本院自筹	数量	1 008	600	322	1 930	1 700	1 829	1 038	4 567	270	100	220	590	2 978	2 529	1 580	7 087
	构成比 /%	98.2	98.5	98.5	98.4	96.0	95.8	96.2	95.9	81.3	87.7	78.3	81.2	95.2	96.1	93.7	95.1
财政投入	数量	188	69	49	306	329	283	192	804	117	28	85	230	634	380	326	1 340
	构成比 /%	18.3	11.3	15.0	15.6	18.6	14.8	17.8	16.9	35.2	24.6	30.2	31.6	20.3	14.4	19.3	18.0
本级财政投入	数量	115	39	28	182	187	173	117	477	59	22	47	128	361	234	192	787
	构成比 /%	11.2	6.4	8.6	9.3	10.6	9.1	10.8	10.0	17.8	19.3	16.7	17.6	11.5	8.9	11.4	10.6
专项经费	数量	101	38	26	165	174	156	108	438	46	20	42	108	321	214	176	711
	构成比 /%	9.8	6.2	8.0	8.4	9.8	8.2	10.0	9.2	13.9	17.5	14.9	14.9	10.3	8.1	10.4	9.5
常规经费	数量	34	5	5	44	35	37	23	95	21	4	14	39	90	46	42	178
	构成比 /%	3.3	0.8	1.5	2.2	2.0	1.9	2.1	2.0	6.3	3.5	5.0	5.4	2.9	1.7	2.5	2.4
上级财政投入	数量	129	39	32	200	205	179	123	507	81	10	55	146	415	228	210	853
	构成比 /%	12.6	6.4	9.8	10.2	11.6	9.4	11.4	10.7	24.4	8.8	19.6	20.1	13.3	8.7	12.4	11.5
专项经费	数量	124	36	31	191	193	166	118	477	71	9	48	128	388	211	197	796
	构成比 /%	12.1	5.9	9.5	9.7	10.9	8.7	10.9	10.0	21.4	7.9	17.1	17.6	12.4	8.0	11.7	10.7
常规经费	数量	22	8	1	31	37	29	16	82	18	3	21	42	77	40	38	155
	构成比 /%	2.1	1.3	0.3	1.6	2.1	1.5	1.5	1.7	5.4	2.6	7.5	5.8	2.5	1.5	2.3	2.1
合作与借贷	数量	47	36	20	103	91	98	57	246	9	4	14	27	147	138	91	376
	构成比 /%	4.6	5.9	6.1	5.2	5.1	5.1	5.3	5.2	2.7	3.5	5.0	3.7	4.7	5.2	5.4	5.0
与企业合作开发	数量	32	16	7	55	47	30	23	100	5	1	7	13	84	47	37	168
	构成比 /%	3.1	2.6	2.1	2.8	2.7	1.6	2.1	2.1	1.5	0.9	2.5	1.8	2.7	1.8	2.2	2.3

续表

资金来源		三级医院				二级医院				其他医疗机构				合计			
		东部	中部	西部	合计	东部	中部	西部	合计	东部	中部	西部	合计	东部	中部	西部	合计
银行借贷	数量	17	21	12	50	48	67	35	150	4	3	8	15	69	91	55	215
	构成比/%	1.7	3.4	3.7	2.5	2.7	3.5	3.2	3.2	1.2	2.6	2.8	2.1	2.2	3.5	3.3	2.9
其他商业借贷	数量	1	2	1	4	7	9	3	19	1	0	2	3	9	11	6	26
	构成比/%	0.1	0.3	0.3	0.2	0.4	0.5	0.3	0.4	0.3	0.0	0.7	0.4	0.3	0.4	0.4	0.3
其他	数量	20	23	8	51	47	79	31	157	26	13	38	77	93	115	77	285
	构成比/%	1.9	3.8	2.4	2.6	2.7	4.1	2.9	3.3	7.8	11.4	13.5	10.6	3.0	4.4	4.6	3.8

（2）运维投入占年度总收入的比例

对年度医院信息化运维投入在年度总收入的占比进行调查，投入占比区间在 0.1%～0.3% 的医院占 58.9%，投入占比区间在 0.3%～0.6% 的医院占 16.7%，投入占比在 0.6% 以上的医院占 10.9%，在调查年度未投入的医院占 8.5%（表 3-27）。

表 3-27　信息化运维投入占比情况

投入比例		三级医院				二级医院				其他医疗机构				合计			
		东部	中部	西部	合计	东部	中部	西部	合计	东部	中部	西部	合计	东部	中部	西部	合计
0	数量	39	31	24	94	114	175	105	394	51	20	75	146	204	226	204	634
	构成比/%	3.8	5.1	7.3	4.8	6.4	9.2	9.7	8.3	15.4	17.5	26.7	20.1	6.5	8.6	12.1	8.5
0.1%～	数量	599	400	205	1 204	1 050	1 126	652	2 828	182	63	107	352	1 831	1 589	964	4 384
	构成比/%	58.4	65.7	62.7	61.4	59.3	59.0	60.4	59.4	54.8	55.3	38.1	48.4	58.5	60.4	57.1	58.9
0.3%～	数量	224	102	50	376	315	308	151	774	39	15	42	96	578	425	243	1 246
	构成比/%	21.8	16.8	15.3	19.2	17.8	16.1	14.0	16.3	11.8	13.2	15.0	13.2	18.5	16.1	14.4	16.7
≥0.6%	数量	127	54	33	214	206	181	118	505	45	9	39	93	378	244	190	812
	构成比/%	12.4	8.9	10.1	10.9	11.6	9.5	10.9	10.6	13.6	7.9	13.9	12.8	12.1	9.3	11.3	10.9
缺失值	数量	37	22	15	74	86	120	53	259	15	7	18	40	138	149	86	373
	构成比/%	3.6	3.5	4.6	3.7	4.9	6.2	5	5.4	4.4	6.1	6.3	5.5	4.4	5.6	5.1	5.0

（3）信息化运维投入资金规模

对年度医院信息化运维投入资金进行调查，投入资金在 500 万元以下的占比为 98.3%。三级医院的投入资金占比多集中在 50 万～300 万元，占 44.8%；二级医院投入资金占比多集中在 30 万元以下，占 79.2%；其他医疗机构投入资金占比多集中在 30 万元以下，占 92.8%（表 3-28）。

表 3-28　信息化运维投入资金规模情况

投入金额		三级医院				二级医院				其他医疗机构				合计			
		东部	中部	西部	合计	东部	中部	西部	合计	东部	中部	西部	合计	东部	中部	西部	合计
<10 万	数量	89	91	66	246	756	1 077	611	2 444	238	96	256	590	1 083	1 264	933	3 280
	构成比 /%	8.7	14.9	20.2	12.5	42.7	56.4	56.6	51.3	71.7	84.2	91.1	81.2	34.6	48.0	55.3	44.0
10 万～	数量	113	139	63	315	515	528	283	1 326	51	14	19	84	679	681	365	1 725
	构成比 /%	11.0	22.8	19.3	16.1	29.1	27.7	26.2	27.9	15.4	12.3	6.8	11.6	21.7	25.8	21.6	23.2
30 万～	数量	134	90	59	283	230	138	92	460	19	3	1	23	383	231	152	766
	构成比 /%	13.1	14.8	18.0	14.4	13.0	7.2	8.5	9.7	5.7	2.6	0.3	3.1	12.2	8.8	9.0	10.3
50 万～	数量	237	137	63	437	183	120	69	372	9	1	3	13	429	258	135	822
	构成比 /%	23.1	22.5	19.3	22.3	10.3	6.3	6.4	7.8	2.7	0.9	1.1	1.8	13.7	9.8	8.0	11.0
100 万～	数量	276	110	56	442	70	33	18	121	9	0	1	10	355	143	75	573
	构成比 /%	26.9	18.1	17.1	22.5	3.9	1.7	1.7	2.5	2.7	0.0	0.3	1.4	11.3	5.4	4.5	7.7
300 万～	数量	99	31	9	139	8	6	2	16	1	0	0	1	108	37	11	156
	构成比 /%	9.6	5.1	2.7	7.1	0.5	0.3	0.2	0.3	0.3	0.0	0.0	0.1	3.5	1.4	0.6	2.1
≥500 万	数量	76	11	11	98	9	4	4	17	5	0	0	5	90	15	15	120
	构成比 /%	7.4	1.8	3.4	5.0	0.5	0.2	0.4	0.4	1.5	0.0	0.0	0.7	2.9	0.6	0.9	1.6
缺失值	数量	2	0	0	2	0	4	0	4	0	0	1	1	2	4	1	7
	构成比 /%	0.2	0.00	0.00	0.1		0.2		0.1	0.0	0.0	0.4	0.1	0.1	0.2	0.1	0.1

第 4 节　医院信息化部门的人力资源

1. 信息化部门设置

本次对医院设立专职的信息化部门情况进行调查,其中设立信息化部门的三级、二级及其他医院占比分别为98.3%、88.2% 和48.6%(表 3-29)。

表 3-29　信息化部门设置情况

是否设立		三级医院				二级医院				其他医疗机构			
		东部	中部	西部	合计	东部	中部	西部	合计	东部	中部	西部	合计
是	数量	1 011	600	318	1 929	1 617	1 670	910	4 197	190	62	101	353
	构成比 /%	98.5	98.5	97.2	98.3	91.3	87.4	84.3	88.2	57.2	54.4	35.9	48.6
否	数量	13	9	9	31	154	236	169	559	142	52	179	373
	构成比 /%	1.3	1.5	2.8	1.6	8.7	12.4	15.7	11.7	42.8	45.6	63.7	51.3

2. 信息化部门工作内容

医院信息化部门主要工作内容包括卫生统计、信息技术、病案、图书情报和其他方面，三级、二级和其他医院信息化部门工作内容均以信息技术工作为主，占比分别为 99.2%、94.2% 和 66.4%（表 3-30）。

表 3-30   信息化部门主要工作内容

工作内容		三级医院				二级医院				其他医疗机构			
		东部	中部	西部	合计	东部	中部	西部	合计	东部	中部	西部	合计
卫生统计	数量	522	302	175	999	963	933	583	2 479	169	54	137	360
	百分率 /%	50.9	49.6	53.5	50.9	54.4	48.9	54.0	52.1	50.9	47.4	48.8	49.5
信息技术	数量	1 017	608	322	1 947	1 699	1 784	1 000	4 483	256	81	146	483
	百分率 /%	99.1	99.8	98.5	99.2	95.9	93.4	92.7	94.2	77.1	71.1	52.0	66.4
病案	数量	97	60	25	182	280	262	172	714	52	20	61	133
	百分率 /%	9.5	9.9	7.7	9.3	15.8	13.7	15.9	15.0	15.7	17.5	21.7	18.3
图书情报	数量	145	71	50	266	180	103	105	388	14	6	13	33
	百分率 /%	14.1	11.7	15.3	13.6	10.2	5.4	9.7	8.3	4.2	5.3	4.6	4.5
其他	数量	177	126	91	394	414	560	314	1 288	136	45	144	325
	百分率 /%	17.3	20.7	27.8	20.1	23.4	29.3	29.1	27.1	41.0	39.5	51.3	44.7

3. 信息化人力资源配置

（1）信息化部门核定编制人数

调查结果显示，医院信息化部门核定人员编制数集中在 10 人以下，其中核定编制人数 ≤4 人的三级、二级和其他医院占比分别为 50.1%、70.2% 和 72.9%；核定编制人数为 5～10 人的三级、二级和其他医院占比分别为 29.8%、20.9% 和 14.0%；核定编制人数为 11～15 人的三级、二级及其他医院占比分别为 9.4%、3.7% 和 3.2%（表 3-31）。

表 3-31   信息化部门核定编制人数情况

编制数量		三级医院				二级医院				其他医疗机构			
		东部	中部	西部	合计	东部	中部	西部	合计	东部	中部	西部	合计
≤4 人	数量	450	352	181	983	1 149	1 389	803	3 341	238	71	221	530
	构成比 /%	43.9	57.8	55.3	50.1	64.9	72.7	74.4	70.2	71.7	62.3	78.6	72.9
5～10 人	数量	329	165	90	584	447	368	182	997	48	28	26	102
	构成比 /%	32.1	27.1	27.5	29.8	25.2	19.3	16.9	20.9	14.5	24.5	9.3	14.0
11～15 人	数量	134	35	15	184	81	63	33	177	11	6	6	23
	构成比 /%	13.0	5.7	4.6	9.4	4.6	3.3	3.1	3.7	3.3	5.3	2.1	3.2
≥16 人	数量	111	55	32	198	91	88	50	229	33	8	25	66
	构成比 /%	10.8	9.1	9.8	10.1	5.1	4.6	4.6	4.8	9.9	7.0	8.9	9.1
不详	数量	4	6	9	19	0	2	11	13	0	0	0	0
	构成比 /%	0.4	1.0	2.8	1.0	0.0	0.1	1.0	0.3	0.0	0.0	0.0	0.0

（2）在编 / 在岗人员结构

调查结果显示，三级、二级医院信息化部门合同制平均人数高于在编平均人数，三级医院合同制人数平均为 5.0 人，占比 47.2%；在编人数平均为 5.0 人，占比 46.6%。二级医院合同制人数平均为 2.0 人，占比 52.2%；在编人数平均为 1.6 人，占比 42.6%。其他医疗机构在编人数高于合同制人数，在编人数平均为 2.1 人，占比 61.1%；合同制人数平均为 1.2 人，占比 35.5%（表 3-32）。

表 3-32 信息化部门在编 / 在岗人员情况

编制情况		三级医院				二级医院				其他医疗机构				合计			
		东部	中部	西部	合计	东部	中部	西部	合计	东部	中部	西部	合计	东部	中部	西部	合计
在编	平均人数	5.4	4.5	4.3	5.0	2.0	1.4	1.5	1.6	1.6	1.3	3.1	2.1	3.0	2.1	2.3	2.6
	构成比 /%	49.7	42.3	44.3	46.6	44.4	42.0	40.3	42.6	50.2	59.1	70.9	61.1	47.7	42.5	46.2	45.7
合同制	平均人数	5.1	4.9	5.1	5.0	2.3	1.7	2.1	2.0	1.5	0.8	1.1	1.2	3.1	2.4	2.5	2.7
	构成比 /%	46.6	45.6	52.8	47.2	51.6	51.3	54.7	52.2	46.8	36.2	25.7	35.5	48.6	48.2	49.9	48.7
其他（返聘、借调等）	平均人数	0.1	0.1	0.0	0.1	0.0	0.0	0.1	0.0	0.1	0.0	0.0	0.0	0.0	0.0	0.1	0.0
	构成比 /%	0.5	0.7	0.2	0.5	0.8	1.1	1.7	1.1	1.6	1.2	1.2	1.4	0.7	0.9	1.1	0.8
其他人事管理类型员工	平均人数	0.3	1.2	0.3	0.6	0.2	0.2	0.1	0.2	0.0	0.1	0.1	0.1	0.2	0.4	0.1	0.3
	构成比 /%	3.2	11.5	2.7	5.7	3.1	5.6	3.3	4.0	1.3	3.5	2.3	2.0	3.1	8.5	2.9	4.7

（3）专业背景

三级、二级医院的信息化部门人员专业为计算机及信息技术专业的比例最高，分别占比 76.5% 和 57.8%。其他医疗机构以临床及医学类专业为主，占比 47.4%（表 3-33）。

表 3-33 信息化部门人员专业背景情况

专业		三级医院				二级医院				其他医疗机构			
		东部	中部	西部	合计	东部	中部	西部	合计	东部	中部	西部	合计
管理类专业	平均人数	0.6	0.7	0.6	0.6	0.3	0.2	0.2	0.3	0.3	0.2	0.1	0.2
	构成比 /%	5.8	6.3	5.7	5.9	7.1	7.2	6.4	7.0	8.0	7.0	3.0	5.5
计算机及信息技术	平均人数	8.8	7.4	7.7	8.2	2.7	2.0	1.9	2.2	1.6	1.0	0.4	1.0
	构成比 /%	80.3	69.0	78.8	76.5	61.9	58.8	48.6	57.8	50.3	46.3	9.5	30.2
临床及医学类专业	平均人数	0.5	1.4	0.3	0.7	0.7	0.5	1.0	0.7	0.7	0.6	3.2	1.6
	构成比 /%	4.3	13.0	3.4	6.9	15.4	13.7	26.2	17.2	21.2	25.7	74.6	47.4
其他专业	平均人数	1.1	1.3	1.2	1.1	0.7	0.7	0.7	0.7	0.6	0.5	0.6	0.6
	构成比 /%	9.6	11.7	12.1	10.7	15.6	20.3	18.8	18.0	20.5	21.0	12.9	16.9

（4）学历结构

　　三级、二级医院信息化部门人员学历为本科的占比最高，分别为 71.2% 和 58.7%。其他医疗机构信息化部门人员以大中专及以下为主，占比 50.7%。研究生及以上学历的人员在三级、二级和其他医院中占比分别为 13.6%、1.9% 和 3.0%（表 3-34）。

表 3-34　信息化部门人员学历结构

学历		三级医院				二级医院				其他医疗机构				合计			
		东部	中部	西部	合计	东部	中部	西部	合计	东部	中部	西部	合计	东部	中部	西部	合计
研究生及以上	平均人数	1.7	1.3	1.1	1.5	0.1	0.0	0.0	0.1	0.2	0.1	0.0	0.1	0.6	0.3	0.2	0.4
	构成比 /%	15.3	11.8	11.5	13.6	2.9	1.1	1.0	1.9	5.3	3.1	1.0	3.0	10.0	6.5	4.9	7.8
本科生	平均人数	7.8	7.4	7.0	7.6	2.8	1.9	2.0	2.2	1.7	1.2	1.6	1.6	4.3	3.1	2.9	3.6
	构成比 /%	72.0	68.9	72.5	71.2	63.4	56.9	52.4	58.7	55.1	51.8	37.6	46.3	67.8	62.8	57.8	64.2
大中专及以下	平均人数	1.4	2.1	1.6	1.6	1.5	1.4	1.8	1.5	1.2	1.0	2.7	1.8	1.4	1.5	1.9	1.6
	构成比 /%	12.7	19.3	16.0	15.2	33.7	42.0	46.6	39.4	39.6	45.1	61.4	50.7	22.2	30.7	37.3	28.0

（5）职称结构

　　三级、二级和其他医院信息化人员职称以初级及以下（包括初级职称与无职称）为主，占比分别为 54.8%、71.9% 和 66.2%；中级职称人员占比分别为 33.5%、22.8% 和 23.7%；副高级及以上职称人员占比分别为 11.7%、5.3% 和 10.1%（表 3-35）。

表 3-35　信息化部门人员职称结构

职称		三级医院				二级医院				其他医疗机构			
		东部	中部	西部	合计	东部	中部	西部	合计	东部	中部	西部	合计
副高级及以上	平均人数	1.5	1.0	1.0	1.2	0.3	0.1	0.2	0.2	0.3	0.1	0.5	0.3
	构成比 /%	13.3	9.8	9.8	11.7	6.2	4.2	5.0	5.3	9.6	3.5	11.9	10.1
中级职称	平均人数	3.8	3.5	2.9	3.6	1.1	0.7	0.7	0.9	0.8	0.6	1.0	0.8
	构成比 /%	35.1	32.4	30.2	33.5	26.1	22.0	18.0	22.8	25.5	24.5	22.1	23.7
初级职称	平均人数	3.6	4.0	3.2	3.7	1.6	1.0	1.2	1.3	1.0	1.0	1.9	1.3
	构成比 /%	33.3	37.3	33.0	34.5	35.6	31.2	30.5	32.9	30.4	33.9	43.9	37.3
无职称	平均人数	2.0	2.2	2.6	2.2	1.4	1.4	1.8	1.5	1.1	0.9	1.0	1.0
	构成比 /%	18.3	20.5	27.0	20.3	32.1	42.6	46.5	39.0	34.5	38.1	22.1	28.9

（6）工龄结构

　　三级、二级和其他医院信息化部门职工平均年龄分别为 36.3 岁、36.4 岁和 39.4 岁，平均工作年限分别为 12.5 年、11.8 年和 15.0 年，在本机构平均工作年限分别为 9.8 年、8.7 年和 9.9 年（表 3-36）。

　　从区域来看，三级、二级医院职工平均年龄和平均工作年限均为东部最高，西部最低，其他医疗机构为西部最高，东部最低。

表 3-36 信息化部门人员工龄情况

年龄及工龄	三级医院				二级医院				其他医疗机构			
	东部	中部	西部	合计	东部	中部	西部	合计	东部	中部	西部	合计
职工平均年龄 / 岁	36.5	36.1	35.8	36.3	37.1	36.3	35.0	36.4	38.2	39.0	40.6	39.4
平均工作年限 / 年	12.8	12.6	11.3	12.5	12.4	11.8	10.4	11.8	13.0	14.5	16.9	15.0
本机构平均工作年限 / 年	9.9	10.2	8.8	9.8	9.3	8.7	7.4	8.7	8.6	10.6	11.1	9.9

（7）人员培训

三级医院参加培训人次主要集中在 1～6 人次，占比为 55.1%（图 3-15）；二级和其他医院未参加培训人次的现象较普遍，分别占比 46.1% 和 65.1%（表 3-37）。

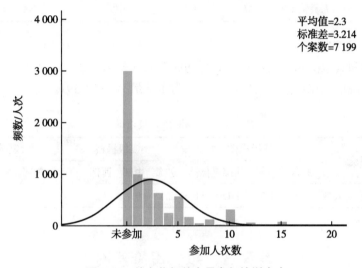

图 3-15 信息化相关人员参加培训人次

表 3-37 医院信息化相关人员参加培训情况

培训人次		三级医院				二级医院				其他医疗机构			
		东部	中部	西部	合计	东部	中部	西部	合计	东部	中部	西部	合计
0	人数	181	93	71	345	821	852	520	2 193	218	64	191	473
	构成比 /%	17.6	15.3	21.7	17.6	46.4	44.6	48.2	46.1	65.7	56.1	68.0	65.1
1～	人数	327	234	120	681	598	697	402	1 697	67	36	62	165
	构成比 /%	31.9	38.4	36.7	34.7	33.8	36.5	37.3	35.7	20.2	31.6	22.1	22.7
4～	人数	206	127	68	401	197	228	103	528	24	8	14	46
	构成比 /%	20.1	20.9	20.8	20.4	11.1	11.9	9.5	11.1	7.2	7.0	5.0	6.3
7～	人数	230	111	54	395	121	91	33	245	17	5	8	30
	构成比 /%	22.4	18.2	16.5	20.1	6.8	4.8	3.1	5.1	5.1	4.4	2.8	4.1
不详	人数	82	44	14	140	34	42	21	97	6	1	6	13
	构成比 /%	8.0	7.2	4.3	7.1	1.9	2.2	1.9	2.0	1.8	0.9	2.1	1.8

（8）人员流动情况

三级、二级和其他医院中三年内平均新进人员数量分别为 4.0 人、2.6 人和 2.6 人，平均流出人员数量分别为 1.3 人、1.1 人和 1.4 人（表 3-38）。

从区域来看，三级和二级医院中，三年内新进人员平均人数从高到低排序均为东部、中部、西部。其他医疗机构三年内新进人员平均人数西部最高。

表 3-38   信息化部门人员流动情况

人员流动情况		三级医院				二级医院				其他医疗机构			
		东部	中部	西部	合计	东部	中部	西部	合计	东部	中部	西部	合计
三年内新进人员	平均人数	4.5	3.4	3.1	4.0	2.9	2.5	2.3	2.6	2.7	1.4	3.0	2.6
三年内流出人员	平均人数	1.3	1.5	1.1	1.3	1.3	1.0	1.1	1.1	1.5	0.6	1.6	1.4

（9）驻场人员情况

三级、二级和其他医院中信息化厂商平均驻派人数分别为 2.0 人、1.0 人和 0.7 人。从区域来看，各级医院信息化厂商平均驻派人数均为东部最高（表 3-39）。

表 3-39   厂商驻派人员情况

人员驻派情况		三级医院				二级医院				其他医疗机构			
		东部	中部	西部	合计	东部	中部	西部	合计	东部	中部	西部	合计
厂商驻派人员	平均人数	3.8	1.2	1.1	2.0	2.1	0.7	1.5	1.0	1.3	0.6	0.4	0.7

第5节   基础设施建设

1. 数据中心机房建设模式

医院数据中心机房按照 4 种建设模式进行调查，分别是仅自建、仅租用云服务、自建且租用云服务和其他模式，其中仅自建模式的比例最高。三级、二级和其他医院仅自建数据中心的占比分别为 91.4%、91.2% 和 83.3%；三级、二级和其他医院仅租用云服务的占比分别为 1.5%、2.5% 和 5.1%；三级、二级和其他医院自建且租用云服务的占比分别为 6.4%、3.9% 和 4.9%（表 3-40）。

表 3-40   医院数据中心机房建设模式

建设模式		三级医院				二级医院				其他医疗机构			
		东部	中部	西部	合计	东部	中部	西部	合计	东部	中部	西部	合计
有数据中心	数量	1 022	608	323	1 953	1 699	1 822	1 037	4 558	269	90	190	549
	构成比 /%	99.6	99.8	98.8	99.5	95.9	95.4	96.1	95.8	81.0	78.9	67.6	75.5
仅自建	数量	934	556	295	1 785	1 516	1 679	961	4 156	232	77	148	457
	构成比 /%	91.4	91.4	91.3	91.4	89.2	92.2	92.7	91.2	86.2	85.6	77.9	83.3

续表

建设模式		三级医院				二级医院				其他医疗机构			
		东部	中部	西部	合计	东部	中部	西部	合计	东部	中部	西部	合计
仅租用云服务	数量	14	8	7	29	44	49	21	114	14	1	13	28
	构成比/%	1.4	1.3	2.2	1.5	2.6	2.7	2.0	2.5	5.2	1.1	6.8	5.1
自建且租用云服务	数量	70	37	19	126	87	57	35	179	12	7	8	27
	构成比/%	6.8	6.1	5.9	6.4	5.1	3.1	3.4	3.9	4.5	7.8	4.2	4.9
其他模式	数量	4	7	2	13	52	37	20	109	11	5	21	37
	构成比/%	0.4	1.2	0.6	0.7	3.1	2.0	1.9	2.4	4.1	5.5	11.1	6.7
无数据中心	数量	4	1	4	9	72	88	42	202	63	24	91	178
	构成比/%	0.4	0.2	1.2	0.5	4.1	4.6	3.9	4.2	19.0	21.1	32.4	24.5

2. 数据中心机房建设条件

（1）机房总面积

三级医院机房面积以 $50 \sim 100 m^2$ 为主，占比为 33.9%；$100 \sim 150 m^2$ 的占比为 20.8%；$200 m^2$ 以上的占比为 14.5%。二级医院机房总面积以 $50 m^2$ 以内为主，占比为 65.0%（表 3-41）。

表 3-41　各级医疗机构机房总面积

面积/m²		三级医院				二级医院				其他医疗机构			
		东部	中部	西部	合计	东部	中部	西部	合计	东部	中部	西部	合计
<50	数量	172	141	77	390	1 097	1 239	756	3 092	218	69	176	463
	构成比/%	16.7	23.1	23.6	19.9	62.0	64.9	70.1	65.0	65.7	60.5	62.6	63.7
50~	数量	366	189	111	666	408	437	228	1 073	34	14	9	57
	构成比/%	35.7	31.0	34.0	33.9	23.0	22.9	21.1	22.5	10.2	12.3	3.2	7.8
100~	数量	212	123	74	409	121	106	37	264	10	3	2	15
	构成比/%	20.7	20.2	22.6	20.8	6.8	5.5	3.4	5.6	3.0	2.6	0.7	2.0
150~	数量	113	68	22	203	44	26	11	81	3	3	1	7
	构成比/%	11.0	11.2	6.7	10.4	2.5	1.4	1.0	1.7	0.9	2.6	0.4	1.0
≥200	数量	159	87	39	285	29	14	5	48	4	1	2	7
	构成比/%	15.5	14.3	11.9	14.5	1.6	0.7	0.5	1.0	1.2	0.9	0.7	1.0
不详	数量	4	1	4	9	72	88	42	202	63	24	91	178
	构成比/%	0.4	0.2	1.2	0.5	4.1	4.6	3.9	4.2	19.0	21.1	32.4	24.5

（2）服务器总台数

医院服务器（物理机）台数分为 5 台以下、$5 \sim 9$ 台、$10 \sim 14$ 台、$15 \sim 19$ 台、20 台以上 5 种情况。三级医院的物理机以 20 台以上为主，占比为 55.4%；二级医院的物理机以 5 台以下为主，占比为 34.3%；其他医疗机构的物理机以 5 台以下为主，占比为 49.4%（表 3-42）。

表 3-42   服务器（物理机）总台数

台数		三级医院				二级医院				其他医疗机构			
		东部	中部	西部	合计	东部	中部	西部	合计	东部	中部	西部	合计
<5	数量	29	39	16	84	473	782	377	1 632	141	57	161	359
	构成比 /%	2.8	6.4	4.9	4.3	26.7	40.9	34.9	34.3	42.5	50.00	57.3	49.4
5～	数量	79	69	35	183	532	574	319	1 425	57	18	22	97
	构成比 /%	7.7	11.3	10.7	9.3	30.0	30.1	29.6	29.9	17.2	15.8	7.8	13.3
10～	数量	149	121	56	326	325	269	202	796	36	11	1	48
	构成比 /%	14.5	19.9	17.1	16.6	18.4	14.1	18.7	16.7	10.8	9.6	0.4	6.6
15～	数量	133	98	42	273	151	102	83	336	15	3	2	20
	构成比 /%	13.0	16.1	12.9	13.9	8.5	5.3	7.7	7.1	4.5	2.6	0.7	2.8
≥20	数量	632	281	174	1 087	218	95	56	369	20	1	4	25
	构成比 /%	61.6	46.1	53.2	55.4	12.3	5.0	5.2	7.8	6.0	0.9	1.4	3.4
不详	数量	4	1	4	9	72	88	42	202	63	24	91	178
	构成比 /%	0.4	0.2	1.2	0.5	4.1	4.6	3.9	4.2	19.0	21.05	32.4	24.5

医院服务器（虚拟机）台数分为 5 台以下、5～9 台、10～14 台、15～19 台、20 台以上 5 种情况。三级医院以 20 台以上为主，占比为 51.8%；二级医院以 5 台以下为主，占比为 66.1%；其他医疗机构以 5 台以下为主，占比为 65.2%（表 3-43）。

表 3-43   服务器（虚拟机）总台数

台数		三级医院				二级医院				其他医疗机构			
		东部	中部	西部	合计	东部	中部	西部	合计	东部	中部	西部	合计
<5	数量	200	187	109	496	1 001	1 338	807	3 146	215	79	180	474
	构成比 /%	19.5	30.7	33.3	25.3	56.5	70.1	74.8	66.1	64.8	69.4	64.0	65.2
5～	数量	76	69	24	169	213	205	97	515	14	2	5	21
	构成比 /%	7.4	11.3	7.4	8.6	12.0	10.7	9.0	10.8	4.2	1.7	1.8	2.9
10～	数量	76	63	30	169	119	124	56	299	14	5	1	20
	构成比 /%	7.4	10.3	9.2	8.6	6.7	6.5	5.2	6.3	4.2	4.4	0.4	2.7
15～	数量	48	34	21	103	91	63	25	179	6	2	2	10
	构成比 /%	4.7	5.6	6.4	5.2	5.2	3.3	2.3	3.8	1.8	1.7	0.7	1.4
≥20	数量	622	255	139	1 016	275	92	56	419	20	2	2	24
	构成比 /%	60.6	41.9	42.5	51.8	15.5	4.8	4.8	8.8	6.0	1.7	0.7	3.3
不详	数量	4	1	4	9	72	88	42	202	63	24	91	178
	构成比 /%	0.4	0.2	1.2	0.5	4.1	4.6	3.9	4.2	19.0	21.1	32.4	24.5

（3）数据存储容量

三级医院的数据存储容量以 20T 以上为主，占比为 73.6%，其中 21～50T 的容量居多，占比为 21.5%；100～200T 的占比为 18.4%。二级医院的数据存储容量以 20T 以下为主，占比为 61.3%，其中最多的是 5T 以下，占比为 33.2%；数据存储容量在 100T 以上的占比为 4.5%。其他医疗机构容量以 5T 以下为主，占比为 40.0%（表 3-44）。

表 3-44　数据存储设备容量

存储容量 /T		三级医院				二级医院				其他医疗机构			
		东部	中部	西部	合计	东部	中部	西部	合计	东部	中部	西部	合计
<5	数量	84	68	32	184	530	670	382	1 582	134	41	116	291
	构成比 /%	8.2	11.2	9.8	9.4	29.9	35.1	35.4	33.2	40.4	36.0	41.3	40.0
5~	数量	48	40	23	111	220	260	125	605	29	17	21	67
	构成比 /%	4.7	6.6	7.0	5.7	12.4	13.6	11.6	12.7	8.7	14.9	7.5	9.2
10~	数量	94	74	33	201	253	314	166	733	28	14	11	53
	构成比 /%	9.1	12.1	10.1	10.2	14.3	16.5	15.4	15.4	8.4	12.3	3.9	7.3
20~	数量	195	156	70	421	367	294	187	848	33	5	8	46
	构成比 /%	19.0	25.6	21.4	21.5	20.7	15.4	17.3	17.8	10.0	4.4	2.8	6.3
50~	数量	194	103	70	367	189	113	93	395	11	2	6	19
	构成比 /%	18.9	16.9	21.4	18.7	10.7	5.9	8.6	8.3	3.3	1.7	2.1	2.6
100~	数量	210	100	51	361	65	54	33	152	6	1	0	7
	构成比 /%	20.5	16.4	15.6	18.4	3.7	2.8	3.1	3.2	1.8	0.9	0.0	1.0
≥200	数量	192	62	41	295	28	19	13	60	3	0	1	4
	构成比 /%	18.7	10.2	12.6	15.0	1.6	1.0	1.2	1.3	0.9	0.0	0.4	0.6
不详	数量	9	6	7	22	119	186	80	385	88	34	118	240
	构成比 /%	0.9	1.0	2.1	1.1	6.7	9.7	7.4	8.1	26.5	29.8	42.0	33.0

第 6 节　网络信息安全

1. 网络信息安全的管理组织设置

网络信息安全组织管理按照 6 个方面进行调查,分别是成立网络安全和信息化工作领导小组、明确网络安全直接责任人(分管领导)、明确专门机构、相关领导干部调整后及时变更、配备专职人员情况以及主要负责人每年召开网络安全专题会。

调查显示,三级、二级和其他医院成立了网络安全和信息化工作领导小组比例分别为 97.0%、88.6% 和 67.7%(表 3-45)。

表 3-45　网络信息安全组织管理情况

网络信息安全组织管理		三级医院				二级医院				其他医疗机构			
		东部	中部	西部	合计	东部	中部	西部	合计	东部	中部	西部	合计
成立网络安全和	数量	1 002	586	316	1 904	1 600	1 652	967	4 219	252	78	162	492
信息化工作领导小组	百分率 /%	97.7	96.2	96.6	97.0	90.3	86.5	89.6	88.6	75.9	68.4	57.7	67.7
明确网络安全直接责任人(分管领导)	数量	965	579	300	1 844	1 521	1 521	895	3 937	247	71	148	466
	百分率 /%	94.1	95.1	91.7	94.0	85.9	79.6	83.0	82.7	74.4	62.3	52.7	64.1
明确专门机构	数量	897	528	263	1 688	1 337	1 292	763	3 392	183	52	80	315
	百分率 /%	87.4	86.7	80.4	86.0	75.5	67.6	70.7	71.3	55.1	45.6	28.5	43.3

网络信息安全组织管理		三级医院				二级医院				其他医疗机构			
		东部	中部	西部	合计	东部	中部	西部	合计	东部	中部	西部	合计
相关领导干部调整后及时变更	数量	842	469	245	1 556	1 120	963	607	2 690	178	39	74	291
	百分率/%	82.1	77.0	74.9	79.3	63.2	50.4	56.3	56.5	53.6	34.2	26.3	40.0
网络安全工作机构配备专职人员	数量	806	453	237	1 496	1 113	1 014	636	2 763	155	42	83	280
	百分率/%	78.6	74.4	72.5	76.3	62.9	53.1	58.9	58.1	46.7	36.8	29.5	38.5
领导班子主要负责人每年召开网络安全专题会	数量	687	363	194	1 244	895	867	537	2 299	139	40	89	268
	百分率/%	67.0	59.6	59.3	63.4	50.5	45.4	49.8	48.3	41.9	35.1	31.7	36.9

2. 网络信息安全的制度建设

系统安全制度建设主要调查 8 个方面,分别是防病毒管理、信息监控管理、应急预案管理、系统建设管理、数据备份与恢复管理、介质管理、信息安全时间管理和系统口令管理。三级和二级医院制定比例最高的前三项安全制度是应急预案管理、防病毒管理和数据备份与恢复管理,分别为 97.6%、94.4%、93.7% 和 86.4%、79.7%、78.2%。三级医院制定比例最低的三项安全制度是介质管理、系统建设管理和系统口令管理,分别为 75.8%、76.6% 和 80.9%。二级医院制定比例最低的三项安全制度是介质管理、系统建设管理和信息安全事件管理,分别为 44.4%、56.1% 和 61.6%(表 3-46)。

表 3-46   网络信息安全制度建设情况

名称		三级医院				二级医院				其他医疗机构			
		东部	中部	西部	合计	东部	中部	西部	合计	东部	中部	西部	合计
防病毒管理	数量	981	565	307	1 853	1 520	1 427	846	3 793	241	73	126	440
	百分率/%	95.6	92.8	93.9	94.4	85.8	74.7	78.4	79.7	72.6	64.0	44.8	60.5
信息监控管理	数量	872	505	258	1 635	1 233	1 132	678	3 043	193	57	183	433
	百分率/%	85.0	82.9	78.9	83.3	69.6	59.3	62.8	63.9	58.1	50.0	65.1	59.6
应急预案管理	数量	1 008	589	318	1 915	1 593	1 575	946	4 114	253	74	149	476
	百分率/%	98.3	96.7	97.3	97.6	90.0	82.5	87.7	86.4	76.2	64.9	53.0	65.5
系统建设管理	数量	815	438	249	1 502	1 080	983	607	2 670	166	42	82	290
	百分率/%	79.4	71.9	76.2	76.6	61.0	51.5	56.3	56.1	50.0	36.8	29.2	39.9
数据备份与恢复管理	数量	972	566	300	1 838	1 451	1 423	849	3 723	223	70	122	415
	百分率/%	94.7	92.9	91.7	93.7	81.9	74.5	78.7	78.2	67.2	61.4	43.4	57.1
介质管理	数量	823	433	231	1 487	950	679	486	2 115	141	35	44	220
	百分率/%	80.2	71.1	70.6	75.8	53.6	35.6	45.0	44.4	42.5	30.7	15.7	30.3
信息安全事件管理	数量	884	486	266	1 636	1 198	1 079	654	2 931	202	41	104	347
	百分率/%	86.2	79.8	81.4	83.4	67.7	56.5	60.6	61.6	60.8	36.0	37.0	47.7
系统口令管理	数量	839	480	269	1 588	1 227	1 200	742	3 169	188	57	160	405
	百分率/%	81.8	78.8	82.3	80.9	69.3	62.8	68.8	66.6	56.6	50.0	57.0	55.7

3. 网络信息安全采取技术措施情况

网络信息安全技术措施按照 7 个方面进行调查，分别是网络边界访问控制、制定非法外连、无线网络安全管理、采用恶意代码攻击的技术措施、入侵检测或防御、安全审计、身份鉴别与访问控制。三级和二级医院建设网络信息安全技术措施比例最高的前三项均是网络边界访问控制、入侵检测或防御和制定非法外连，分别为 83.9%、79.9%、78.8% 和 51.6%、49.8%、58.7%。其他医疗机构建设网络信息安全技术措施比例最高的前三项依次是制定非法外连、网络边界访问控制和身份鉴别与访问控制，分别为 48.6%、41.5% 和 37.2%（表 3-47）。

表 3-47　网络信息安全采取技术措施情况

措施		三级医院				二级医院				其他医疗机构			
		东部	中部	西部	合计	东部	中部	西部	合计	东部	中部	西部	合计
网络边界访问控制	数量	900	480	267	1 647	1 087	867	501	2 455	183	39	80	302
	百分率/%	87.7	78.8	81.7	83.9	61.4	45.4	46.4	51.6	55.1	34.2	28.5	41.5
制定非法外连	数量	849	462	234	1 545	1 126	1 054	616	2 796	181	49	123	353
	百分率/%	82.8	75.9	71.6	78.8	63.6	55.2	57.1	58.7	54.5	43.0	43.8	48.6
无线网络安全管理	数量	659	282	165	1 106	698	587	362	1 647	123	32	86	241
	百分率/%	64.2	46.3	50.5	56.4	39.4	30.7	33.6	34.6	37.1	28.1	30.6	33.2
采用恶意代码攻击的技术措施	数量	672	327	175	1 174	649	492	297	1 438	103	24	43	170
	百分率/%	65.5	53.7	53.5	59.8	36.7	25.8	27.5	30.2	31.0	21.1	15.3	23.4
入侵检测或防御	数量	861	468	238	1 567	1 009	862	499	2 370	135	37	52	224
	百分率/%	83.9	76.9	72.8	79.9	57.0	45.1	46.3	49.8	40.7	32.5	18.5	30.8
安全审计	数量	792	413	191	1 396	663	417	235	1 315	96	20	28	144
	百分率/%	77.2	67.8	58.4	71.2	37.4	21.8	21.8	27.6	28.9	17.5	10.0	19.8
身份鉴别与访问控制	数量	753	384	206	1 343	856	770	485	2 111	140	41	90	271
	百分率/%	73.4	63.1	63.0	68.5	48.3	40.3	45.0	44.4	42.2	36.0	32.0	37.2

4. 网络信息安全专项经费投入

调查显示，有网络信息安全专项预算的三级、二级医院分别占比 75.1% 和 47.4%，没有经费投入的三级、二级医院分别占比 9.1% 和 34.4%（表 3-48）。

表 3-48　网络信息安全专项经费投入情况

投入		三级医院				二级医院				其他医疗机构			
		东部	中部	西部	合计	东部	中部	西部	合计	东部	中部	西部	合计
网络信息安全专项预算	数量	821	436	216	1 473	956	797	503	2 256	144	38	85	267
	构成比/%	80.0	71.6	66.1	75.1	54.0	41.7	46.6	47.4	43.4	33.3	30.2	36.7

续表

投入		三级医院				二级医院				其他医疗机构			
		东部	中部	西部	合计	东部	中部	西部	合计	东部	中部	西部	合计
新建信息化项目安全预算不低于总预算5%	数量	141	101	68	310	302	352	213	867	54	18	30	102
	构成比/%	13.8	16.6	20.8	15.8	17.0	18.4	19.7	18.2	16.3	15.8	10.7	14.0
未安排网络信息安全专项经费	数量	64	72	43	179	513	761	363	1 637	134	58	166	358
	构成比/%	6.2	11.8	13.1	9.1	29.0	39.9	33.7	34.4	40.3	50.9	59.1	49.3

5. 网络信息安全的宣传教育与培训

调查结果显示,对在职人员进行过网络安全培训的三级、二级和其他医院比例分别为72.0%、59.6%和54.1%。未开展任何网络安全宣传培训的三级、二级和其他医院比例分别为5.5%、20.0%和28.5%(表3-49)。

表3-49　网络信息安全宣传教育培训开展情况

培训情况		三级医院				二级医院				其他医疗机构			
		东部	中部	西部	合计	东部	中部	西部	合计	东部	中部	西部	合计
每年按照统一安排开展网络安全宣传活动	数量	719	374	230	1 323	964	893	591	2 448	164	38	130	332
	百分率/%	70.1	61.4	70.3	67.4	54.4	46.8	54.8	51.4	49.4	33.3	46.3	45.7
本单位在职人员参加网络安全培训	数量	791	397	224	1 412	1 066	1 091	680	2 837	193	58	142	393
	百分率/%	77.1	65.2	68.5	72.0	60.2	57.1	63.0	59.6	58.1	50.9	50.5	54.1
网络安全专业技术岗位人员参加专业技能培训	数量	732	328	188	1 248	717	578	360	1 655	100	29	49	178
	百分率/%	71.4	53.9	57.5	63.6	40.5	30.3	33.4	34.8	30.1	25.4	17.4	24.5
获得国家认可的网络安全专业资质	数量	263	71	40	374	111	64	38	213	19	0	11	30
	百分率/%	25.6	11.7	12.2	19.1	6.3	3.4	3.5	4.5	5.7	0.0	3.9	4.1
以上均无	数量	39	46	23	108	305	446	201	952	81	39	87	207
	百分率/%	3.8	7.6	7.0	5.5	17.2	23.4	18.6	20.0	24.4	34.2	31.0	28.5

6. 三级信息安全等级保护测评

调查结果显示，三级医院通过三级信息安全等级保护测评的信息系统数量集中在 1～5个，占比为 59.7%；二级和其他医院未开展三级信息安全等级保护测评的信息系统较多，分别占比 85.0% 和 88.6%（表 3-50）。

表 3-50　三级信息安全等级保护测评系统通过情况

数量		三级医院				二级医院				其他医疗机构			
		东部	中部	西部	合计	东部	中部	西部	合计	东部	中部	西部	合计
0	数量	293	278	160	731	1 408	1 706	933	4 047	292	102	250	644
	百分率/%	28.6	45.6	48.9	37.3	79.5	89.3	86.5	85.0	88.0	89.5	89.0	88.6
1～5	数量	704	308	160	1 172	348	195	143	686	39	12	31	82
	百分率/%	68.6	50.6	48.9	59.7	19.6	10.2	13.3	14.4	11.7	10.5	11.0	11.3
6～10	数量	23	17	7	47	10	5	2	17	0	0	0	0
	百分率/%	2.2	2.8	2.1	2.4	0.6	0.3	0.2	0.4	0.0	0.0	0.0	0.0

7. 信息系统年度故障情况

医院信息系统宕机或故障原因按照 8 种情况进行调查，分别为机房供电/温控故障、线路中断、网络异常、数据库故障、病毒入侵、黑客攻击、维护人员误操作、自然灾害。

本次调查发现，因网络异常导致宕机或故障的医院比例最高，三级、二级和其他医院占比分别为 29.1%、36.3% 和 37.4%。三级、二级医院的第二宕机或故障因素是机房供电/温控故障，占比分别为 21.6% 和 29.0%。其他医疗机构的第二宕机或故障因素是线路中断，占比为 27.0%（表 3-51）。

表 3-51　信息系统故障情况

原因名称		三级医院				二级医院				其他医疗机构			
		东部	中部	西部	合计	东部	中部	西部	合计	东部	中部	西部	合计
机房供电/温控故障	数量	181	152	90	423	429	594	359	1 382	64	23	70	157
	百分率/%	17.6	25.0	27.5	21.6	24.2	31.1	33.3	29.0	19.3	20.2	24.9	21.6
线路中断	数量	188	107	63	358	406	452	250	1 108	79	20	97	196
	百分率/%	18.3	17.6	19.3	18.3	22.9	23.7	23.2	23.3	23.8	17.5	34.5	27.0
网络异常	数量	299	173	99	571	580	710	436	1 726	105	36	131	272
	百分率/%	29.1	28.4	30.3	29.1	32.8	37.2	40.4	36.3	31.6	31.6	46.6	37.4
数据库故障	数量	192	103	51	346	237	226	165	628	33	10	34	77
	百分率/%	18.7	16.9	15.6	17.6	13.4	11.8	15.3	13.2	9.9	8.8	12.1	10.6
病毒入侵	数量	75	29	23	127	107	129	103	339	12	3	12	27
	百分率/%	7.3	4.8	7.0	6.5	6.0	6.8	9.6	7.1	3.6	2.6	4.3	3.7
黑客攻击	数量	11	8	7	26	16	16	21	53	4	2	1	8
	百分率/%	1.1	1.3	2.1	1.3	0.9	0.8	2.0	1.1	1.2	1.8	0.7	1.1

原因名称		三级医院				二级医院				其他医疗机构			
		东部	中部	西部	合计	东部	中部	西部	合计	东部	中部	西部	合计
维护人员误操作	数量	35	16	10	61	59	51	34	144	8	2	6	16
	百分率/%	3.4	2.6	3.1	3.1	3.3	2.7	3.2	3.0	2.4	1.8	2.1	2.2
自然灾害	数量	2	6	1	9	27	20	5	52	8	1	3	12
	百分率/%	0.2	1.0	0.3	0.5	1.5	1.1	0.5	1.1	2.4	0.9	1.1	1.7
其他	数量	39	30	15	84	80	84	55	219	17	5	21	43
	百分率/%	3.8	4.9	4.6	4.3	4.5	4.4	5.1	4.6	5.1	4.4	7.5	5.9
原因不明	数量	18	10	12	40	61	91	44	196	13	3	22	38
	百分率/%	1.8	1.6	3.7	2.0	3.4	4.8	4.1	4.1	3.9	2.6	7.8	5.2

第7节　新技术与新应用

1. 新技术应用总体情况

医院应用的新技术从7个方面进行调查,分别为云计算、大数据、移动互联网、物联网、智能应用、区块链和5G。其中,应用移动互联网技术的比例最高,三级、二级和其他医院分别为50.7%、17.7%和15.5%;其次是应用物联网技术,三级、二级和其他医院占比分别为40.0%、16.5%和13.6%(表3-52)。

表3-52　新技术应用总体情况

技术名称		三级医院				二级医院				其他医疗机构			
		东部	中部	西部	合计	东部	中部	西部	合计	东部	中部	西部	合计
云计算	数量	231	88	50	369	114	76	50	240	20	4	11	35
	百分率/%	22.5	14.5	15.3	18.8	6.4	4.0	4.6	5.0	6.0	3.5	3.9	4.8
大数据	数量	305	104	65	474	128	102	58	288	17	4	20	41
	百分率/%	29.7	17.1	19.9	24.2	7.2	5.3	5.4	6.1	5.1	3.5	7.1	5.6
移动互联网	数量	582	269	143	994	362	271	208	841	46	17	50	113
	百分率/%	56.7	44.2	43.7	50.7	20.4	14.2	19.3	17.7	13.9	14.9	17.8	15.5
物联网	数量	472	203	109	784	324	270	191	785	47	14	38	99
	百分率/%	46.0	33.3	33.3	40.0	18.3	14.1	17.7	16.5	14.2	12.3	13.5	13.6
智能应用	数量	281	100	49	430	98	61	28	187	16	2	6	24
	百分率/%	27.4	16.4	15.0	21.9	5.5	3.2	2.6	3.9	4.8	1.8	2.1	3.3
区块链	数量	25	8	1	34	6	9	6	21	2	0	3	5
	百分率/%	2.4	1.3	0.3	1.7	0.3	0.5	0.6	0.4	0.6	0.0	1.1	0.7
5G	数量	107	45	15	167	31	21	7	59	4	2	0	6
	百分率/%	10.4	7.4	4.6	8.5	1.8	1.1	0.7	1.2	1.2	1.8	0.0	0.8

2. 大数据的应用

医院开展大数据应用按照 5 个方面进行调查，分别是医院运营、临床、科研、健康大数据和其他。三级医院大数据应用开展百分率最高的是临床大数据，占比 21.9%；二级和其他医院为健康大数据，占比均为 6.3%（表 3-53）。

表 3-53　大数据应用开展情况

应用分类		二级医院				二级医院				其他医疗机构			
		东部	中部	西部	合计	东部	中部	西部	合计	东部	中部	西部	合计
运营	数量	271	90	44	405	97	59	32	188	8	1	6	15
	百分率/%	26.4	14.8	13.5	20.6	5.5	3.1	3.0	4.0	2.4	0.9	2.1	2.1
临床	数量	290	84	55	429	109	74	47	230	13	1	18	32
	百分率/%	28.3	13.8	16.8	21.9	6.2	3.9	4.4	4.8	3.9	0.9	6.4	4.4
科研	数量	153	38	14	205	16	12	5	33	3	0	1	4
	百分率/%	14.9	6.2	4.3	10.5	0.9	0.6	0.5	0.7	0.9	0.0	0.4	0.6
健康	数量	100	31	18	149	100	109	92	301	19	6	21	46
	百分率/%	9.8	5.1	5.5	7.6	5.7	5.7	8.5	6.3	5.7	5.3	7.5	6.3
其他	数量	19	7	3	29	19	53	31	103	5	1	8	14
	百分率/%	1.8	1.2	0.9	1.5	1.1	2.8	2.9	2.2	1.5	0.9	2.9	1.9

3. 互联网＋服务功能的开展

（1）互联网＋医疗健康服务开展情况

互联网＋医疗健康服务应用按照 10 个方面进行调查，分别是预约挂号、智能分诊、检验检查结果查询、自付费用支付、社保支付、出院患者随访、健康咨询、慢病管理、服务评价和其他。从整体开展情况来看，开通率最高的是预约挂号，三级和二级医院分别占 87.0% 和 44.8%。三级医院开通率较低的应用是慢病管理，占比为 18.0%；二级和其他医院为智能分诊，占比为 9.7% 和 5.1%（表 3-54）。

表 3-54　互联网＋医疗健康服务功能开通情况

应用名称		三级医院				二级医院				其他医疗机构			
		东部	中部	西部	合计	东部	中部	西部	合计	东部	中部	西部	合计
预约挂号	数量	914	518	274	1 706	906	714	513	2 133	108	19	38	165
	百分率/%	89.1	85.1	83.8	87.0	51.2	37.4	47.5	44.8	32.5	16.7	13.5	22.7
智能分诊	数量	442	206	95	743	219	138	105	462	26	3	8	37
	百分率/%	43.1	33.8	29.1	37.9	12.4	7.2	9.7	9.7	7.8	2.6	2.9	5.1

续表

应用名称		三级医院				二级医院				其他医疗机构			
		东部	中部	西部	合计	东部	中部	西部	合计	东部	中部	西部	合计
检验检查结果查询	数量	865	458	224	1 547	784	566	339	1 689	90	18	21	129
	百分率/%	84.3	75.2	68.5	78.9	44.3	29.6	31.4	35.5	27.1	15.8	7.5	17.7
自付费用支付	数量	801	423	209	1 433	766	580	391	1 737	94	24	52	170
	百分率/%	78.1	69.5	63.9	73.0	43.3	30.4	36.2	36.5	28.3	21.1	18.5	23.4
社保支付	数量	462	166	72	700	501	358	251	1 110	75	21	71	167
	百分率/%	45.0	27.3	22.0	35.7	28.3	18.7	23.3	23.3	22.6	18.4	25.3	23.0
出院患者随访	数量	386	172	86	644	304	242	142	688	30	15	23	68
	百分率/%	37.6	28.2	26.3	32.8	17.2	12.7	13.2	14.5	9.0	13.2	8.2	9.4
健康咨询	数量	388	194	85	667	314	272	176	762	55	11	31	97
	百分率/%	37.8	31.9	26.0	34.0	17.7	14.2	16.3	16.0	16.6	9.7	11.0	13.3
慢病管理	数量	229	87	38	354	180	167	124	471	41	12	43	96
	百分率/%	22.3	14.3	11.6	18.0	10.2	8.7	11.5	9.9	12.4	10.5	15.3	13.2
服务评价	数量	520	254	140	914	367	305	167	839	48	4	23	75
	百分率/%	50.7	41.7	42.8	46.6	20.7	16.0	15.5	17.6	14.5	3.5	8.2	10.3
其他	数量	32	20	6	58	33	39	32	104	3	2	8	13
	百分率/%	3.1	3.3	1.8	3.0	1.9	2.0	3.0	2.2	0.9	1.8	2.9	1.8

（2）预约挂号实现方式

医院的预约挂号按照 9 种方式进行调查，分别是微信公众号预约挂号、手机 app 挂号、网页挂号、电话挂号、院内设备自助挂号、微信小程序挂号、社区挂号、诊间挂号、未开展预约挂号。至少开通一项预约挂号入口的，三级医院比例为 95.9%，二级医院比例为 66.6%。

各级医院开通率最高的前三个入口均为微信公众号预约挂号、电话挂号和院内设备自助挂号，三级医院开通率分别为 88.1%、75.1% 和 73.0%，二级医院开通率分别为 45.4%、38.4% 和 26.7%（表 3-55）。

表 3-55　预约挂号实现方式

实现方式		三级医院				二级医院				其他医疗机构			
		东部	中部	西部	合计	东部	中部	西部	合计	东部	中部	西部	合计
微信公众号预约挂号	数量	936	515	278	1 729	898	770	491	2 159	112	22	29	163
	百分率/%	91.2	84.6	85.0	88.1	50.7	40.3	45.5	45.4	33.7	19.3	10.3	22.4
手机 app 挂号	数量	564	245	144	953	357	275	244	876	54	6	11	71
	百分率/%	55.0	40.2	44.0	48.6	20.2	14.4	22.6	18.4	16.3	5.3	3.9	9.8
网页挂号	数量	550	243	139	932	337	191	168	696	33	2	7	42
	百分率/%	53.6	39.9	42.5	47.5	19.0	10.0	15.6	14.6	9.9	1.8	2.5	5.8
电话挂号	数量	801	432	241	1 474	829	583	417	1 829	89	13	47	149
	百分率/%	78.1	70.9	73.7	75.1	46.8	30.5	38.7	38.4	26.8	11.4	16.7	20.5

续表

实现方式		三级医院				二级医院				其他医疗机构			
		东部	中部	西部	合计	东部	中部	西部	合计	东部	中部	西部	合计
院内设备自助挂号	数量	796	425	212	1 433	571	402	300	1 273	54	9	13	76
	百分率/%	77.6	69.8	64.8	73.0	32.2	21.1	27.8	26.7	16.3	7.9	4.6	10.5
微信小程序挂号	数量	207	111	48	366	107	85	64	256	18	5	4	27
	百分率/%	20.2	18.2	14.7	18.7	6.0	4.5	5.9	5.4	5.4	4.4	1.4	3.7
社区挂号	数量	163	16	11	190	80	17	5	102	10	1	3	14
	百分率/%	15.9	2.6	3.4	9.7	4.5	0.9	0.5	2.1	3.0	0.9	1.1	1.9
诊间挂号	数量	601	261	140	1 002	498	374	213	1 085	59	10	36	105
	百分率/%	58.6	42.9	42.8	51.1	28.1	19.6	19.7	22.8	17.8	8.8	12.8	14.4
未开展	数量	37	27	16	80	498	756	336	1 590	165	80	201	446
	百分率/%	3.6	4.4	4.9	4.1	28.1	39.6	31.1	33.4	49.7	70.2	71.5	61.4

4. 人工智能应用开展情况

医院人工智能应用从 8 个方面进行调查，分别是临床辅助治疗、临床辅助诊断、疾病咨询辅助、医保控费、医疗影像辅助、医院管理、用药管理和其他。三级和二级医院应用较多的是用药管理，分别占 42.6% 和 19.2%（表 3-56）。

表 3-56 人工智能应用情况

应用分类		三级医院				二级医院				其他医疗机构			
		东部	中部	西部	合计	东部	中部	西部	合计	东部	中部	西部	合计
临床辅助治疗	数量	215	77	41	333	128	128	76	332	12	7	19	38
	百分率/%	21.0	12.6	12.5	17.0	7.2	6.7	7.0	7.0	3.6	6.1	6.8	5.2
临床辅助诊断	数量	262	89	54	405	150	125	91	366	14	7	19	40
	百分率/%	25.5	14.6	16.5	20.6	8.5	6.5	8.4	7.7	4.2	6.1	6.8	5.5
疾病咨询辅助	数量	139	46	35	220	64	51	33	148	8	3	12	23
	百分率/%	13.6	7.6	10.7	11.2	3.6	2.7	3.1	3.1	2.4	2.6	4.3	3.2
医保控费	数量	366	125	84	575	230	163	158	551	36	16	48	100
	百分率/%	35.7	20.5	25.7	29.3	13.0	8.5	14.6	11.6	10.8	14.0	17.1	13.8
医疗影像辅助	数量	333	138	77	548	205	201	117	523	33	10	22	65
	百分率/%	32.5	22.7	23.6	27.9	11.6	10.5	10.8	11.0	9.9	8.8	7.8	8.9
医院管理	数量	249	115	66	430	196	240	182	618	29	13	45	87
	百分率/%	24.3	18.9	20.2	21.9	11.1	12.6	16.9	13.0	8.7	11.4	16.0	12.0
用药管理	数量	472	230	134	836	354	333	226	913	52	9	32	93
	百分率/%	46.0	37.8	41.0	42.6	20.0	17.4	21.0	19.2	15.7	7.9	11.4	12.8
其他	数量	10	10	6	26	13	28	20	61	9	1	12	16
	百分率/%	1.0	1.6	1.8	1.3	0.7	1.5	1.9	1.3	0.9	0.9	4.3	2.2

5. 物联网应用开展情况

医院开展物联网应用从9个方面进行调查,分别是人员(患者)定位、医疗废物管理、设备定位、体征自动采集、输液管理、供应室管理、高值耗材管理、固定资产管理和其他。从整体应用情况来看,三级医院在供应室管理和高值耗材管理方面应用物联网百分率较高,分别为18.9%和19.7%;二级医院在高值耗材管理和固定资产管理方面应用率较高,分别为7.5%和8.3%(表3-57)。

表3-57   物联网应用开展情况

应用对象		三级医院				二级医院				其他医疗机构			
		东部	中部	西部	合计	东部	中部	西部	合计	东部	中部	西部	合计
人员(患者)定位	数量	95	26	21	142	28	23	20	71	5	2	7	14
	百分率/%	9.3	4.3	6.4	7.2	1.6	1.2	1.9	1.5	1.5	1.8	2.5	1.9
医疗废物管理	数量	130	34	11	175	97	70	42	209	14	6	16	36
	百分率/%	12.7	5.6	3.4	8.9	5.5	3.7	3.9	4.4	4.2	5.3	5.7	5.0
设备定位	数量	74	21	12	107	18	17	13	48	3	2	3	8
	百分率/%	7.2	3.5	3.7	5.5	1.0	0.9	1.2	1.1	0.9	1.8	1.1	1.1
体征自动采集	数量	167	47	17	231	44	34	18	96	2	2	0	4
	百分率/%	16.3	7.7	5.2	11.8	2.5	1.8	1.7	2.0	0.6	1.8	0.0	0.6
输液管理	数量	190	62	39	291	79	62	43	184	23	5	19	47
	百分率/%	18.5	10.2	11.9	14.8	4.5	3.3	4.0	3.9	6.9	4.4	6.8	6.5
供应室管理	数量	230	90	51	371	117	88	64	269	11	4	12	27
	百分率/%	22.4	14.8	15.6	18.9	6.6	4.6	5.9	5.7	3.3	3.5	4.3	3.7
高值耗材管理	数量	226	107	53	386	135	131	89	355	13	5	7	25
	百分率/%	22.0	17.6	16.2	19.7	7.6	6.9	8.3	7.5	3.9	4.4	2.5	3.4
固定资产管理	数量	187	99	49	335	154	144	95	393	22	5	21	48
	百分率/%	18.2	16.3	15.0	17.1	8.7	7.5	8.8	8.3	6.6	4.4	7.5	6.6
其他	数量	31	11	7	49	20	32	37	89	5	3	8	16
	百分率/%	3.0	1.8	2.1	2.5	1.1	1.7	3.4	1.9	1.5	2.6	2.9	2.2

第8节   小   结

1. 医院集成平台主要用于完成数据交换、数据查询和主索引服务。未进行应用集成的三级医院占31.2%。接入平台的主要包括门诊医生工作站、住院护士工作站、住院医生工作站、挂号收费管理系统、病历书写与管理系统等。

2. 三级、二级医院信息化建设资金来源主要为本院自筹,占比分别为98.1%、94.4%。医院信息化建设投入占年度总收入1%以上的三级医院占比50.7%。

3．已设立专职信息化部门的三级医院占 98.3%。医院信息化部门的工作包括卫生统计、信息技术等，整体上以信息技术为主。

4．各级医院大部分医疗服务类功能开通率有所提高，如随访服务管理、电子病历和健康档案调阅等。

5．在新技术应用方面，移动互联网使用比例为 50.7%，物联网应用比例为 40.0%。开展用药管理方面智能化应用的三级医院占 42.6%。

第4章　专题分析——三级医院信息化

第1节　三级医院互联互通情况

1. 三级医院与区域卫生信息平台联通情况

调查发现，三甲医院与区域卫生信息平台实现联通的比例高于其他三级医院，三甲和其他三级医院的平均占比分别为48.8%和46.9%（表4-1）。整体来看，三甲医院已实现区域内医疗机构间信息共享与交换的比例高于其他三级医院（图4-1）。

表4-1　与区域卫生信息平台联通情况

联通情况		三甲医院					其他三级医院				
		综合	中医类	专科	其他	合计	综合	中医类	专科	其他	合计
已实现	数量	50	26	31	11	118	36	13	6	6	61
	构成比/%	8.3	8.4	14.1	11.6	9.6	8.5	14.4	4.1	8.5	8.4
部分实现	数量	244	126	72	41	483	168	36	53	24	281
	构成比/%	40.2	40.6	32.7	43.2	39.2	39.7	40.0	36.1	34.3	38.5
具备联通条件	数量	173	87	70	21	351	103	22	43	17	185
	构成比/%	28.5	28.1	31.8	22.1	28.5	24.3	24.5	29.2	24.3	25.3
不具备联通条件	数量	36	25	14	10	85	31	2	23	6	62
	构成比/%	5.9	8.1	6.4	10.5	6.9	7.4	2.2	15.6	8.6	8.5
本级无区域信息平台	数量	104	46	33	12	195	85	17	22	17	141
	构成比/%	17.1	14.8	15.0	12.6	15.8	20.1	18.9	15.0	24.3	19.3

图4-1显示，三甲医院与区域卫生信息平台互联互通的数量明显多于其他三级医院，以专科医院的差距最为悬殊。

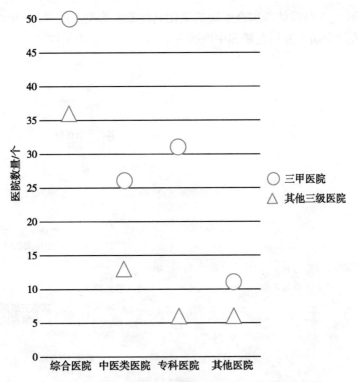

图 4-1 已实现与区域卫生信息平台互联互通的医院数量

2. 医联体信息系统联通情况

建立医联体的三甲和其他三级医院比例分别为 67.3% 和 61.0%（图 4-2）。医院与医联体中实现信息共享和交换最主要的方式是通过区域卫生信息平台，三甲和其他三级医院占比分别为 31.1% 和 35.3%。使用同一套信息系统的三甲医院和其他三级医院占比均最低，分别为 11.6% 和 10.6%（表 4-2）。

表 4-2 医联体间信息共享和交换方式

交换方式		三甲医院					其他三级医院				
		综合	中医类	专科	其他	合计	综合	中医类	专科	其他	合计
已建立医联体	数量	442	204	129	54	829	276	57	71	41	445
	构成比 /%	72.8	65.8	58.6	56.8	67.3	65.2	63.3	48.3	58.6	61.0
使用纸板文书	数量	46	28	23	15	112	38	3	11	5	57
	构成比 /%	10.4	13.7	17.8	27.8	13.5	13.8	5.3	15.5	12.2	12.8
机构间点对点数据交换	数量	106	21	24	3	154	40	10	8	6	64
	构成比 /%	24.0	10.3	18.6	5.6	18.6	14.5	17.5	11.3	14.6	14.4
使用同一套信息系统	数量	66	17	9	4	96	34	2	7	4	47
	构成比 /%	14.9	8.3	7.0	7.4	11.6	12.3	3.5	9.9	9.8	10.6
通过区域卫生信息平台实现	数量	126	75	39	18	258	104	25	18	10	157
	构成比 /%	28.5	36.8	30.2	33.3	31.1	37.7	43.9	25.3	24.4	35.3
未实现数据共享	数量	98	63	34	14	209	60	17	27	16	120
	构成比 /%	22.2	30.9	26.4	25.9	25.2	21.7	29.8	38.0	39.0	27.0
未建立医联体	数量	165	106	91	41	403	147	33	76	29	285
	构成比 /%	27.2	34.2	41.4	43.2	32.7	34.8	36.7	51.7	41.4	39.0

图 4-2 显示，建立医联体的综合医院数量比其他专业类型医院多，三甲综合医院和其他三级综合医院数量均高于专科医院和中医医院。

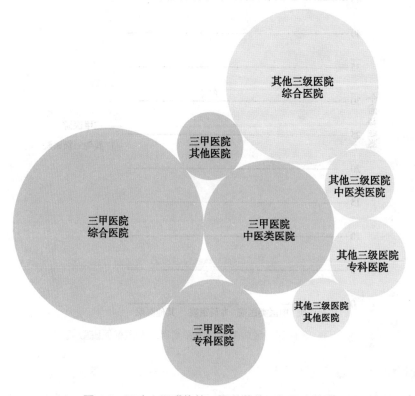

图 4-2　已建立医联体的三甲和其他三级医院数量

3. 三级医院主院区与分院信息系统联通情况

三甲医院和其他三级医院有分院或多院区的比例分别为 61.3% 和 40.8%（图 4-3）。

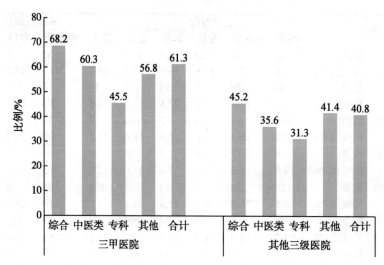

图 4-3　有分院或多院区的三甲和其他三级医院数量占同类型医院的比例

在有分院或多院区的医院中，已经完成信息系统一体化的医院占比均最高，三甲医院和其他三级医院分别达到 73.0% 和 67.8%。采用独立系统分别进行管理，不实时进行信息交换的医院占比均较低，三甲医院和其他三级医院分别为 10.9% 和 14.8%（表 4-3）。

表 4-3　主分院或多院区之间信息系统一体化建设情况

建设情况		三甲医院					其他三级医院				
		综合	中医类	专科	其他	合计	综合	中医类	专科	其他	合计
有分院或多院区	数量	414	187	100	54	755	191	32	46	29	298
	构成比 /%	68.2	60.3	45.5	56.8	61.3	45.2	35.6	31.3	41.4	40.8
有分院但未实现一体化	数量	64	39	9	10	122	39	6	3	4	52
	构成比 /%	15.5	20.9	9.0	18.5	16.1	20.4	18.7	6.5	13.8	17.4
采用独立系统分别进行管理，不实时进行信息交换	数量	54	11	12	5	82	32	3	8	1	44
	构成比 /%	13.0	5.9	12.0	9.3	10.9	16.8	9.4	17.4	3.4	14.8
已经完成信息系统一体化	数量	296	137	79	39	551	120	23	35	24	202
	构成比 /%	71.5	73.2	79.0	72.2	73.0	62.8	71.9	76.1	82.8	67.8
无分院或多院区	数量	193	123	120	41	477	232	58	101	41	432
	构成比 /%	31.8	39.7	54.5	43.2	38.7	54.8	64.4	68.7	58.6	59.2

4. 多卡(码)融合

患者身份识别介质中，三甲和其他三级医院至少开通一项的比例分别为 99.8% 和 99.6%。三甲和其他三级医院使用率最高的均为医保卡，分别为 93.6% 和 91.9%（表 4-4）。

表 4-4　三级医院使用各类患者身份识别卡(码)情况

卡(码)名称		三甲医院					其他三级医院				
		综合	中医类	专科	其他	合计	综合	中医类	专科	其他	合计
居民健康卡（含电子健康卡）	数量	403	192	145	62	802	249	49	89	37	424
	百分率 /%	66.4	61.9	65.9	65.3	65.1	58.9	54.4	60.5	52.9	58.1
身份证	数量	573	273	199	75	1 120	387	76	128	57	648
	百分率 /%	94.4	88.1	90.5	78.9	90.9	91.5	84.4	87.1	81.4	88.8
医保卡	数量	569	292	206	86	1 153	385	85	140	61	671
	百分率 /%	93.7	94.2	93.6	90.5	93.6	91.0	94.4	95.2	87.1	91.9
院内 IC 卡	数量	196	99	59	33	387	134	25	34	22	215
	百分率 /%	32.3	31.9	26.8	34.7	31.4	31.7	27.8	23.1	31.4	29.5
院内磁条卡	数量	293	128	99	49	569	185	35	45	30	295
	百分率 /%	48.3	41.3	45.0	51.6	46.2	43.7	38.9	30.6	42.9	40.4
以上均无	数量	0	1	1	1	3	0	0	2	1	3
	百分率 /%	0.0	0.3	0.5	1.1	0.2	0.0	0.0	1.4	1.4	0.4

注：以上均无仅指医院无本次调查的 5 类卡（码），不能代表医院无患者身份识别介质

从医院类型来看，综合医院使用率最高的均为身份证；中医类、专科医院使用率最高的均为医保卡。不同类型的三甲医院和其他三级医院使用率最低的均是院内 IC 卡（图 4-4）。

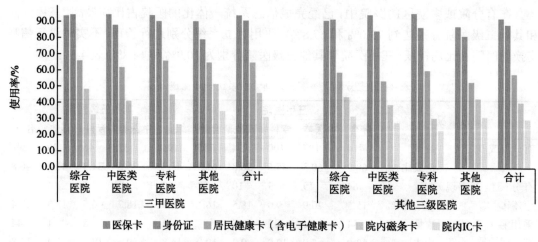

图 4-4   三甲和其他三级医院患者身份识别介质的使用率

第2节   三级医院业务应用功能建设情况

1. 便民服务类

调查显示，分别有 99.4% 和 97.4% 的三甲医院和其他三级医院至少开通一项便民服务类功能。三甲医院开通率前三名依次是预约服务、自助服务、自助支付，分别为 95.3%、93.8% 和 88.6%；其他三级医院开通率前三名依次是自助服务、预约服务、自助支付，分别为 86.6%、85.8% 和 80.5%。三甲医院和其他三级医院开通率最低的均是患者定位，分别为 11.9% 和 5.1%（表 4-5）。

三甲医院中，综合医院开通率最高的是自助服务，为 97.4%；中医类、专科医院开通率最高的是预约服务，分别为 92.9% 和 95.0%。其他三级医院中，综合、中医类医院开通率最高的均是自助服务，分别为 93.4% 和 84.4%；专科医院开通率最高的是预约服务，为 86.4%（表 4-5，图 4-5）。

表 4-5   三级医院便民服务功能开通情况

功能点名称		三甲医院					其他三级医院				
		综合	中医类	专科	其他	合计	综合	中医类	专科	其他	合计
互联网服务	数量	500	215	172	76	963	277	49	96	42	464
	百分率 /%	82.4	69.4	78.2	80.0	78.2	65.5	54.4	65.3	60.0	63.6
预约服务	数量	583	288	209	94	1 174	370	74	127	55	626
	百分率 /%	96.0	92.9	95.0	98.9	95.3	87.5	82.2	86.4	78.6	85.8
自助服务	数量	591	280	197	88	1 156	395	76	103	58	632
	百分率 /%	97.4	90.3	89.5	92.6	93.8	93.4	84.4	70.1	82.9	86.6
智能候诊	数量	320	108	99	45	572	168	19	40	22	249
	百分率 /%	52.7	34.8	45.0	47.4	46.4	39.7	21.1	27.2	31.4	34.1

续表

功能点名称		三甲医院					其他三级医院				
		综合	中医类	专科	其他	合计	综合	中医类	专科	其他	合计
自助支付	数量	563	262	179	88	1 092	362	70	102	54	588
	百分率/%	92.8	84.5	81.4	92.6	88.6	85.6	77.8	69.4	77.1	80.5
智能导航	数量	262	74	74	24	434	91	9	20	13	133
	百分率/%	43.2	23.9	33.6	25.3	35.2	21.5	10.0	13.6	18.6	18.2
信息推送	数量	460	188	153	74	875	255	44	90	40	429
	百分率/%	75.8	60.6	69.5	77.9	71.0	60.3	48.9	61.2	57.1	58.8
患者定位	数量	92	19	23	12	146	28	1	3	5	37
	百分率/%	15.2	6.1	10.5	12.6	11.9	6.6	1.1	2.0	7.1	5.1
陪护服务	数量	134	32	37	11	214	75	10	14	6	105
	百分率/%	22.1	10.3	16.8	11.6	17.4	17.7	11.1	9.5	8.6	14.4
满意度评价	数量	488	207	170	71	936	300	53	93	44	490
	百分率/%	80.4	66.8	77.3	74.7	76.0	70.9	58.9	63.3	62.9	67.1
信息公开服务	数量	473	207	163	69	912	278	48	96	43	465
	百分率/%	77.9	66.8	74.1	72.6	74.0	65.7	53.3	65.3	61.4	63.7
未开通	数量	1	4	2	0	7	6	5	3	5	19
	百分率/%	0.2	1.3	0.9	0.0	0.6	1.4	5.6	2.0	7.1	2.6

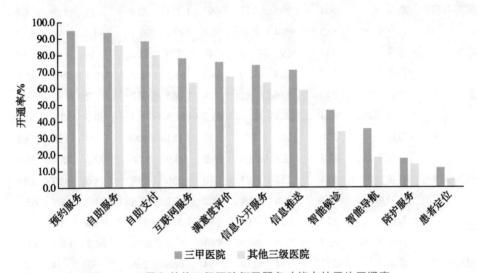

图 4-5　三甲和其他三级医院便民服务功能点的平均开通率

2. 医疗服务类

调查显示，分别有 99.9% 和 99.6% 的三甲医院和其他三级医院至少开通医疗服务类功能中的一项。三甲和其他医院开通率前三名均是住院病历书写、护理记录和患者基本信息管理，排序略有不同，其中三甲医院对应开通率分别为 99.1%、95.9% 和 95.6%，其他三级医院对应开通率分别为 97.3%、92.6% 和 94.4%。不同类型的三甲医院和其他三级医院开通率最高的均为住院病历书写功能。综合医院住院病历书写功能开通率高于中医类、专科医院（表4-6，图4-6）。

三甲医院中，综合、专科医院开通率最低的是院前急救功能，中医类医院开通率最低的是多学科协作诊疗功能。其他三级医院中，不同类型的医院开通率最低的均是多学科协作诊疗功能。

表4-6　三级医院医疗服务功能开通情况

功能点名称		三甲医院					其他三级医院				
		综合	中医类	专科	其他	合计	综合	中医类	专科	其他	合计
患者基本信息管理	数量	583	295	208	92	1 178	401	83	138	67	689
	百分率/%	96.0	95.2	94.5	96.8	95.6	94.8	92.2	93.9	95.7	94.4
院前急救	数量	315	117	55	25	512	206	38	29	25	298
	百分率/%	51.9	37.7	25.0	26.3	41.6	48.7	42.2	19.7	35.7	40.8
门诊分诊	数量	526	199	168	81	974	337	50	94	52	533
	百分率/%	86.7	64.2	76.4	85.3	79.1	79.7	55.6	63.9	74.3	73.0
急诊分级分诊	数量	372	105	89	40	606	207	31	37	24	299
	百分率/%	61.3	33.9	40.5	42.1	49.2	48.9	34.4	25.2	34.3	41.0
门急诊电子病历	数量	515	257	183	75	1 030	338	73	109	47	567
	百分率/%	84.8	82.9	83.2	78.9	83.6	79.9	81.1	74.1	67.1	77.7
住院病历书写	数量	604	305	217	95	1 221	419	85	139	67	710
	百分率/%	99.5	98.4	98.6	100.0	99.1	99.1	94.4	94.6	95.7	97.3
急诊留观	数量	441	192	99	46	778	262	44	44	32	382
	百分率/%	72.7	61.9	45.0	48.4	63.1	61.9	48.9	29.9	45.7	52.3
申请单管理	数量	549	236	181	79	1 045	337	72	92	52	553
	百分率/%	90.4	76.1	82.3	83.2	84.8	79.7	80.0	62.6	74.3	75.8
护理记录	数量	590	288	211	92	1 181	400	83	130	63	676
	百分率/%	97.2	92.9	95.9	96.8	95.9	94.6	92.2	88.4	90.0	92.6
非药品医嘱执行	数量	534	251	185	80	1 050	349	66	107	46	568
	百分率/%	88.0	81.0	84.1	84.2	85.2	82.5	73.3	72.8	65.7	77.8
临床路径	数量	577	223	190	84	1 074	373	60	101	57	591
	百分率/%	95.1	71.9	86.4	88.4	87.2	88.2	66.7	68.7	81.4	81.0
随访服务管理	数量	382	114	118	54	668	205	32	44	28	309
	百分率/%	62.9	36.8	53.6	56.8	54.2	48.5	35.6	29.9	40.0	42.3
多学科协作诊疗	数量	333	74	87	26	520	179	18	26	11	234
	百分率/%	54.9	23.9	39.5	27.4	42.2	42.3	20.0	17.7	15.7	32.1
电子病历和健康档案调阅	数量	484	201	164	69	918	297	54	84	39	474
	百分率/%	79.7	64.8	74.5	72.6	74.5	70.2	60.0	57.1	55.7	64.9
未开通	数量	0	0	1	0	1	1	0	1	1	3
	百分率/%	0.0	0.0	0.5	0.0	0.1	0.2	0.0	0.7	1.4	0.4

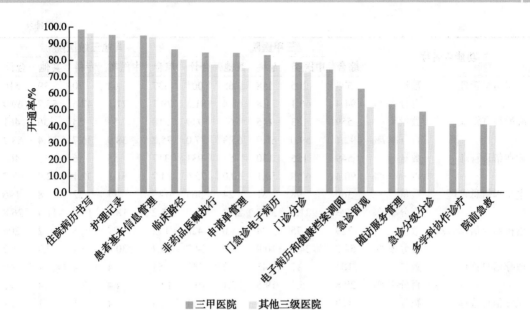

图 4-6　三甲和其他三级医院医疗服务功能点的平均开通率

3. 医技服务类

分别有 99.4% 和 97.7% 的三甲医院和其他三级医院至少开通医技服务类功能中的一项。三级医院开通率前三名均为临床检验信息管理、医学影像信息管理和手术信息管理，其中三甲医院开通率分别为 98.4%、96.8% 和 81.3%，其他三级医院开通率分别为 96.3%、91.4% 和 69.9%（表 4-7）。不同类型的三甲和其他三级医院开通率最高的均为临床检验信息管理功能，综合医院临床检验信息管理功能开通率高于中医类、专科医院。

三甲医院中，综合、专科医院开通率最低的都是高压氧信息管理功能，开通率分别为 20.8% 和 7.3%；中医类医院开通率最低的是化疗信息管理功能，为 4.5%。其他三级医院中，不同类型医院开通率最低的均为化疗信息管理功能，综合、中医类、专科医院开通率分别为 7.8%、4.4% 和 0.7%（表 4-7，图 4-7）。

表 4-7　三级医院医技服务功能开通情况

功能点名称		三甲医院					其他三级医院				
		综合	中医类	专科	其他	合计	综合	中医类	专科	其他	合计
医学影像信息管理	数量	605	296	202	89	1 192	412	83	112	60	667
	百分率 /%	99.7	95.5	91.8	93.7	96.8	97.4	92.2	76.2	85.7	91.4
临床检验信息管理	数量	605	300	213	94	1 212	418	88	132	65	703
	百分率 /%	99.7	96.8	96.8	98.9	98.4	98.8	97.8	89.8	92.9	96.3
病理管理	数量	557	206	140	65	968	349	59	62	37	507
	百分率 /%	91.8	66.5	63.6	68.4	78.6	82.5	65.6	42.2	52.9	69.5
生物标本库管理	数量	307	91	92	30	520	155	20	32	13	220
	百分率 /%	50.6	29.4	41.8	31.6	42.2	36.6	22.2	21.8	18.6	30.1

续表

功能点名称		三甲医院					其他三级医院				
		综合	中医类	专科	其他	合计	综合	中医类	专科	其他	合计
手术信息管理	数量	573	205	158	65	1 001	337	64	70	39	510
	百分率/%	94.4	66.1	71.8	68.4	81.3	79.7	71.1	47.6	55.7	69.9
麻醉信息管理	数量	559	183	145	62	949	318	53	54	36	461
	百分率/%	92.1	59.0	65.9	65.3	77.0	75.2	58.9	36.7	51.4	63.2
输血信息管理	数量	549	195	130	57	931	317	55	56	37	465
	百分率/%	90.4	62.9	59.1	60.0	75.6	74.9	61.1	38.1	52.9	63.7
电生理信息管理	数量	360	98	81	24	563	149	17	22	8	196
	百分率/%	59.3	31.6	36.8	25.3	45.7	35.2	18.9	15.0	11.4	26.8
透析治疗信息管理	数量	329	75	24	0	428	172	27	5	2	206
	百分率/%	54.2	24.2	10.9	0.0	34.7	40.7	30.0	3.4	2.9	28.2
放疗信息管理	数量	181	17	43	2	243	51	4	4	1	60
	百分率/%	29.8	5.5	19.5	2.1	19.7	12.1	4.4	2.7	1.4	8.2
化疗信息管理	数量	128	14	26	3	171	33	4	1	1	39
	百分率/%	21.1	4.5	11.8	3.2	13.9	7.8	4.4	0.7	1.4	5.3
康复信息管理	数量	154	51	42	17	264	76	10	14	6	106
	百分率/%	25.4	16.5	19.1	17.9	21.4	18.0	11.1	9.5	8.6	14.5
放射介入信息管理	数量	298	74	56	21	449	160	16	16	1	193
	百分率/%	49.1	23.9	25.5	22.1	36.4	37.8	17.8	10.9	1.4	26.4
高压氧信息管理	数量	126	19	16	2	163	57	9	4	0	70
	百分率/%	20.8	6.1	7.3	2.1	13.2	13.5	10.0	2.7	0.0	9.6
供应室管理	数量	464	161	115	52	792	262	42	49	29	382
	百分率/%	76.4	51.9	52.3	54.7	64.3	61.9	46.7	33.3	41.4	52.3
未开通	数量	0	6	2	0	8	3	1	10	3	17
	百分率/%	0.0	1.9	0.9	0.0	0.6	0.7	1.1	6.8	4.3	2.3

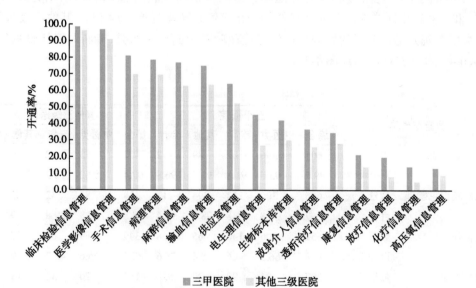

图 4-7   三甲和其他三级医院医技服务功能点的平均开通率

4. 移动医疗类

分别有 61.9% 和 48.5% 的三甲医院和其他三级医院至少开通移动医疗类功能中的一项。三甲医院开通率前三名依次是移动护理、移动查房、移动智能终端，分别为 56.8%、42.0%、38.6%。其他三级医院开通率前三名依次是移动护理、移动查房、移动医生，分别为 40.7%、31.0%、25.5%（表 4-8）。不同类型的三甲和其他三级医院开通率最高的均是移动护理功能，综合医院的移动护理开通率高于中医类、专科医院。

三甲医院和其他二级医院开通率最低的均是术前访视功能，分别为 8.4% 和 3.2%。三甲医院中，综合医院开通率最低的是移动药师和术前访视功能，均为 12.2%；中医类医院开通率最低的是术前访视功能，为 1.6%；专科医院开通率最低的是移动药师功能，为 6.8%。不同类型的其他三级医院中开通率最低的均是术前访视功能，综合、中医类、专科医院分别为 4.5%、3.3% 和 0.0%（表 4-8，图 4-8）。

表 4-8 三级医院移动医疗功能开通情况

功能点名称		三甲医院					其他三级医院				
		综合	中医类	专科	其他	合计	综合	中医类	专科	其他	合计
移动智能终端	数量	285	72	83	35	475	131	15	25	14	185
	百分率 /%	47.0	23.2	37.7	36.8	38.6	31.0	16.7	17.0	20.0	25.3
移动查房	数量	307	89	82	40	518	161	24	28	13	226
	百分率 /%	50.6	28.7	37.3	42.1	42.0	38.1	26.7	19.0	18.6	31.0
移动护理	数量	404	127	111	58	700	210	29	38	20	297
	百分率 /%	66.6	41.0	50.5	61.1	56.8	49.6	32.2	25.9	28.6	40.7
移动医生	数量	268	73	69	32	442	137	15	23	11	186
	百分率 /%	44.2	23.5	31.4	33.7	35.9	32.4	16.7	15.6	15.7	25.5
移动药师	数量	74	12	15	6	107	19	4	2	1	26
	百分率 /%	12.2	3.9	6.8	6.3	8.7	4.5	4.4	1.4	1.4	3.6
移动输液	数量	234	59	57	32	382	107	14	13	13	147
	百分率 /%	38.6	19.0	25.9	33.7	31.0	25.3	15.6	8.8	18.6	20.1
术前访视	数量	74	5	21	4	104	19	3	0	1	23
	百分率 /%	12.2	1.6	9.5	4.2	8.4	4.5	3.3	0.0	1.4	3.2
未开通	数量	168	172	95	35	470	179	51	100	46	376
	百分率 /%	27.7	55.5	43.2	36.8	38.1	42.3	56.7	68.0	65.7	51.5

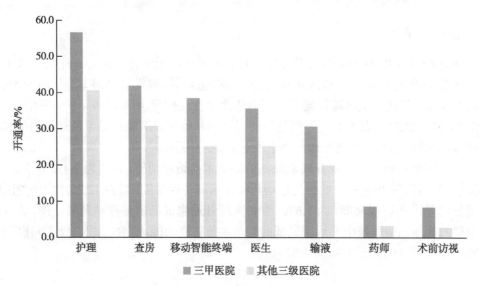

图 4-8   三甲和其他三级医院移动医疗功能点的平均开通率

5. 医疗管理类

分别有 99.4% 和 99.5% 的三甲医院和其他三级医院至少开通医疗管理类功能中的一项。三甲医院开通率前三名依次是人员权限管理、危急值管理、院内感染管理,分别为 96.8%、87.3% 和 87.3%。其他三级医院开通率前三名依次是人员权限管理、电子病历质量监控管理、传染病信息上报,分别为 95.9%、79.6% 和 78.8%。调查发现,不同类型的三甲医院和其他三级医院开通率最高的均为人员权限管理功能。三甲医院中,专科医院人员权限管理功能开通率高于综合、中医类医院。其他三级医院中,综合医院人员权限管理功能开通率高于其他类型的医院。

三甲医院和其他三级医院开通率最低的均为卫生应急管理功能,分别为 20.5% 和 14.5%(表 4-9,图 4-9)。综合医院的卫生应急管理功能开通率高于中医类、专科医院。

表 4-9   三级医院医疗管理功能开通情况

功能点名称		三甲医院					其他三级医院				
		综合	中医类	专科	其他	合计	综合	中医类	专科	其他	合计
人员权限管理	数量	596	289	217	91	1 193	411	84	142	63	700
	百分率 /%	98.2	93.2	98.6	95.8	96.8	97.2	93.3	96.6	90.0	95.9
电子病历质量监控管理	数量	547	253	194	79	1 073	345	65	117	54	581
	百分率 /%	90.1	81.6	88.2	83.2	87.1	81.6	72.2	79.6	77.1	79.6
手术分级管理	数量	501	164	130	62	857	306	47	58	43	454
	百分率 /%	82.5	52.9	59.1	65.3	69.6	72.3	52.2	39.5	61.4	62.2
危急值管理	数量	564	242	185	85	1 076	368	64	91	47	570
	百分率 /%	92.9	78.1	84.1	89.5	87.3	87.0	71.1	61.9	67.1	78.1
临床路径与单病种管理	数量	559	216	181	81	1 037	359	59	98	50	566
	百分率 /%	92.1	69.7	82.3	85.3	84.2	84.9	65.6	66.7	71.4	77.5
院内感染管理	数量	568	244	185	78	1 075	354	58	91	41	544
	百分率 /%	93.6	78.7	84.1	82.1	87.3	83.7	64.4	61.9	58.6	74.5

续表

功能点名称		三甲医院					其他三级医院				
		综合	中医类	专科	其他	合计	综合	中医类	专科	其他	合计
护理质量管理	数量	445	170	144	57	816	260	42	61	28	391
	百分率/%	73.3	54.8	65.5	60.0	66.2	61.5	46.7	41.5	40.0	53.6
卫生应急管理	数量	155	40	40	17	252	74	10	16	6	106
	百分率/%	25.5	12.9	18.2	17.9	20.5	17.5	11.1	10.9	8.6	14.5
医疗安全（不良）事件上报	数量	525	197	174	73	969	322	50	84	41	497
	百分率/%	86.5	63.5	79.1	76.8	78.7	76.1	55.6	57.1	58.6	68.1
传染病信息上报	数量	550	243	182	74	1 049	367	68	95	45	575
	百分率/%	90.6	78.4	82.7	77.9	85.1	86.8	75.6	64.6	64.3	78.8
食源性疾病信息上报	数量	339	146	57	33	575	244	46	32	28	350
	百分率/%	55.8	47.1	25.9	34.7	46.7	57.7	51.1	21.8	40.0	47.9
未开通	数量	0	5	1	1	7	2	0	1	1	4
	百分率/%	0.0	1.6	0.5	1.1	0.6	0.5	0.0	0.7	1.4	0.5

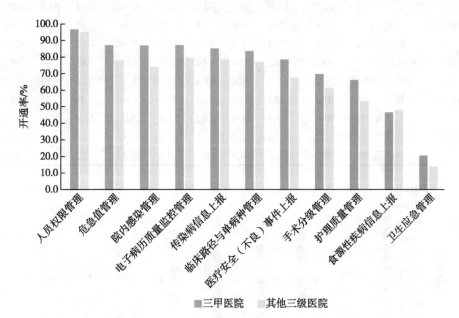

图 4-9　三甲和其他三级医院医疗管理功能点的平均开通率

6. 药事服务与管理类

分别有 99.4% 和 98.9% 的三甲医院和其他三级医院至少开通药事服务与管理类功能中的一项。三甲医院和其他三级医院开通率前三名均为住院医嘱管理、药品医嘱执行、门（急）诊处方和处置管理，三甲医院开通率分别为 96.0%、92.5% 和 91.3%，其他三级医院开通率分别为 94.0%、88.5% 和 86.0%。不同类型的三甲医院和其他三级医院开通率最高的均为住院医嘱管理功能，且综合医院的住院医嘱管理功能开通率高于中医类、专科医院。

三甲医院和其他三级医院开通率最低的均为静脉药物配置中心功能，分别为 47.8% 和 31.1%；综合医院的静脉药物配置中心功能开通率高于中医类、专科医院（表 4-10，图 4-10）。

表 4-10   三级医院药事服务与管理功能开通情况

功能点名称		三甲医院					其他三级医院				
		综合	中医类	专科	其他	合计	综合	中医类	专科	其他	合计
门（急）诊处方和处置管理	数量	565	271	201	88	1 125	375	76	125	52	628
	百分率 /%	93.1	87.4	91.4	92.6	91.3	88.7	84.4	85.0	74.3	86.0
住院医嘱管理	数量	589	292	211	91	1 183	413	82	134	57	686
	百分率 /%	97.0	94.2	95.9	95.8	96.0	97.6	91.1	91.2	81.4	94.0
静脉药物配置中心	数量	405	72	82	30	589	176	16	29	6	227
	百分率 /%	66.7	23.2	37.3	31.6	47.8	41.6	17.8	19.7	8.6	31.1
输液管理	数量	412	155	105	53	725	253	32	57	31	373
	百分率 /%	67.9	50.0	47.7	55.8	58.8	59.8	35.6	38.8	44.3	51.1
药品医嘱执行	数量	571	275	208	86	1 140	388	74	129	55	646
	百分率 /%	94.1	88.7	94.5	90.5	92.5	91.7	82.2	87.8	78.6	88.5
合理用药监测	数量	573	260	190	86	1 109	374	64	91	47	576
	百分率 /%	94.4	83.9	86.4	90.5	90.0	88.4	71.1	61.9	67.1	78.9
抗菌药物管理	数量	568	240	190	81	1 079	370	61	94	44	569
	百分率 /%	93.6	77.4	86.4	85.3	87.6	87.5	67.8	63.9	62.9	77.9
处方点评	数量	517	202	168	64	951	323	61	84	39	507
	百分率 /%	85.2	65.2	76.4	67.4	77.2	76.4	67.8	57.1	55.7	69.5
基本药物监管	数量	489	184	151	61	885	309	49	81	37	476
	百分率 /%	80.6	59.4	68.6	64.2	71.8	73.0	54.4	55.1	52.9	65.2
未开通	数量	2	4	2	0	8	1	2	1	4	8
	百分率 /%	0.3	1.3	0.9	0.0	0.6	0.2	2.2	0.7	5.7	1.1

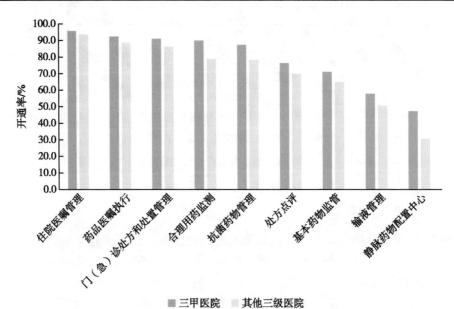

图 4-10   三甲和其他三级医院药事服务与管理功能点的平均开通率

7. 运营管理类

分别有 98.5% 和 97.4% 的三甲医院和其他三级医院至少开通运营管理类功能的一项。三甲医院和其他三级医院开通率前三名均为住院患者的入 / 出 / 转、业务结算与收费、病区（房）床位管理，三级医院分别为 96.3%、95.7% 和 93.4%，其他三级医院分别为 94.7%、93.4% 和 90.5%。三甲医院和其他三级医院平均开通率最高均为住院患者的入 / 出 / 转功能。三甲医院中，综合医院住院患者的入 / 出 / 转开通率高于其他类型的医院。其他三级医院中，中医类医院住院患者的入 / 出 / 转开通率高丁综合、专科医院。

三甲医院和其他三级医院开通率最低的均是医疗废物管理功能，分别为 22.5% 和 21.6%；综合医院的医疗废物管理功能开通率高于中医类、专科医院（表 4-11，图 4-11）。

表 4-11　三级医院运营管理功能开通情况

功能点名称		三甲医院					其他三级医院				
		综合	中医类	专科	其他	合计	综合	中医类	专科	其他	合计
实名建档	数量	545	269	192	86	1 092	362	73	120	58	613
	百分率 /%	89.8	86.8	87.3	90.5	88.6	85.6	81.1	81.6	82.9	84.0
病区（房）床位管理	数量	570	294	202	85	1 151	393	75	131	62	661
	百分率 /%	93.9	94.8	91.8	89.5	93.4	92.9	83.3	89.1	88.6	90.5
住院患者的入 / 出 / 转	数量	588	299	210	89	1 186	404	87	136	64	691
	百分率 /%	96.9	96.5	95.5	93.7	96.3	95.5	96.7	92.5	91.4	94.7
业务结算与收费	数量	587	292	210	90	1 179	400	84	137	61	682
	百分率 /%	96.7	94.2	95.5	94.7	95.7	94.6	93.3	93.2	87.1	93.4
成本核算	数量	480	184	150	58	872	249	47	77	26	399
	百分率 /%	79.1	59.4	68.2	61.1	70.8	58.9	52.2	52.4	37.1	54.7
预算管理	数量	405	139	122	44	710	179	26	52	17	274
	百分率 /%	66.7	44.8	55.5	46.3	57.6	42.3	28.9	35.4	24.3	37.5
高值耗材管理	数量	515	209	141	49	914	305	46	72	28	451
	百分率 /%	84.8	67.4	64.1	51.6	74.2	72.1	51.1	49.0	40.0	61.8
药品物流管理	数量	403	126	118	47	694	218	39	60	23	340
	百分率 /%	66.4	40.6	53.6	49.5	56.3	51.5	43.3	40.8	32.9	46.6
物资管理	数量	565	256	197	80	1 098	371	73	113	51	608
	百分率 /%	93.1	82.6	89.5	84.2	89.1	87.7	81.1	76.9	72.9	83.3
固定资产管理	数量	540	252	189	76	1 057	343	63	106	42	554
	百分率 /%	89.0	81.3	85.9	80.0	85.8	81.1	70.0	72.1	60.0	75.9
医疗设备管理	数量	434	168	157	57	816	258	46	71	31	406
	百分率 /%	71.5	54.2	71.4	60.0	66.2	61.0	51.1	48.3	44.3	55.6
医疗废物管理	数量	166	49	48	14	277	102	18	25	13	158
	百分率 /%	27.3	15.8	21.8	14.7	22.5	24.1	20.0	17.0	18.6	21.6

续表

功能点名称		三甲医院					其他三级医院				
		综合	中医类	专科	其他	合计	综合	中医类	专科	其他	合计
人力资源管理	数量	428	137	129	48	742	230	33	57	26	346
	百分率/%	70.5	44.2	58.6	50.5	60.2	54.4	36.7	38.8	37.1	47.4
绩效考核	数量	420	132	115	41	708	219	40	39	24	322
	百分率/%	69.2	42.6	52.3	43.2	57.5	51.8	44.4	26.5	34.3	44.1
未开通	数量	8	2	7	1	18	10	2	5	2	19
	百分率/%	1.3	0.6	3.2	1.1	1.5	2.4	2.2	3.4	2.9	2.6

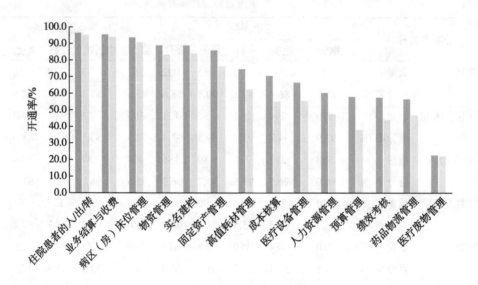

图4-11　三甲和其他三级医院运营管理功能点的平均开通率

8. 数据应用类

三甲医院和其他三级医院至少开通数据应用类功能中一项的比例分别为92.2%和88.9%。三甲医院至少开通数据应用类功能中一项的比例高于其他三级医院。

三甲医院和其他三级医院开通率最高的均为医院信息综合查询功能，分别为80.0%和73.8%。三甲医院中，综合医院信息综合查询功能开通率高于其他类型医院。其他三级医院中，中医医院信息综合查询功能开通率高于综合、专科医院。三甲医院和其他三级医院中，综合、专科医院开通率最高均为医院数据报送功能。中医医院开通率最高均为医院信息综合查询功能（表4-12，图4-12）。

三甲医院和其他三级医院开通率最低均为临床科研数据管理功能，分别为24.3%和9.6%。综合医院临床科研数据管理功能开通率高于中医、专科医院。

表 4-12　三级医院数据应用功能开通情况

功能点名称		三甲医院					其他三级医院				
		综合	中医类	专科	其他	合计	综合	中医类	专科	其他	合计
医院数据报送	数量	505	223	178	66	972	323	67	101	42	533
	百分率 /%	83.2	71.9	80.9	69.5	78.9	76.4	74.4	68.7	60.0	73.0
医疗质量监控	数量	434	149	139	58	780	243	40	60	29	372
	百分率 /%	71.5	48.1	63.2	61.1	63.3	57.4	44.4	40.8	41.4	51.0
医院信息综合查询	数量	496	246	166	77	985	322	71	96	50	539
	百分率 /%	81.7	79.4	75.5	81.1	80.0	76.1	78.9	65.3	71.4	73.8
医保监控	数量	359	138	104	44	645	198	31	55	26	310
	百分率 /%	59.1	44.5	47.3	46.3	52.4	46.8	34.4	37.4	37.1	42.5
临床科研数据管理	数量	175	44	63	17	299	49	6	10	5	70
	百分率 /%	28.8	14.2	28.6	17.9	24.3	11.6	6.7	6.8	7.1	9.6
医院运营决策管理	数量	340	106	109	43	598	165	23	30	16	234
	百分率 /%	56.0	34.2	49.5	45.3	48.5	39.0	25.6	20.4	22.9	32.1
未开通	数量	44	22	20	10	96	40	6	24	11	81
	百分率 /%	7.2	7.1	9.1	10.5	7.8	9.5	6.7	16.3	15.7	11.1

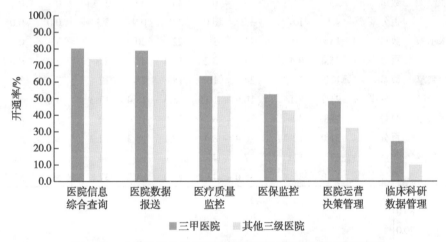

图 4-12　三甲和其他三级医院数据应用功能点的平均开通率

9. 医疗协同类

（1）作为上级指导医院，连接下级服务医院开展远程医疗工作

作为上级指导医院，在连接下级服务医院开展的远程医疗工作中，三甲医院和其他三级医院分别有 76.0% 和 65.5% 至少开通该类功能中的一项。

三甲医院和其他三级医院开通率最高的均是远程会诊功能，分别为 66.8% 和 48.4%。综合医院远程会诊功能开通率高于其他类型的医院。

三甲和其他三级医院开通率最低均是远程重症监护功能，分别为 2.8% 和 1.0%。三甲医院中，综合医院远程重症监护功能开通率高于中医类、专科医院。其他三级医院中，中医类医院远程重症监护功能开通率高于综合、专科医院（表 4-13，图 4-13）。

表 4-13   三级医院连接下级服务医院开展远程医疗功能情况

功能点名称		三甲医院					其他三级医院				
		综合	中医类	专科	其他	合计	综合	中医类	专科	其他	合计
远程预约	数量	235	49	57	18	359	113	24	13	9	159
	百分率/%	38.7	15.8	25.9	18.9	29.1	26.7	26.7	8.8	12.9	21.8
远程会诊	数量	470	171	131	51	823	249	39	42	23	353
	百分率/%	77.4	55.2	59.5	53.7	66.8	58.9	43.3	28.6	32.9	48.4
远程影像诊断	数量	377	105	68	25	575	237	41	19	12	309
	百分率/%	62.1	33.9	30.9	26.3	46.7	56.0	45.6	12.9	17.1	42.3
远程心电诊断	数量	317	75	35	13	440	195	27	7	5	234
	百分率/%	52.2	24.2	15.9	13.7	35.7	46.1	30.0	4.8	7.1	32.1
远程医学教育	数量	244	58	65	18	385	97	16	17	8	138
	百分率/%	40.2	18.7	29.5	18.9	31.3	22.9	17.8	11.6	11.4	18.9
远程病理诊断	数量	173	30	37	9	249	65	9	1	2	77
	百分率/%	28.5	9.7	16.8	9.5	20.2	15.4	10.0	0.7	2.9	10.5
远程双向转诊	数量	217	63	55	12	347	142	26	13	8	189
	百分率/%	35.7	20.3	25.0	12.6	28.2	33.6	28.9	8.8	11.4	25.9
远程重症监护	数量	25	3	7	0	35	4	3	0	0	7
	百分率/%	4.1	1.0	3.2	0.0	2.8	0.9	3.3	0.0	0.0	1.0
远程手术示教	数量	154	29	41	3	227	20	7	3	0	30
	百分率/%	25.4	9.4	18.6	3.2	18.4	4.7	7.8	2.0	0.0	4.1
远程检验共享	数量	132	22	24	10	188	78	12	7	3	100
	百分率/%	21.7	7.1	10.9	10.5	15.3	18.4	13.3	4.8	4.3	13.7
远程影像共享	数量	188	40	36	8	272	107	20	12	4	143
	百分率/%	31.0	12.9	16.4	8.4	22.1	25.3	22.2	8.2	5.7	19.6
未开通	数量	67	111	77	41	296	92	34	87	39	252
	百分率/%	11.0	35.8	35.0	43.2	24.0	21.7	37.8	59.2	55.7	34.5

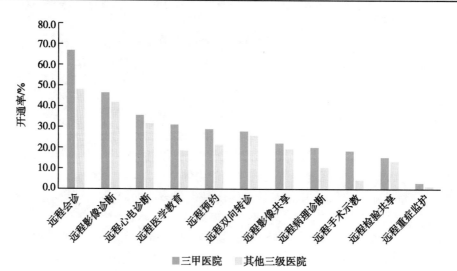

图 4-13   三甲和其他三级医院连接下级医院的远程医疗功能点的平均开通率

（2）作为下级服务医院，连接上级医院开展远程医疗工作

作为下级服务医院，在连接上级医院接受远程医疗工作中，三甲医院和其他三级医院分别有 54.4% 和 63.8% 至少开通该类功能中的一项。三甲医院和其他三级医院开通率最高的均是远程会诊功能，分别为 48.2% 和 53.8%；开通率最低均是远程重症监护功能，分别为1.5% 和 2.5%。三甲医院和其他三级医院中，综合医院远程重症监护功能开通率均高于中医类、专科医院（表 4-14，图 4-14）。

表 4-14　三级医院接受上级指导医院开展远程医疗功能情况

功能点名称		三甲医院					其他三级医院				
		综合	中医类	专科	其他	合计	综合	中医类	专科	其他	合计
远程预约	数量	108	24	21	15	168	81	14	10	9	114
	百分率 /%	17.8	7.7	9.5	15.8	13.6	19.1	15.6	6.8	12.9	15.6
远程会诊	数量	363	124	70	37	594	275	43	41	34	393
	百分率 /%	59.8	40.0	31.8	38.9	48.2	65.0	47.8	27.9	48.6	53.8
远程影像诊断	数量	196	58	25	15	294	178	36	11	14	239
	百分率 /%	32.3	18.7	11.4	15.8	23.9	42.1	40.0	7.5	20.0	32.7
远程心电诊断	数量	132	27	12	9	180	93	15	6	2	116
	百分率 /%	21.7	8.7	5.5	9.5	14.6	22.0	16.7	4.1	2.9	15.9
远程医学教育	数量	163	53	33	19	268	120	17	19	7	163
	百分率 /%	26.9	17.1	15.0	20.0	21.8	28.4	18.9	12.9	10.0	22.3
远程病理诊断	数量	114	13	15	8	150	102	12	6	3	123
	百分率 /%	18.8	4.2	6.8	8.4	12.2	24.1	13.3	4.1	4.3	16.8
远程双向转诊	数量	67	23	12	3	105	83	18	9	5	115
	百分率 /%	11.0	7.4	5.5	3.2	8.5	19.6	20.0	6.1	7.1	15.8
远程重症监护	数量	14	3	2	0	19	15	3	0	0	18
	百分率 /%	2.3	1.0	0.9	0.0	1.5	3.5	3.3	0.0	0.0	2.5
远程手术示教	数量	80	19	14	3	116	26	3	3	1	33
	百分率 /%	13.2	6.1	6.4	3.2	9.4	6.1	3.3	2.0	1.4	4.5
远程检验共享	数量	52	12	9	4	77	36	7	5	2	50
	百分率 /%	8.6	3.9	4.1	4.2	6.3	8.5	7.8	3.4	2.9	6.8
远程影像共享	数量	81	17	11	5	114	57	12	8	3	80
	百分率 /%	13.3	5.5	5.0	5.3	9.3	13.5	13.3	5.4	4.3	11.0
未开通	数量	208	160	145	49	562	103	34	97	30	264
	百分率 /%	34.3	51.6	65.9	51.6	45.6	24.3	37.8	66.0	42.9	36.2

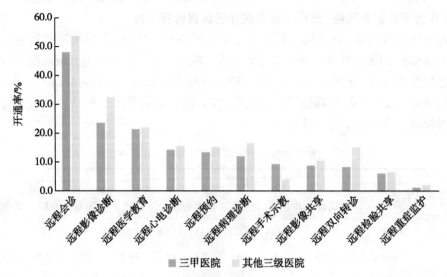

图4-14　三甲和其他三级医院连接上级医院的远程医疗功能点的平均开通率

第3节　组织与资金保障

1. 发展规划

分别有 99.8% 和 98.9% 的三甲医院和其他三级医院至少制定了一类信息化发展规划。其中,三甲医院和其他三级医院制定中期发展规划比例均最高,分别为 77.8% 和 69.0%。三甲医院中,专科医院制定中期规划的比例高于综合、中医类医院。其他三级医院中,综合医院制定中期规划的比例高于中医类、专科医院。三甲医院和其他三级医院制定长期发展规划比例均最低,分别为 26.5% 和 21.2%。综合医院制定长期发展规划的比例高于其他类型的医院(表4-15,图4-15)。

表4-15　信息化发展规划制定情况

规划类型		三甲医院					其他三级医院				
		综合	中医类	专科	其他	合计	综合	中医类	专科	其他	合计
长期发展规划	数量	176	81	47	22	326	97	17	27	14	155
	百分率/%	29.0	26.1	21.4	23.2	26.5	22.9	18.9	18.4	20.0	21.2
中期发展规划	数量	479	231	175	73	958	310	54	91	49	504
	百分率/%	78.9	74.5	79.5	76.8	77.8	73.3	60.0	61.9	70.0	69.0
短期规划和工作计划	数量	297	130	102	35	564	198	40	72	26	336
	百分率/%	48.9	41.9	46.4	36.8	45.8	46.8	44.4	49.0	37.1	46.0
单项信息化工作计划	数量	227	88	71	23	409	128	33	42	26	229
	百分率/%	37.4	28.4	32.3	24.2	33.2	30.3	36.7	28.6	37.1	31.4
未制定	数量	1	1	1	0	3	4	2	1	1	8
	百分率/%	0.2	0.3	0.5	0.0	0.2	0.9	2.2	0.7	1.4	1.1

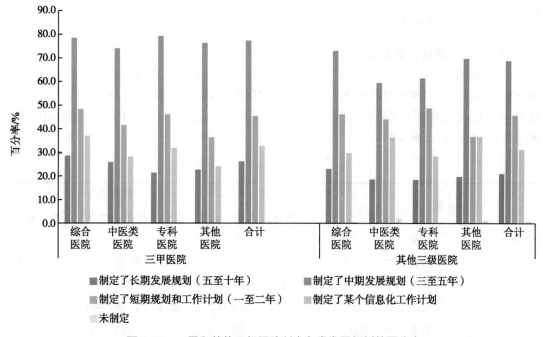

图 4-15　三甲和其他三级医院制定各类发展规划的百分率

2. 业务部门参与情况

调查显示，三级医院院级领导对信息化重视程度较高，三甲医院和其他三级医院院级领导参与率分别为 95.1% 和 94.9%（表 4-16）。

表 4-16　医院信息化发展规划制定参与人员或部门

参与人员或部门		三甲医院					其他三级医院				
		综合	中医类	专科	其他	合计	综合	中医类	专科	其他	合计
院级领导	数量	580	289	212	91	1 172	404	88	135	66	693
	百分率 /%	95.6	93.2	96.4	95.8	95.1	95.5	97.8	91.8	94.3	94.9
信息科室	数量	600	305	219	94	1 218	420	87	141	68	716
	百分率 /%	98.8	98.4	99.5	98.9	98.9	99.3	96.7	95.9	97.1	98.1
其他相关职能部门	数量	499	223	183	75	980	348	60	103	56	567
	百分率 /%	82.2	71.9	83.2	78.9	79.5	82.3	66.7	70.1	80.0	77.7
财务部门	数量	385	180	145	65	775	269	45	83	46	443
	百分率 /%	63.4	58.1	65.9	68.4	62.9	63.6	50.0	56.5	65.7	60.7
审计部门	数量	304	126	110	52	592	186	29	59	26	300
	百分率 /%	50.1	40.6	50.0	54.7	48.1	44.0	32.2	40.1	37.1	41.1
相关临床业务科室	数量	343	157	132	62	694	246	43	78	51	418
	百分率 /%	56.5	50.6	60.0	65.3	56.5	58.2	47.8	53.1	72.9	57.3

3. 医院信息化建设资金分析

（1）信息化建设资金来源

调查显示，信息化建设资金以本院自筹为主，三甲医院和其他三级医院占比分别为98.5%和97.5%。其次为财政投入，三甲医院和其他三级医院分别为39.5%和32.5%。三甲医院财政投入比例高于其他三级医院。三甲医院和其他三级医院中，上级财政投入比例均高于本级财政投入（表4-17）。

表4-17　医院信息化建设资金来源情况

资金来源		三甲医院					其他三级医院				
		综合	中医	专科	其他	合计	综合	中医	专科	其他	合计
本院自筹	数量	600	306	214	93	1 213	416	87	141	68	712
	百分率/%	98.8	98.7	97.3	97.9	98.5	98.3	96.7	95.9	97.1	97.5
财政投入	数量	221	120	108	38	487	128	30	59	20	237
	百分率/%	36.4	38.7	49.1	40.0	39.5	30.3	33.3	40.1	28.6	32.5
本级财政投入	数量	117	72	42	26	257	63	17	27	13	120
	百分率/%	19.3	23.2	19.1	27.4	20.9	14.9	18.9	18.4	18.6	16.4
专项经费	数量	114	71	39	26	250	58	17	24	12	111
	百分率/%	18.8	22.9	17.7	27.4	20.3	13.7	18.9	16.3	17.1	15.2
常规经费	数量	21	7	12	4	44	12	2	6	1	21
	百分率/%	3.5	2.3	5.5	4.2	3.6	2.8	2.2	4.1	1.4	2.9
上级财政投入	数量	163	82	86	24	355	91	19	43	12	165
	百分率/%	26.9	26.5	39.1	25.3	28.8	21.5	21.1	29.3	17.1	22.6
专项经费	数量	161	82	84	24	351	89	18	42	12	161
	百分率/%	26.5	26.5	38.2	25.3	28.5	21.0	20.0	28.6	17.1	22.1
常规经费	数量	18	10	12	1	41	8	3	7	1	19
	百分率/%	3.0	3.2	5.5	1.1	3.3	1.9	3.3	4.8	1.4	2.6
合作与借贷	数量	116	58	40	19	233	68	9	24	11	112
	百分率/%	19.1	18.7	18.2	20.0	18.9	16.1	10.0	16.3	15.7	15.3
与企业合作开发	数量	53	25	20	9	107	23	5	9	2	39
	百分率/%	8.7	8.1	9.1	9.5	8.7	5.4	5.6	6.1	2.9	5.3
银行借贷	数量	33	22	10	2	67	25	2	6	3	36
	百分率/%	5.4	7.1	4.5	2.1	5.4	5.9	2.2	4.1	4.3	4.9
其他商业借贷	数量	1	2	0	1	4	3	0	0	0	3
	百分率/%	0.2	0.6	0.0	1.1	0.3	0.7	0.0	0.0	0.0	0.4
其他	数量	40	16	12	8	76	23	3	10	6	42
	百分率/%	6.6	5.2	5.5	8.4	6.2	5.4	3.3	6.8	8.6	5.8

（2）信息化建设投入占年度总收入的比例

对三级医院信息化建设投入在年度总收入占比进行调查,三级医院投入占比主要集中在 0.1%～1% 区间内,三甲医院和其他三级医院占比分别为 48.2% 和 47.7%。其次为投入占比在 1%～5% 区间内的医院,三甲医院和其他三级医院占比分别为 45.7% 和 43.8%（表 4-18,图 4-16）。

表 4-18　信息化建设投入占总收入的比例

投入比例		三甲医院					其他三级医院				
		综合	中医类	专科	其他	合计	综合	中医类	专科	其他	合计
0	数量	7	3	3	2	15	4	1	3	0	8
	构成比 /%	1.1	1.0	1.4	2.1	1.2	0.9	1.1	2.0	0.0	1.1
0.1%～	数量	295	173	93	33	594	203	48	68	29	348
	构成比 /%	48.6	55.8	42.3	34.8	48.2	48.0	53.3	46.3	41.4	47.7
1%～	数量	283	125	107	48	563	191	33	60	36	320
	构成比 /%	46.6	40.3	48.6	50.5	45.7	45.2	36.7	40.8	51.4	43.8
≥5%	数量	21	9	17	12	59	25	8	15	5	53
	构成比 /%	3.5	2.9	7.7	12.6	4.8	5.9	8.9	10.2	7.2	7.3
不详	数量	1	0	0	0	1	0	0	1	0	1
	构成比 /%	0.2	0.0	0.0	0.0	0.1	0.0	0.0	0.7	0.0	0.1

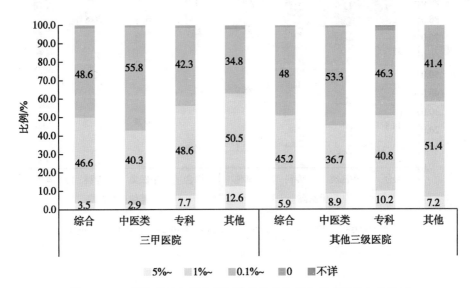

图 4-16　三甲和其他三级各类医院信息化建设占年度总收入的比例

（3）信息化建设投入资金

三级医院信息化建设投入资金主要集中在 300 万～1 000 万元区间内,三甲医院和其他三级医院分别占 37.9% 和 37.6%。三甲医院中,综合医院建设投入资金多在 1 000 万以上,中医类、专科医院建设投入资金多在 300 万～1 000 万。其他三级医院中,不同类型的医院建设投入资金多在 300 万～1 000 万元（表 4-19,图 4-17）。

表 4-19　信息化建设投入资金情况

投入资金		三甲医院					其他三级医院				
		综合	中医类	专科	其他	合计	综合	中医类	专科	其他	合计
<10万	数量	8	5	5	2	20	13	3	13	4	33
	构成比/%	1.3	1.6	2.3	2.1	1.6	3.1	3.3	8.8	5.7	4.5
10万~	数量	4	16	6	3	29	12	7	6	5	30
	构成比/%	0.7	5.1	2.7	3.2	2.4	2.8	7.8	4.1	7.1	4.1
30万~	数量	34	39	25	6	104	35	17	30	13	95
	构成比/%	5.6	12.6	11.4	6.3	8.4	8.3	18.9	20.4	18.6	13.0
100万~	数量	71	78	44	26	219	97	23	48	21	189
	构成比/%	11.7	25.2	20.0	27.4	17.8	22.9	25.5	32.7	30.0	25.9
300万~	数量	225	124	81	37	467	178	35	40	21	274
	构成比/%	37.0	40.0	36.8	38.9	37.9	42.1	38.9	27.2	30.0	37.6
≥1 000万	数量	264	48	59	21	392	88	5	9	6	108
	构成比/%	43.5	15.5	26.8	22.1	31.8	20.8	5.6	6.1	8.6	14.8
不详	数量	1	0	0	0	1	0	0	1	0	1
	构成比/%	0.2	0.0	0.0	0.0	0.1	0.0	0.0	0.7	0.0	0.1

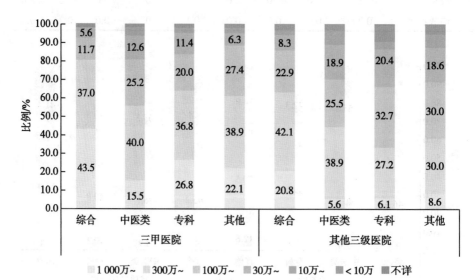

图 4-17　三甲和其他三级各类医院信息化建设投入资金占比

4. 信息化运维资金来源及投入

（1）信息化运维资金来源

调查显示，信息化运维资金以本院自筹方式为主，三甲医院和其他三级医院占比分别为 98.7% 和 97.8%。三甲医院以本院自筹为主进行信息化运维的比例高于其他三级医院。三甲医院和其他三级医院中，综合医院信息化运维资金以本院自筹的比例均高于同级中医类、专科医院（表 4-20）。

表 4-20　医院信息化运维资金来源情况

资金来源		三甲医院					其他三级医院				
		综合	中医类	专科	其他	合计	综合	中医类	专科	其他	合计
本院自筹	数量	602	307	215	92	1 216	417	88	141	68	714
	百分率 /%	99.2	99.0	97.7	96.8	98.7	98.6	97.8	95.9	97.1	97.8
财政投入	数量	83	50	49	22	204	45	12	35	10	102
	百分率 /%	13.7	16.1	22.3	23.2	16.6	10.6	13.3	23.8	14.3	14.0
本级财政投入	数量	49	28	28	13	118	28	10	21	5	64
	百分率 /%	8.1	9.0	12.7	13.7	9.6	6.6	11.1	14.3	7.1	8.8
专项经费	数量	44	28	24	12	108	24	10	19	4	57
	百分率 /%	7.2	9.0	10.9	12.6	8.8	5.7	11.1	12.9	5.7	7.8
常规经费	数量	14	3	10	4	31	5	2	5	1	13
	百分率 /%	2.3	1.0	4.5	4.2	2.5	1.2	2.2	3.4	1.4	1.8
上级财政投入	数量	58	34	33	14	139	28	5	22	6	61
	百分率 /%	9.6	11.0	15.0	14.7	11.3	6.6	5.6	15.0	8.6	8.4
专项经费	数量	54	34	31	14	133	26	5	21	6	58
	百分率 /%	8.9	11.0	14.1	14.7	10.8	6.1	5.6	14.3	8.6	7.9
常规经费	数量	12	3	7	1	23	3	0	4	1	8
	百分率 /%	2.0	1.0	3.2	1.1	1.9	0.7	0.0	2.7	1.4	1.1
合作与借贷	数量	35	16	14	8	73	21	4	5	0	30
	百分率 /%	5.8	5.2	6.4	8.4	5.9	5.0	4.4	3.4	0.0	4.1
与企业合作开发	数量	20	6	7	5	38	11	3	3	0	17
	百分率 /%	3.3	1.9	3.2	5.3	3.1	2.6	3.3	2.0	0.0	2.3
银行借贷	数量	17	11	7	2	37	10	1	2	0	13
	百分率 /%	2.8	3.5	3.2	2.1	3.0	2.4	1.1	1.4	0.0	1.8
其他商业借贷	数量	0	1	1	1	3	1	0	0	0	1
	百分率 /%	0.0	0.3	0.5	1.1	0.2	0.2	0.0	0.0	0.0	0.1
其他	数量	14	7	3	6	30	12	1	4	4	21
	百分率 /%	2.3	2.3	1.4	6.3	2.4	2.8	1.1	2.7	5.7	2.9

（2）信息化运维投入占年度总收入的比例

　　三级医院信息化运维投入占比多集中在 0.1%～0.3% 区间，三甲医院和其他三级医院分别为 61.8% 和 60.7%。其次运维投入占比在 0.3%～0.6% 区间内的医院比例较高，三甲医院和其他三级医院分别为 19.6% 和 18.5%（表 4-21，图 4-18）。

表 4-21　信息化运维投入占总收入的比例

投入比例		三甲医院					其他三级医院				
		综合	中医类	专科	其他	合计	综合	中医类	专科	其他	合计
0	数量	33	9	14	3	59	21	6	6	2	35
	构成比 /%	5.4	2.9	6.3	3.2	4.8	5.0	6.7	4.1	2.8	4.8

续表

投入比例		三甲医院					其他三级医院				
		综合	中医类	专科	其他	合计	综合	中医类	专科	其他	合计
0.1%~	数量	381	204	119	57	761	264	54	80	45	443
	构成比/%	62.8	65.8	54.1	60.0	61.8	62.4	60.0	54.4	64.3	60.7
0.3%~	数量	112	62	51	16	241	78	14	29	14	135
	构成比/%	18.4	20.0	23.2	16.8	19.6	18.4	15.5	19.7	20.0	18.5
≥0.6%	数量	60	25	31	15	131	47	8	19	9	83
	构成比/%	9.9	8.1	14.1	15.8	10.6	11.1	8.9	13.0	12.9	11.4
不详	数量	21	10	5	4	40	13	8	13	0	34
	构成比/%	3.5	3.2	2.3	4.2	3.2	3.1	8.9	8.8	0.0	4.6

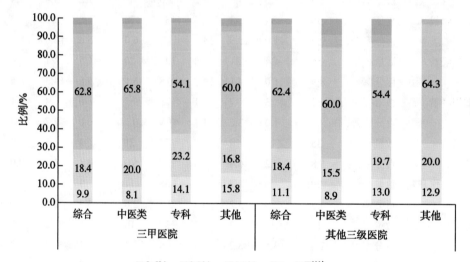

图4-18 三甲和其他三级各类医院信息化运维占年度总收入的比例

（3）信息化运维投入资金

三级医院的运维投入资金多集中在30万～100万，三甲医院和其他三级医院占比分别为33.6%和41.9%（表4-22，图4-19）。

表4-22 信息化运维投入资金情况

投入金额		三甲医院					其他三级医院				
		综合	中医类	专科	其他	合计	综合	中医类	专科	其他	合计
<10万	数量	30	43	30	17	120	46	17	34	29	126
	构成比/%	5.0	13.9	13.6	17.9	9.7	10.9	18.9	23.1	41.4	17.3
10万~	数量	48	69	35	26	178	66	21	35	15	137
	构成比/%	7.9	22.2	15.9	27.4	14.4	15.6	23.3	23.8	21.4	18.8

投入金额		三甲医院					其他三级医院				
		综合	中医类	专科	其他	合计	综合	中医类	专科	其他	合计
30万~	数量	184	128	71	31	414	190	38	54	24	306
	构成比/%	30.3	41.3	32.3	32.6	33.6	44.9	42.2	36.7	34.3	41.9
100万~	数量	192	54	52	17	315	95	13	17	2	127
	构成比/%	31.6	17.4	23.7	17.9	25.6	22.5	14.5	11.6	2.9	17.4
300万~	数量	136	16	28	4	184	22	1	6	0	29
	构成比/%	22.4	5.2	12.7	4.2	14.9	5.2	1.1	4.1	0.0	4.0
≥1 000万	数量	16	0	4	0	20	4	0	0	0	4
	构成比/%	2.6	0.0	1.8	0.0	1.6	0.9	0.0	0.0	0.0	0.5
不详	数量	1	0	0	0	1	0	0	1	0	1
	构成比/%	0.2	0.0	0.0	0.0	0.1	0.0	0.0	0.7	0.0	0.1

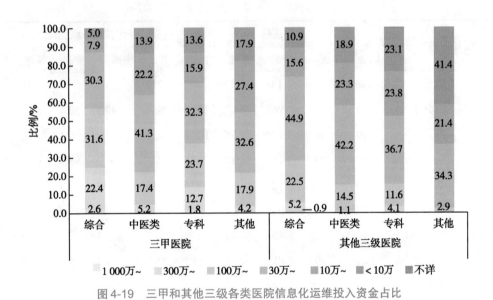

图 4-19　三甲和其他三级各类医院信息化运维投入资金占比

第 4 节　信息化部门人力资源情况

1. 信息化部门设置

三甲医院设立专职信息化部门的比例高于其他三级医院,三甲医院和其他三级医院占比分别为 99.1% 和 97.0%(表 4-23)。

表 4-23 三级医院信息化部门设置情况

是否设立		三甲医院					其他三级医院				
		综合	中医类	专科	其他	合计	综合	中医类	专科	其他	合计
是	数量	600	308	219	94	1 221	417	90	136	65	708
	构成比/%	98.8	99.4	99.5	98.9	99.1	98.6	100.0	92.5	92.9	97.0
否	数量	6	2	1	1	10	6	0	10	5	21
	构成比/%	1.0	0.6	0.5	1.1	0.8	1.4	0.0	6.8	7.1	2.9
不详	数量	1	0	0	0	1	0	0	1	0	1
	构成比/%	0.2	0.0	0.0	0.0	0.1	0.0	0.0	0.7	0.0	0.1

2. 工作范围

医院信息化部门工作内容以信息技术为主,三甲医院和其他三级医院占比分别为 99.5% 和 98.8%(表 4-24)。

表 4-24 三级医院信息化部门主要工作内容

工作内容		三甲医院					其他三级医院				
		综合	中医类	专科	其他	合计	综合	中医类	专科	其他	合计
统计	数量	286	156	131	52	625	213	43	77	41	374
	百分率/%	47.1	50.3	59.5	54.7	50.7	50.4	47.8	52.4	58.6	51.2
信息技术	数量	602	309	220	95	1 226	422	90	141	68	721
	百分率/%	99.2	99.7	100.0	100.0	99.5	99.8	100.0	95.9	97.1	98.8
病案	数量	44	35	24	7	110	35	9	19	9	72
	百分率/%	7.2	11.3	10.9	7.4	8.9	8.3	10.0	12.9	12.9	9.9
图书情报	数量	86	28	38	22	174	67	3	13	9	92
	百分率/%	14.2	9.0	17.3	23.2	14.1	15.8	3.3	8.8	12.9	12.6
其他	数量	113	47	44	23	227	91	20	42	14	167
	百分率/%	18.6	15.2	20.0	24.2	18.4	21.5	22.2	28.6	20.0	22.9

3. 信息化人力资源配置

(1)人员编制

调查显示,三级医院核定人员编制集中在 10 人以下,其中核定编制人数≤4 人的三甲、其他三级医院占比分别为 45.2%、58.4%;核定编制人数为 5～10 人的三甲、其他三级医院占比分别为 31.4%、27.0%;核定编制人数为 11～15 人的三甲、其他三级医院占比分别为 10.7%、7.1%(表 4-25)。

表 4-25 三级医院信息化部门核定编制情况

编制数量		三甲医院					其他三级医院				
		综合	中医类	专科	其他	合计	综合	中医类	专科	其他	合计
≤4 人	数量	257	141	102	57	557	255	56	80	35	426
	构成比 /%	42.4	45.5	46.4	60.0	45.2	60.3	62.2	54.4	50.0	58.4
5～10 人	数量	195	115	57	20	387	102	26	43	26	197
	构成比 /%	32.1	37.1	25.9	21.0	31.4	24.1	28.9	29.3	37.2	27.0
11～15 人	数量	62	27	34	9	132	28	5	14	5	52
	构成比 /%	10.2	8.7	15.4	9.5	10.7	6.6	5.6	9.5	7.1	7.1
≥16 人	数量	82	27	27	9	145	36	3	10	4	53
	构成比 /%	13.5	8.7	12.3	9.5	11.8	8.5	3.3	6.8	5.7	7.2

（2）专业背景

信息化部门专业为计算机及信息技术专业的人员比例最高，三甲医院和其他三级医院占比分别为 79.4% 和 69.4%（表 4-26）。

表 4-26 三级医院信息化部门人员专业背景情况

专业		三甲医院					其他三级医院				
		综合	中医类	专科	其他	合计	综合	中医类	专科	其他	合计
管理类专业	平均人数	0.8	0.5	0.8	0.4	0.7	0.5	0.3	0.3	0.5	0.4
	构成比 /%	5.9	6.7	8.0	5.1	6.3	4.6	5.1	6.5	9.6	5.2
计算机及信息技术	平均人数	11.8	6.1	7.3	6.1	9.1	6.8	4.1	4.1	4.1	5.7
	构成比 /%	81.5	75.1	75.7	78.8	79.4	66.6	78.9	77.5	72.2	69.4
临床及医学类专业	平均人数	0.5	0.5	0.5	0.3	0.5	1.7	0.3	0.3	0.4	1.1
	构成比 /%	3.3	6.3	4.9	3.9	4.1	17.0	4.8	5.7	6.8	13.9
其他专业	平均人数	1.4	1.0	1.1	0.9	1.2	1.2	0.6	0.6	0.6	0.9
	构成比 /%	9.3	11.9	11.4	12.2	10.2	11.8	11.2	10.3	11.4	11.5

（3）学历结构

三级医院信息化部门本科学历的人员占比最多，三甲医院和其他三级医院分别为 71.4% 和 70.4%。三甲医院研究生及以上学历人员占比为 16.7%。其他三级医院大中专及以下学历人员占比为 23.2%（表 4-27）。

表 4-27 三级医院信息化部门人员学历结构

学历		三甲医院					其他三级医院				
		综合	中医类	专科	其他	合计	综合	中医类	专科	其他	合计
研究生及以上	平均人数	2.6	0.9	1.9	1.2	1.9	0.7	0.2	0.4	0.3	0.5
	构成比 /%	17.8	10.8	19.6	15.2	16.7	6.6	4.0	7.1	5.3	6.4
本科生	平均人数	10.3	6.0	6.6	5.6	8.2	7.0	4.0	4.0	4.2	5.8
	构成比 /%	71.1	74.0	69.1	72.3	71.4	68.7	76.3	74.3	74.0	70.4
大中专及以下	平均人数	1.6	1.2	1.1	1.0	1.4	2.5	1.0	1.0	1.2	1.9
	构成比 /%	11.0	15.2	11.3	12.6	11.9	24.6	19.7	18.6	20.7	23.2

（4）职称结构

三级医院信息化人员职称以初、中级职称为主，三甲医院和其他三级医院初级职称人员占比分别为34.9%、33.0%，中级职称人员占比分别为34.4%、31.1%（表4-28）。

表4-28　三级医院信息化部门人员职称结构

职称		三甲医院					其他三级医院				
		综合	中医类	专科	其他	合计	综合	中医类	专科	其他	合计
副高及以上职称	平均人数	1.8	1.0	1.2	1.0	1.4	1.1	0.4	0.6	0.4	0.8
	构成比/%	12.6	11.8	12.0	13.4	12.4	10.5	6.8	10.3	7.8	10.0
中级职称	平均人数	5.0	2.6	3.3	2.8	4.0	3.2	1.5	1.8	1.9	2.6
	构成比/%	34.9	32.3	34.7	35.5	34.4	30.8	28.5	33.2	33.6	31.1
初级职称	平均人数	4.9	2.9	3.5	2.9	4.0	3.5	1.9	1.5	1.6	2.7
	构成比/%	34.2	35.5	36.0	37.3	34.9	34.1	35.7	28.2	27.5	33.0
无职称	平均人数	2.7	1.6	1.7	1.1	2.1	2.5	1.5	1.5	1.8	2.1
	构成比/%	18.3	20.4	17.4	13.8	18.3	24.6	29.0	28.2	31.1	25.8

（5）人员培训

对人员参加培训情况分析结果显示，三甲和其他三级医院派人员参加培训比例分别为76.8%和72.7%，其中参加培训人次为1～3人次的比例最高，三甲和其他三级医院占比分别为32.6%和38.2%（表4-29）。

表4-29　三级医院信息化相关人员参加培训情况

培训人次		三甲医院					其他三级医院				
		综合	中医类	专科	其他	合计	综合	中医类	专科	其他	合计
0	人数	55	65	38	13	171	86	21	48	19	174
	构成比/%	9.1	21.0	17.3	13.7	13.9	20.3	23.3	32.7	27.1	23.8
1～	人数	176	116	71	39	402	163	31	54	31	279
	构成比/%	29.0	37.4	32.3	41.1	32.6	38.5	34.4	36.7	44.3	38.2
4～	人数	128	60	47	20	255	89	25	23	9	146
	构成比/%	21.1	19.4	21.4	21.1	20.7	21.0	27.8	15.6	12.9	20.0
≥7	人数	166	57	47	47	289	66	12	19	9	106
	构成比/%	27.3	18.4	21.4	20.0	23.5	15.6	13.3	12.9	12.9	14.5

（6）工龄情况

对工龄等情况进行统计分析，三甲医院和其他三级医院信息化技术机构职工平均年龄分别为36.5岁、35.7岁，平均工作年限分别为12.7年、12.1年，在本机构平均工作年限分别为10.0年、9.4年（表4-30）。

表 4-30　信息化部门人员年龄 / 工龄情况

年龄 / 工龄	三甲医院					其他三级医院				
	综合	中医类	专科	其他	合计	综合	中医类	专科	其他	合计
职工平均年龄 / 岁	36.5	36.8	36.4	36.1	36.5	35.5	34.8	37.1	36.2	35.7
平均工作年限 / 年	12.7	12.9	12.8	12.5	12.7	12.1	11.6	12.5	11.9	12.1
本机构平均工作年限 / 年	10.2	9.8	9.5	9.6	10.0	9.8	8.4	8.5	8.1	9.4

（7）人员流动情况

三甲医院中，三年内平均新进人员 3.3 人，流出人员 1.4 人。其他三级医院中，三年内平均新进人员 5.0 人，流出人员 1.3 人（表 4-31）。

表 4-31　信息化部门人员流动情况

人员流动情况		三甲医院					其他三级医院				
		综合	中医类	专科	其他	合计	综合	中医类	专科	其他	合计
三年内新进人员	平均人数	3.4	3.7	3.1	1.8	3.3	6.6	1.8	3.1	3.9	5.0
三年内流出人员	平均人数	0.9	0.8	0.9	6.8	1.4	1.4	2.6	0.6	0.5	1.3

（8）驻场人员情况

三甲医院和其他三级医院中，信息化厂商驻派人员数量分别为 3.5 人、1.8 人（表 4-32）。

表 4-32　信息化厂商驻派人员情况

人员驻派情况		三甲医院					其他三级医院				
		综合	中医类	专科	其他	合计	综合	中医类	专科	其他	合计
厂商驻派人员	平均人数	3.7	2.7	4.7	2.4	3.5	1.6	1.4	2.4	1.9	1.8

第5章 专题分析——基层医疗卫生机构信息化

以省为调查对象,对社区卫生服务中心、社区卫生服务站、乡镇卫生院及村卫生室等基层医疗卫生机构的信息化情况进行调查。

第1节 信息系统建设及覆盖情况

1. 建设模式

基层医疗卫生机构信息系统按4种建设模式进行调查,分别为省级统一建设、地市级统一建设、区县级统一建设及乡镇自建。其中,省级统一建设比例为40.3%,东、中、西部建设比例分别为28.7%、47.7%和45.0%;地市级统一建设比例为32.3%,东、中、西部建设比例分别为36.1%、29.7%和31.3%;区县级统一建设比例为47.6%,东、中、西部建设比例分别为51.8%、44.0%和47.7%;乡镇自建比例最低,为9.7%(表5-1,图5-1)。

表5-1 基层医疗卫生机构信息系统建设模式

建设模式		东部	中部	西部	合计
省级统一建设	数量	196	376	204	776
	百分率 /%	28.7	47.7	45.0	40.3
地市级统一建设	数量	246	234	142	622
	百分率 /%	36.1	29.7	31.3	32.3
区县级统一建设	数量	353	347	216	916
	百分率 /%	51.8	44.0	47.7	47.6
乡镇自建	数量	53	81	52	186
	百分率 /%	7.8	10.3	11.5	9.7

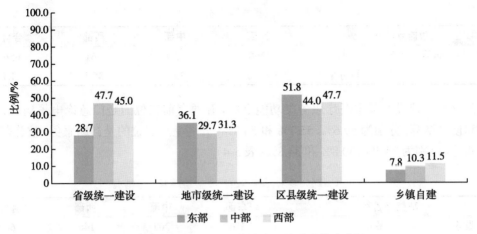

图 5-1　基层医疗卫生机构信息系统建设模式比例

2. 覆盖情况

基层医疗卫生机构信息系统覆盖情况，按照社区卫生服务中心、社区卫生服务站、乡镇卫生院及村卫生室进行统计。其中，社区卫生服务中心覆盖率东、中、西部分别为 86.7%、61.0% 和 78.9%；社区卫生服务站覆盖率东、中、西部分别为 86.5%、63.7% 和 67.0%；乡镇卫生院覆盖率东、中、西部分别为 88.0%、76.2% 和 86.8%；村卫生室覆盖率东、中、西部分别为 66.6%、79.3% 和 77.0%（表 5-2）。

表 5-2　基层医疗卫生机构信息系统覆盖情况

基层医疗卫生机构	东部			中部			西部		
	机构数	信息系统覆盖机构数	比例/%	机构数	信息系统覆盖机构数	比例/%	机构数	信息系统覆盖机构数	比例/%
社区卫生服务中心	5 174	4 487	86.7	6 924	4 222	61.0	1 158	914	78.9
社区卫生服务站	13 887	12 006	86.5	9 137	5 822	63.7	2 234	1 496	67.0
乡镇卫生院	7 973	7 018	88.0	13 220	10 079	76.2	5 672	4 924	86.8
村卫生室	124 896	83 114	66.6	151 159	119 868	79.3	64 609	49 714	77.0

第 2 节　应用功能建设情况

1. 基本医疗服务类功能点的开通情况

根据《全国基层医疗卫生机构信息化建设标准与规范（试行）》要求，基本医疗服务功能包括实名制就医、预约服务、自助服务、便民结算、健康扶贫患者一站式结算服务、门急诊电子病历、合理用药、住院病历书写等共 29 项。同时所有基本医疗服务功能点又分为全部要求建设、部分要求建设、推荐要求建设和新增功能点 4 种类型。

法定传染病信息上报是全部要求建设的基本医疗服务功能，总开通率为 34.1%。按地区来看，开通率由高到低依次是东部、西部和中部，分别为 39.0%、35.5% 和 29.0%（表 5-3）。

表 5-3　全部要求型基本医疗服务功能点开通情况

功能点名称		东部	中部	西部	合计
法定传染病信息上报	数量	266	229	161	656
	百分率 /%	39.0	29.0	35.5	34.1

部分要求建设的基本医疗服务类功能点中,开通率前三位的是门急诊电子病历、药房管理和便民结算,分别为 59.6%、55.7% 和 54.7%;开通率后三位的是自助服务、抗菌药物和预约服务,分别为 28.3%、30.8% 和 34.8%(表 5-4)。

表 5-4　部分要求型基本医疗服务功能点开通情况

功能点名称		东部	中部	西部	合计
预约服务	数量	316	207	146	669
	百分率 /%	46.3	26.2	32.2	34.8
自助服务	数量	281	158	105	544
	百分率 /%	41.2	20.0	23.2	28.3
便民结算	数量	430	383	239	1 052
	百分率 /%	63.0	48.5	52.8	54.7
门急诊电子病历	数量	419	446	281	1 146
	百分率 /%	61.4	56.5	62.0	59.6
合理用药	数量	313	300	214	827
	百分率 /%	45.9	38.0	47.2	43.0
输液管理	数量	352	310	217	879
	百分率 /%	51.6	39.3	47.9	45.7
抗菌药物	数量	250	204	139	593
	百分率 /%	36.7	25.9	30.7	30.8
基本药物监管	数量	301	276	185	762
	百分率 /%	44.1	35.0	40.8	39.6
基本药物目录管理	数量	334	308	201	843
	百分率 /%	49.0	39.0	44.4	43.8
药房管理	数量	413	402	257	1 072
	百分率 /%	60.6	51.0	56.7	55.7

推荐要求建设的基本医疗服务类功能点中,开通率前三位的是住院病历书写、住院医嘱管理和护理记录,分别为 68.2%、65.3% 和 61.5%;开通率后三位的是电生理信息管理、手术分级管理和危急值管理,分别为 13.3%、14.8% 和 17.9%(表 5-5)。

表 5-5　推荐要求型基本医疗服务功能点开通情况

功能点名称		东部	中部	西部	合计
住院病历书写	数量	471	521	320	1 312
	百分率 /%	69.1	66.0	70.6	68.2
住院医嘱管理	数量	457	488	312	1 257
	百分率 /%	67.0	61.9	68.9	65.3

续表

功能点名称		东部	中部	西部	合计
护理记录	数量	431	449	303	1 183
	百分率/%	63.2	56.9	66.9	61.5
药品医嘱执行	数量	421	431	274	1 126
	百分率/%	61.7	54.6	60.5	58.5
临床检验信息管理	数量	324	243	166	733
	百分率/%	47.5	30.8	36.6	38.1
电生理信息管理	数量	107	88	60	255
	百分率/%	15.7	11.2	13.2	13.3
医学影像信息管理	数量	322	242	178	742
	百分率/%	47.2	30.7	39.3	38.6
电子病历质量管理	数量	219	228	173	620
	百分率/%	32.1	28.9	38.2	32.2
临床路径与单病种管理	数量	123	155	117	395
	百分率/%	18.0	19.6	25.8	20.5
护理质量	数量	142	165	127	434
	百分率/%	20.8	20.9	28.0	22.6
危急值管理	数量	153	104	88	345
	百分率/%	22.4	13.2	19.4	17.9
手术分级管理	数量	107	103	74	284
	百分率/%	15.7	13.1	16.3	14.8
处方点评	数量	202	132	108	442
	百分率/%	29.6	16.7	23.8	23.0
发药管理	数量	368	325	213	906
	百分率/%	54.0	41.2	47.0	47.1
药事信息	数量	202	162	115	479
	百分率/%	29.6	20.5	25.4	24.9
静脉药物配置管理	数量	152	130	99	381
	百分率/%	22.3	16.5	21.9	19.8

实名制就医和健康扶贫患者一站式结算服务是新增的基本医疗服务类功能点,总开通率分别为 70.6% 和 54.8%。从地区来看,实名制就医的开通率从高到低依次是东部、西部和中部,分别为 76.7%、71.1% 和 65.1%;健康扶贫患者一站式结算服务的开通率从高到低依次是西部、中部和东部,分别为 63.8%、60.5% 和 42.4%(表 5-6)。

表 5-6 新增基本医疗服务功能点开通情况

功能点名称		东部	中部	西部	合计
实名制就医	数量	523	514	322	1 359
	百分率/%	76.7	65.1	71.1	70.6
健康扶贫患者一站式结算服务	数量	289	477	289	1 055
	百分率/%	42.4	60.5	63.8	54.8

2. 基本公共卫生服务类功能点的开通情况

基本公共卫生服务功能包括居民健康档案管理、家庭健康档案管理、预防接种服务、疫苗和冷链管理、预防接种信息上报、疑似预防接种异常反应上报、新生儿保健等 37 个功能点。同时所有基本公共卫生服务类功能点又分为全部要求建设、部分要求建设和推荐要求建设 3 种类型。

在全部要求建设的基本公共卫生服务类功能点中,开通率前三位的是儿童保健、新生儿保健和产后访视,分别为69.5%、68.5% 和 63.2%;开通率后三位的是 5 岁以下儿童死亡监测、增补叶酸预防神经管缺陷和出生缺陷监测,分别为34.9%、36.1% 和 37.7%(表 5-7)。

表 5-7   全部要求建设型基本公共卫生服务功能点开通情况

功能点名称		东部	中部	西部	合计
预防接种信息上报	数量	368	433	299	1 100
	百分率 /%	54	54.9	66	57.2
新生儿保健	数量	487	510	320	1 317
	百分率 /%	71.4	64.6	70.6	68.5
儿童保健	数量	478	527	332	1 337
	百分率 /%	70.1	66.8	73.3	69.5
增补叶酸预防神经管缺陷	数量	229	282	183	694
	百分率 /%	33.6	35.7	40.4	36.1
分娩期保健	数量	323	331	217	871
	百分率 /%	47.4	42.0	47.9	45.3
产后访视	数量	451	472	293	1 216
	百分率 /%	66.1	59.8	64.7	63.2
产后 42 天检查	数量	359	438	251	1 048
	百分率 /%	52.6	55.5	55.4	54.5
出生缺陷监测	数量	270	275	180	725
	百分率 /%	39.6	34.9	39.7	37.7
5 岁以下儿童死亡监测	数量	216	283	173	672
	百分率 /%	31.7	35.9	38.2	34.9
孕产妇死亡监测	数量	253	299	188	740
	百分率 /%	37.1	37.9	41.5	38.5
突发公共卫生事件上报	数量	340	426	255	1 021
	百分率 /%	49.9	54.0	56.3	53.1
突发公共卫生事件应急处置	数量	340	426	255	1 021
	百分率 /%	49.9	54.0	56.3	53.1

在部分要求建设的基本公共卫生服务类功能点中,开通率前三位的是居民健康档案管理、家庭健康档案管理和高血压患者服务,分别为 92.1%、77.3% 和 76.1%;开通率后三位的是血吸虫病患者服务、预防艾梅乙(艾滋病、梅毒、乙肝)母婴传播管理和居民死亡医学证明服务,分别为 18.2%、34.4% 和 36.3%(表 5-8)。

表 5-8 部分要求建设型基本公共卫生服务功能点开通情况

功能点名称		东部	中部	西部	合计
居民健康档案管理	数量	650	703	419	1 772
	百分率 /%	95.3	89.1	92.5	92.1
家庭健康档案管理	数量	550	590	348	1 488
	百分率 /%	80.6	74.8	76.8	77.3
预防接种服务	数量	480	550	357	1 387
	百分率 /%	70.4	69.7	78.8	72.1
疫苗和冷链管理	数量	302	363	248	913
	百分率 /%	44.3	46.0	54.7	47.5
疑似预防接种异常反应上报	数量	269	356	228	853
	百分率 /%	39.4	45.1	50.3	44.3
孕前保健	数量	382	448	283	1 113
	百分率 /%	56.0	56.8	62.5	57.8
孕期保健	数量	421	466	292	1 179
	百分率 /%	61.7	59.1	64.5	61.3
预防艾梅乙母婴传播管理	数量	223	263	176	662
	百分率 /%	32.7	33.3	38.9	34.4
高危孕产妇管理	数量	351	356	249	956
	百分率 /%	51.5	45.1	55.0	49.7
出生医学证明签发	数量	281	317	188	786
	百分率 /%	41.2	40.2	41.5	40.9
居民死亡医学证明服务	数量	271	259	168	698
	百分率 /%	39.7	32.8	37.1	36.3
居民死亡医学信息上报	数量	262	280	179	721
	百分率 /%	38.4	35.5	39.5	37.5
老年人健康体检与健康指导服务	数量	479	527	309	1 315
	百分率 /%	70.2	66.8	68.2	68.3
老年人生活自理能力评估服务	数量	409	435	256	1 100
	百分率 /%	60.0	55.1	56.5	57.2
肺结核患者服务	数量	402	497	299	1 198
	百分率 /%	58.9	63.0	66.0	62.3
高血压患者服务	数量	535	580	349	1 464
	百分率 /%	78.4	73.5	77.0	76.1
2 型糖尿病患者服务	数量	440	555	302	1 297
	百分率 /%	64.5	70.3	66.7	67.4
严重精神障碍患者服务	数量	464	543	332	1 339
	百分率 /%	68.0	68.8	73.3	69.6
血吸虫病患者服务	数量	111	160	79	350
	百分率 /%	16.3	20.3	17.4	18.2
健康教育服务	数量	421	505	313	1 239
	百分率 /%	61.7	64.0	69.1	64.4
健康促进服务	数量	241	315	195	751
	百分率 /%	35.3	39.9	43.0	39.0

青少年保健、妇女常见病筛查、宫颈癌筛查和乳腺癌筛查是推荐要求建设的基本公共卫生服务类功能点，总开通率分别为 29.6%、43.6%、42.3% 和 40.5%。从地区来看，各项推荐要求建设的基本公共卫生服务类功能点开通率最低的均为中部地区（表 5-9）。

表 5-9   推荐要求建设型基本公共卫生服务功能点开通情况

功能点名称		东部	中部	西部	合计
青少年保健	数量	217	209	143	569
	百分率 /%	31.8	26.5	31.6	29.6
妇女常见病筛查	数量	314	314	210	838
	百分率 /%	46.0	39.8	46.4	43.6
宫颈癌筛查	数量	278	311	225	814
	百分率 /%	40.8	39.4	49.7	42.3
乳腺癌筛查	数量	269	299	212	780
	百分率 /%	39.4	37.9	46.8	40.5

3. 运营管理类功能点的开通情况

运营管理类功能包括绩效与薪酬管理、档案管理、临床试剂管理、高值耗材管理、低值耗材及办公用品管理、医疗设备管理、资产信息管理和后勤设备管理 8 个功能点，全部为推荐要求建设功能点。其中档案管理开通率最高，为 50.2%；后勤设备管理开通率最低，为 15.6%（表 5-10）。

表 5-10   推荐要求建设型运营管理功能点开通情况

功能点名称		东部	中部	西部	合计
绩效与薪酬管理	数量	180	168	95	443
	百分率 /%	26.4	21.3	21.0	23.0
档案管理	数量	350	385	231	966
	百分率 /%	51.3	48.8	51.0	50.2
临床试剂管理	数量	109	120	79	308
	百分率 /%	16.0	15.2	17.4	16.0
高值耗材管理	数量	140	118	87	345
	百分率 /%	20.5	15.0	19.2	17.9
低值耗材及办公用品管理	数量	154	133	81	368
	百分率 /%	22.6	16.9	17.9	19.1
医疗设备管理	数量	199	237	151	587
	百分率 /%	29.2	30.0	33.3	30.5
资产信息管理	数量	193	199	130	522
	百分率 /%	28.3	25.2	28.7	27.1
后勤设备管理	数量	110	116	74	300
	百分率 /%	16.1	14.7	16.3	15.6

4. 家庭医生签约功能点的开通情况

家庭医生签约功能包括签约管理、服务变更、服务履约和团队管理 4 个功能点,全部为部分要求建设功能点。除团队管理功能开通率较低为 15.4% 外,其余功能开通率均超过 65.0%(表 5-11)。

表 5-11 部分要求建设型家庭医生签约功能点开通情况

功能点名称		东部	中部	西部	合计
签约管理	数量	496	473	305	1 274
	百分率 /%	72.7	59.9	67.3	66.2
服务变更	数量	489	502	306	1 297
	百分率 /%	71.7	63.6	67.5	67.4
服务履约	数量	487	491	316	1 294
	百分率 /%	71.4	62.2	69.8	67.3
团队管理	数量	7	9	14	30
	百分率 /%	6.4	32.1	24.6	15.4

第6章 专题分析——应用信息系统承建商

第1节 区域应用信息系统建设情况

本次对在省、市、县实施部署的 19 个应用信息系统承建商进行调查分析。19 个应用信息系统分别是健康门户、预约诊疗系统、远程医疗服务系统、区域医学影像诊断系统、区域心电诊断系统、区域双向转诊系统、免疫规划管理系统、慢病管理系统、区域健康体检管理系统、区域电子健康档案系统、区域一站式结算系统、区域家庭医生签约管理系统、区域电子病历共享系统、区域血液管理平台、药品供应采购管理系统、突发公共卫生事件应急响应处置管理系统、医疗机构绩效管理系统、基层卫生机构服务与管理信息系统、村卫生室信息系统。

1. 各地区承建商数量

调查显示，各地区 19 个应用信息系统有 632 家承建商，项目数总计 18 750 个（表6-1）。

表6-1　各地区应用信息系统项目及承建商数量

省份	应用信息系统项目数量 / 个				应用信息系统承建商数量 / 家			
	总计	省级	市级	县级	总计	省级	市级	县级
合计	18 750	306	2 927	15 517	632	76	262	507
东部	7 419	108	1 342	5 969	299	37	147	220
中部	6 535	74	786	5 675	246	30	89	204
西部	4 796	124	799	3 873	201	40	82	157
北京市	170	6	164	0	29	5	26	0
天津市	128	11	117	0	16	7	11	0
河北省	520	3	47	470	42	2	10	38
山西省	550	9	46	495	34	1	15	28
内蒙古自治区	454	1	80	373	27	0	14	20
辽宁省	643	10	98	535	27	5	9	18
吉林省	456	8	61	387	22	5	8	15
黑龙江省	621	3	50	568	18	1	3	15
上海市	247	17	230	0	14	1	14	0
江苏省	1 485	19	144	1 322	88	5	37	70
浙江省	1 088	14	131	943	64	9	32	56
安徽省	978	10	138	830	41	6	24	31

140

续表

省份	应用信息系统项目数量 / 个				应用信息系统承建商数量 / 家			
	总计	省级	市级	县级	总计	省级	市级	县级
福建省	479	9	93	377	25	5	17	12
江西省	808	8	70	730	49	6	13	42
山东省	1 319	6	127	1 186	55	0	23	46
河南省	1 108	11	131	966	57	7	15	47
湖北省	1 088	11	151	926	78	8	29	66
湖南省	869	14	112	743	37	7	10	30
广东省	1 343	7	191	1 145	77	3	30	63
广西壮族自治区	15	15	0	0	6	6	0	0
海南省	6	6	0	0	4	4	0	0
重庆市	307	14	193	100	33	7	24	15
四川省	0	0	0	0	0	0	0	0
贵州省	675	0	60	615	41	0	8	39
云南省	668	7	76	585	46	2	9	43
西藏自治区	138	6	21	111	11	5	1	6
陕西省	887	13	95	779	40	7	18	32
甘肃省	1 266	13	175	1 078	31	3	9	28
青海省	17	17	0	0	9	9	0	0
宁夏回族自治区	295	14	77	204	28	7	14	19
新疆维吾尔自治区	122	24	49	49	16	5	9	3

注：新疆维吾尔自治区的数据包括自治区和新疆兵团两部分。

2. 应用信息系统承建商数量分析

调查的 19 个应用信息系统中，每个应用信息系统平均有 123.6 家承建商。其中，远程医疗服务系统、区域医学影像诊断系统、区域家庭医生签约管理系统、预约诊疗系统 4 个系统的承建商超过 150 家（表 6-2 和表 6-3）。

表 6-2 应用信息系统承建商数量（按东、中、西部划分）　　　　单位：家

名称	合计	东部	中部	西部
健康门户	146	77	61	41
预约诊疗系统	154	76	64	46
远程医疗服务系统	179	87	80	54
区域医学影像诊断系统	170	84	70	58
区域心电诊断系统	137	62	61	54
区域双向转诊系统	126	65	60	39
免疫规划管理系统	79	29	40	29
慢病管理系统	130	67	57	44
区域健康体检管理系统	128	68	51	44
区域电子健康档案系统	150	78	62	53

续表

名称	合计	东部	中部	西部
区域一站式结算系统	139	60	58	51
区域家庭医生签约管理系统	159	81	67	53
区域电子病历共享系统	116	60	46	42
区域血液管理平台	43	23	17	16
药品供应采购管理系统	85	31	42	31
突发公共卫生事件应急响应处置管理系统	78	47	28	18
医疗机构绩效管理系统	84	40	37	25
基层卫生机构服务与管理信息系统	131	66	58	46
村卫生室信息系统	115	56	52	41
均值	123.6	60.9	53.2	41.3

表6-3　应用信息系统承建商数量（按行政区级别分）　　　　　　单位：家

名称	省级				市级				县级			
	合计	东部	中部	西部	合计	东部	中部	西部	合计	东部	中部	西部
健康门户	19	6	5	9	70	39	32	12	94	52	32	27
预约诊疗系统	18	7	6	8	71	39	29	15	110	53	43	35
远程医疗服务系统	10	4	3	5	57	32	22	16	152	70	70	47
区域医学影像诊断系统	11	5	2	4	58	37	19	16	147	67	62	51
区域心电诊断系统	7	2	1	4	38	19	12	14	121	55	57	45
区域双向转诊系统	8	2	1	5	54	31	24	13	105	50	51	31
免疫规划管理系统	8	5	3	4	24	13	4	13	72	27	38	23
慢病管理系统	11	4	3	5	53	28	19	20	112	54	50	36
区域健康体检管理系统	8	2	1	6	42	22	15	16	115	58	45	37
区域电子健康档案系统	15	5	7	8	65	33	30	25	130	67	52	44
区域一站式结算系统	7	3	0	4	39	18	15	13	123	47	55	49
区域家庭医生签约管理系统	11	3	4	6	68	36	30	21	136	70	60	44
区域电子病历共享系统	11	6	2	5	48	26	21	15	96	51	39	32
区域血液管理平台	8	4	3	3	17	11	6	6	34	16	12	12
药品供应采购管理系统	7	3	3	4	26	15	4	9	72	21	40	24
突发公共卫生事件应急响应处置管理系统	9	4	1	4	28	20	5	6	62	36	26	12
医疗机构绩效管理系统	8	2	3	4	34	19	11	9	59	28	28	14
基层卫生机构服务与管理信息系统	15	6	5	8	55	31	20	20	111	53	54	37
村卫生室信息系统	12	4	4	5	48	23	20	17	101	49	49	30
均值	10.7	4.1	3.0	5.5	47.1	25.9	17.8	14.5	102.7	48.6	45.4	33.2

3. 应用信息系统承建商分散度分析

通过计算每个承建商承建的应用信息系统项目平均数衡量承建商的分散程度，平均数越大说明承建商数量越少，建设分散度越低，反之，平均数越小说明承建商数量越多，建设分散度越高。

调查发现，本次调查的 19 个应用信息系统每家建商平均承建 29.67 个项目。其中，免疫规划管理系统和药品供应采购管理系统的承建商分散度较低，平均每家承建商承建 12 个以上的项目。健康门广承建商的分散度最高，平均每家承建商承建项目数 4.9 个（表 6-4）。

表 6-4　应用信息系统承建商平均项目数

名称	总计	省级 / 个				市级 / 个				县级 / 个			
		合计	东部	中部	西部	合计	东部	中部	西部	合计	东部	中部	西部
健康门户	4.9	1.1	1.2	1.0	1.0	2.2	2.0	1.4	2.6	5.8	5.0	4.7	4.9
预约诊疗系统	5.4	1.3	1.1	1.0	1.3	2.5	2.4	1.6	2.7	5.8	5.4	4.4	4.6
远程医疗服务系统	6.0	2.0	1.5	2.0	1.6	2.9	2.2	2.2	2.9	5.8	4.8	4.5	5.0
区域医学影像诊断系统	5.6	1.2	1.2	1.5	1.0	2.6	2.2	1.6	2.4	5.3	5.0	3.9	4.0
区域心电诊断系统	5.9	1.4	2.0	2.0	1.0	2.7	3.0	1.8	1.9	5.7	5.3	3.8	4.1
区域双向转诊系统	7.2	1.3	1.5	1.0	1.2	2.9	2.6	1.6	2.9	7.0	6.5	4.9	5.5
免疫规划管理系统	13.6	2.6	1.6	2.0	1.8	6.5	5.3	10.5	3.5	12.4	11.5	8.4	11.5
慢病管理系统	9.6	1.5	1.8	1.3	1.0	3.5	3.1	2.1	2.8	9.4	7.1	7.9	7.6
区域健康体检管理系统	8.2	1.3	1.5	1.0	1.0	2.9	2.6	1.9	2.3	7.9	6.1	7.6	6.0
区域电子健康档案系统	10.6	1.6	1.6	1.0	1.1	3.9	3.3	2.4	2.9	10.1	7.2	10.0	7.2
区域一站式结算系统	7.0	1.1	1.0	—	1.3	2.6	2.2	2.1	2.5	7.1	5.7	6.4	5.1
区域家庭医生签约管理系统	9.0	1.4	1.3	1.0	1.2	3.3	2.7	2.1	2.9	8.7	6.2	8.0	6.3
区域电子病历共享系统	6.9	1.5	1.3	1.0	1.2	2.8	2.2	1.7	2.9	6.8	5.5	5.5	5.0
区域血液管理平台	11.7	1.9	1.5	1.3	1.3	6.5	4.5	5.3	4.7	11.1	10.2	9.9	7.8
药品供应采购管理系统	12.4	2.0	1.7	1.7	1.0	5.3	4.1	7.5	5.2	12.5	13.3	9.4	10.1
突发公共卫生事件应急响应处置管理系统	9.9	1.7	1.3	2.0	1.1	4.3	3.1	5.6	5.2	10.3	7.0	8.9	12.8
医疗机构绩效管理系统	6.0	1.9	2.0	1.7	1.5	2.5	2.5	1.8	2.0	6.8	6.4	4.8	6.6
基层卫生机构服务与管理信息系统	10.1	1.5	1.3	1.2	1.1	3.9	3.0	3.4	2.9	9.7	7.7	8.0	6.4
村卫生室信息系统	10.0	1.3	1.3	1.3	1.2	3.5	2.5	3.3	2.7	9.5	6.9	8.3	7.0

4. 应用信息系统承建商集中度分析

（1）项目数排名前50的承建商项目集中度分析

本次调查的19个应用信息系统共有632家承建商，按照承建商的项目数量进行累计分析，排名前50的承建商项目累计占比22.1%（表6-5）。

表6-5　项目数前50名承建商项目分析

排名	项目数	频率/%	累积频率/%	排名	项目数	频率/%	累积频率/%
1	791	1.9	1.9	26	98	0.2	18.1
2	732	1.7	3.6	27	96	0.2	18.4
3	655	1.6	5.2	28	91	0.2	18.6
4	644	1.5	6.7	29	89	0.2	18.8
5	541	1.3	8	30	87	0.2	19
6	423	1	9	31	87	0.2	19.2
7	366	0.9	9.8	32	87	0.2	19.4
8	356	0.8	10.7	33	86	0.2	19.6
9	320	0.8	11.4	34	84	0.2	19.8
10	270	0.6	12.1	35	73	0.2	20
11	257	0.6	12.7	36	71	0.2	20.1
12	228	0.5	13.2	37	71	0.2	20.3
13	217	0.5	13.7	38	70	0.2	20.5
14	215	0.5	14.3	39	67	0.2	20.6
15	194	0.5	14.7	40	66	0.2	20.8
16	170	0.4	15.1	41	64	0.2	20.9
17	162	0.4	15.5	42	63	0.1	21.1
18	157	0.4	15.9	43	59	0.1	21.2
19	144	0.3	16.2	44	59	0.1	21.4
20	137	0.3	16.5	45	58	0.1	21.5
21	131	0.3	16.8	46	55	0.1	21.6
22	119	0.3	17.1	47	52	0.1	21.8
23	109	0.3	17.4	48	52	0.1	21.9
24	108	0.3	17.6	49	52	0.1	22
25	107	0.3	17.9	50	51	0.1	22.1

（2）应用信息系统项目集中度分析

调查的19个应用信息系统中，按照项目数排名前50位承建商的项目集中度进行分析，结果见表6-6至表6-9。

表 6-6 区域应用信息系统承建商的项目集中度分析

名称	总数		第 1 位承建商		前 5 位承建商		前 10 位承建商		前 50 位承建商	
	项目数	承建商数	项目数	占比/%	项目数	占比/%	项目数	占比/%	项目数	占比/%
健康门户	534	160	43	8.1	159	29.8	238	44.6	422	79.0
预约诊疗系统	623	167	49	7.9	199	31.9	492	79.0	492	79.0
远程医疗服务系统	749	195	68	9.1	232	31.0	352	47.0	575	76.8
区域医学影像诊断系统	714	183	50	7.0	167	23.4	272	38.1	543	76.1
区域心电诊断系统	571	153	53	9.3	170	29.8	250	43.8	449	78.6
区域双向转诊系统	654	138	64	9.8	227	34.7	324	49.5	550	84.1
免疫规划管理系统	564	94	98	17.4	276	48.9	353	62.6	519	92.0
慢病管理系统	855	142	74	8.7	274	32.0	410	48.0	741	86.7
区域健康体检管理系统	715	141	62	8.7	209	29.2	324	45.3	613	85.7
区域电子健康档案系统	1 183	159	90	7.6	337	28.5	546	46.2	1 031	87.2
区域一站式结算系统	627	150	45	7.2	163	26.0	281	44.8	509	81.2
区域家庭医生签约管理系统	1 005	169	58	5.8	250	24.9	421	41.9	837	83.3
区域电子病历共享系统	570	128	42	7.4	181	31.8	287	50.4	475	83.3
区域血液管理平台	223	59	50	22.4	105	47.1	136	61.0	213	95.5
药品供应采购管理系统	369	108	49	13.3	142	38.5	200	54.2	310	84.0
突发公共卫生事件应急响应处置管理系统	299	97	28	9.4	90	30.1	137	45.8	252	84.3
医疗机构绩效管理系统	293	96	33	11.3	112	38.2	152	51.9	247	84.3
基层卫生机构服务与管理信息系统	990	140	111	11.2	320	32.3	487	49.2	876	88.5
村卫生室信息系统	862	124	60	7.0	273	31.7	448	52.0	773	89.7

表 6-7 区域应用信息系统承建商的项目集中度分析（省级）

名称	总数		第 1 位承建商		前 5 位承建商		前 10 位承建商	
	项目数	承建商数	项目数	占比/%	项目数	占比/%	项目数	占比/%
健康门户	20	19	2	10.0	6	30.0	11	55.0
预约诊疗系统	22	18	4	18.2	9	40.9	14	63.6
远程医疗服务系统	15	10	3	20.0	10	66.7	15	100.0
区域医学影像诊断系统	11	11	1	9.1	5	45.5	10	90.9
区域心电诊断系统	7	7	1	14.3	5	71.4	7	100.0
区域双向转诊系统	8	8	1	12.5	5	62.5	8	100.0
免疫规划管理系统	19	8	8	42.1	16	84.2	19	100.0
慢病管理系统	14	11	3	21.4	8	57.1	13	92.9
区域健康体检管理系统	9	8	2	22.2	6	66.7	9	100.0
区域电子健康档案系统	22	15	4	18.2	11	50.0	16	72.7

续表

名称	总数		第1位承建商		前5位承建商		前10位承建商	
	项目数	承建商数	项目数	占比/%	项目数	占比/%	项目数	占比/%
区域一站式结算系统	7	7	1	14.3	5	71.4	7	100.0
区域家庭医生签约管理系统	13	11	2	15.4	7	53.8	12	92.3
区域电子病历共享系统	14	11	3	21.4	8	57.1	13	92.9
区域血液管理平台	14	9	4	28.6	10	71.4	14	100.0
药品供应采购管理系统	12	7	4	33.3	9	75.0	12	100.0
突发公共卫生事件应急响应处置管理系统	14	9	3	21.4	10	71.4	14	100.0
医疗机构绩效管理系统	12	8	3	25.0	9	75.0	12	100.0
基层卫生机构服务与管理信息系统	20	15	3	15.0	10	50.0	15	75.0
村卫生室信息系统	13	12	2	15.4	6	46.2	11	84.6

表 6-8　区域应用信息系统承建商的项目集中度分析（市级）

名称	总数		第1位承建商		前5位承建商		前10位承建商		前50位承建商	
	项目数	承建商数	项目数	占比/%	项目数	占比/%	项目数	占比/%	项目数	占比/%
健康门户	135	75	20	14.8	43	31.9	59	43.7	110	81.5
预约诊疗系统	158	75	22	13.9	54	34.2	75	47.5	133	84.2
远程医疗服务系统	140	64	15	10.7	48	34.3	70	50.0	125	89.3
区域医学影像诊断系统	128	61	11	8.6	38	29.7	57	44.5	117	91.4
区域心电诊断系统	89	43	14	15.7	42	47.2	53	59.6	89	100.0
区域双向转诊系统	138	58	24	17.4	64	46.4	82	59.4	130	94.2
免疫规划管理系统	93	32	16	17.2	50	53.8	67	72.0	93	100.0
慢病管理系统	154	62	16	10.4	65	42.2	90	58.4	141	91.6
区域健康体检管理系统	100	50	13	13.0	42	42.0	56	56.0	100	100.0
区域电子健康档案系统	224	74	24	10.7	83	37.1	119	53.1	200	89.3
区域一站式结算系统	74	43	5	6.8	23	31.1	38	51.4	74	100.0
区域家庭医生签约管理系统	182	73	17	9.3	63	34.6	89	48.9	159	87.4
区域电子病历共享系统	119	54	16	13.4	48	40.3	66	55.5	115	96.6
区域血液管理平台	65	23	23	35.4	42	64.6	51	78.5	65	100.0
药品供应采购管理系统	63	35	10	15.9	31	49.2	38	60.3	63	100.0
突发公共卫生事件应急响应处置管理系统	60	35	9	15.0	27	45.0	35	58.3	60	100.0
医疗机构绩效管理系统	63	36	12	19.0	30	47.6	37	58.7	63	100.0
基层卫生机构服务与管理信息系统	186	60	17	9.1	66	35.5	102	54.8	176	94.6
村卫生室信息系统	139	54	12	8.6	46	33.1	74	53.2	135	97.1

表 6-9　区域应用信息系统承建商的项目集中度分析（县级）

名称	总数		第 1 位承建商		前 5 位承建商		前 10 位承建商		前 50 位承建商	
	项目数	承建商数	项目数	占比/%	项目数	占比/%	项目数	占比/%	项目数	占比/%
健康门户	379	107	26	6.9	117	30.9	181	47.8	322	85.0
预约诊疗系统	443	126	37	8.4	141	31.8	203	45.8	363	81.9
远程医疗服务系统	594	167	50	8.4	185	31.1	278	46.8	460	77.4
区域医学影像诊断系统	575	160	39	6.8	143	24.9	222	38.6	441	76.7
区域心电诊断系统	475	137	41	8.6	132	27.8	200	42.1	375	78.9
区域双向转诊系统	508	117	41	8.1	165	32.5	247	48.6	431	84.8
免疫规划管理系统	452	86	74	16.4	218	48.2	274	60.6	416	92.0
慢病管理系统	687	122	58	8.4	209	30.4	321	46.7	606	88.2
区域健康体检管理系统	606	125	48	7.9	173	28.5	272	44.9	523	86.3
区域电子健康档案系统	937	140	67	7.2	257	27.4	436	46.5	829	88.5
区域一站式结算系统	546	133	40	7.3	147	26.9	254	46.5	448	82.1
区域家庭医生签约管理系统	810	148	45	5.6	200	24.7	347	42.8	682	84.2
区域电子病历共享系统	437	108	31	7.1	134	30.7	216	49.4	370	84.7
区域血液管理平台	144	51	23	16.0	57	39.6	83	57.6	143	99.3
药品供应采购管理系统	294	92	39	13.3	114	38.8	157	53.4	252	85.7
突发公共卫生事件应急响应处置管理系统	225	81	16	7.1	63	28.0	99	44.0	194	86.2
医疗机构绩效管理系统	218	75	22	10.1	82	37.6	116	53.2	193	88.5
基层卫生机构服务与管理信息系统	784	123	95	12.1	250	31.9	389	49.6	698	89.0
村卫生室信息系统	710	109	53	7.5	233	32.8	376	53.0	641	90.3

（3）应用信息系统承建商排名

本次调查对 19 个应用信息系统项目数前 10 名的承建商进行分析，涉及承建商 35 家，结果见表 6-10 至表 6-13。

表 6-10　应用信息系统按项目数排名前 10 位承建商（1）

排名	健康门户		预约诊疗系统		远程医疗服务系统		区域医学影像诊断系统		区域心电诊断系统	
	承建商代码	频数	承建商代码	频数	承建商代码	频数	承建商代码	频数	承建商代码	频数
1	a93	47	a93	51	a197	68	a2	59	a26	58
2	a2	41	a189	51	a2	56	a4	40	a2	45
3	a189	39	a2	45	a4	50	a6	37	a24	44
4	a3	35	a6	45	a189	42	a3	35	a189	28
5	a6	32	a3	42	a55	40	a189	30	a6	26
6	a4	31	a4	29	a6	39	a93	27	a4	25

续表

排名	健康门户		预约诊疗系统		远程医疗服务系统		区域医学影像诊断系统		区域心电诊断系统	
	承建商代码	频数	承建商代码	频数	承建商代码	频数	承建商代码	频数	承建商代码	频数
7	a13	28	a13	21	a93	31	a32	24	a93	20
8	a16	15	a1	19	a3	27	a1	23	a3	19
9	a1	13	a77	16	a199	23	a197	22	a32	19
10	a190	12	a221	16	a77	17	a55	21	a197	18

表 6-11　应用信息系统按项目数排名前 10 位承建商(2)

排名	区域双向转诊系统		免疫规划管理系统		慢病管理系统		区域健康体检管理系统		区域电子健康档案系统	
	承建商代码	频数	承建商代码	频数	承建商代码	频数	承建商代码	频数	承建商代码	频数
1	a93	67	a200	99	a2	77	a2	65	a2	95
2	a189	58	a48	74	a3	59	a3	48	a3	80
3	a2	52	a189	53	a189	59	a1	42	a93	72
4	a3	44	a83	29	a93	52	a93	36	a4	55
5	a4	40	a217	26	a4	44	a4	34	a191	52
6	a6	38	a93	22	a6	34	a189	31	a1	52
7	a190	28	a2	20	a190	31	a190	27	a198	43
8	a1	20	a4	17	a13	31	a6	27	a6	43
9	a13	19	a218	17	a1	31	a191	26	a13	42
10	a77	16	a219	14	a191	23	a13	21	a190	41

表 6-12　应用信息系统按项目数排名前 10 位承建商(3)

排名	区域一站式结算系统		区域家庭医生签约管理系统		区域电子病历共享系统		区域血液管理平台		药品供应采购管理系统	
	承建商代码	频数	承建商代码	频数	承建商代码	频数	承建商代码	频数	承建商代码	频数
1	a3	49	a2	62	a2	52	a56	51	a222	49
2	a4	45	a3	54	a3	49	a102	31	a189	45
3	a2	33	a93	53	a93	44	a189	17	a3	22
4	a189	32	a198	51	a189	43	a4	12	a2	21
5	a6	31	a190	42	a4	38	a93	12	a4	19
6	a205	27	a191	41	a6	38	a2	12	a93	18
7	a190	25	a6	39	a1	27	a3	10	a13	15
8	a198	25	a189	38	a190	25	a6	8	a1	15
9	a1	23	a77	37	a13	24	a12	6	a6	10
10	a220	22	a4	36	a16	14	a201	6	a205	9

表6-13 应用信息系统按项目数排名前10位承建商(4)

排名	突发公共卫生事件应急响应处置管理系统		医疗机构绩效管理系统		基层卫生机构服务与管理信息系统		村卫生室信息系统	
	承建商代码	频数	承建商代码	频数	承建商代码	频数	承建商代码	频数
1	a48	29	a93	42	a3	113	a3	60
2	a189	23	a3	37	a2	76	a198	60
3	a2	22	a2	35	a189	53	a189	58
4	a93	21	a189	22	a4	52	a2	57
5	a4	17	a4	21	a93	45	a4	52
6	a3	14	a1	16	a191	39	a190	48
7	a16	12	a6	15	a6	39	a6	40
8	a83	9	a190	12	a1	35	a93	36
9	a77	7	a196	9	a190	32	a191	33
10	a22	7	a13	9	a201	32	a201	32

(4)单一项目承建商分析

单一项目承建商是指某应用信息系统只承接一个建设项目的承建商。调查发现,19个应用信息系统中,健康门户的单一项目承建商占比最高,为67.5%(表6-14)。

表6-14 应用信息系统中单一项目承建商的数量分析

	总计		省级		市级		县级		承建商总数量
	数量	占比/%	数量	占比/%	数量	占比/%	数量	占比/%	
健康门户	108	67.5	18	11.3	55	34.4	64	40.0	160
预约诊疗系统	103	61.7	16	9.6	51	30.5	72	43.1	167
远程医疗服务系统	118	60.5	7	3.6	42	21.5	100	51.3	195
区域医学影像诊断系统	103	56.3	11	6.0	37	20.2	87	47.5	183
区域心电诊断系统	85	55.6	7	4.6	31	20.3	74	48.4	153
区域双向转诊系统	72	52.2	8	5.8	40	29.0	57	41.3	138
免疫规划管理系统	50	53.2	6	6.4	20	21.3	43	45.7	94
慢病管理系统	72	50.7	9	6.3	43	30.3	63	44.4	142
区域健康体检管理系统	80	56.7	7	5.0	36	25.5	67	47.5	141
区域电子健康档案系统	84	52.8	11	6.9	39	24.5	76	47.8	159
区域一站式结算系统	82	54.7	7	4.7	30	20.0	68	45.3	150
区域家庭医生签约管理系统	86	50.6	9	5.3	44	25.9	75	44.1	170
区域电子病历共享系统	61	47.7	9	7.0	35	27.3	49	38.3	128
区域血液管理平台	27	45.8	6	10.2	14	23.7	26	44.1	59
药品供应采购管理系统	66	61.1	5	4.6	28	25.9	53	49.1	108
突发公共卫生事件应急响应处置管理系统	52	53.6	6	6.2	27	27.8	44	45.4	97
医疗机构绩效管理系统	57	59.4	5	5.2	29	30.2	42	43.8	96
基层卫生机构服务与管理信息系统	72	51.4	12	8.6	29	20.7	63	45.0	140
村卫生室信息系统	62	50.0	11	8.9	33	26.6	50	40.3	124

（5）承建商项目地域覆盖情况

调查显示，有 1 家承建商项目覆盖 26 个省份，占 0.2%；有 3 家承建商项目覆盖 19～21 个省份，占 0.5%；有 80 家承建商项目覆盖 2～3 个省份，占 12.6%；有 499 家承建商项目覆盖 1 个省份，占 79.0%（表 6-15）。

表 6-15　承建商项目地域覆盖统计

省份数量 / 个	承建商数 / 家	构成比 /%	省份数量 / 个	承建商数 / 家	构成比 /%
26	1	0.2	7～9	12	1.9
22～25	0	0.0	4～6	27	4.3
19～21	3	0.5	2～3	80	12.6
16～18	4	0.6	1	499	79.0
13～15	2	0.3	合计	632	100.0
10～12	4	0.6			

（6）承建商应用信息系统覆盖情况

本次调查共涉及 19 个应用信息系统，其中有 35 家承建商产品覆盖 19 个系统，占 5.5%；有 12 家承建商产品覆盖 17～18 个系统，占 1.9%；有 74 家承建商产品覆盖 2 个系统，占 11.7%；有 334 家承建商产品覆盖 1 个系统，占 52.9%（表 6-16）。

表 6-16　承建商系统产品覆盖情况

系统数量 / 个	承建商数 / 家	构成比 /%	系统数量 / 个	承建商数 / 家	构成比 /%
19	35	5.5	7～8	20	3.2
17～18	12	1.9	5～6	34	5.4
15～16	15	2.4	3～4	70	11.1
13～14	11	1.7	2	74	11.7
11～12	16	2.5	1	334	52.9
9～10	11	1.7	合计	632	100.0

第 2 节　医院应用信息系统建设情况

本次对各级各类医院的 38 个应用信息系统承建商进行调查分析。应用信息系统按照功能划分为医疗服务类、医技服务类、医疗管理类、移动医疗类、运营管理类、业务支持类六类。

1. 各地区医院应用信息系统承建商数量

调查显示，各地区医院应用信息系统共有 2 583 家承建商。其中，在广东省、江苏省、山东省三省承建项目的承建商数量排名前三位，分别有 561 家、420 家、392 家（表 6-17）。

表6-17 各地区医院应用信息系统项目及承建商数量（按机构等级分）

省份	医院应用信息系统项目数量/个					医院应用信息系统承建商数量/家				
	总计	三甲	其他三级	二级	其他	总计	三甲	其他三级	二级	其他
合计	148 653	34 189	17 917	87 613	8 934	2 583	1 220	807	1 709	428
东部	66 967	17 220	11 162	34 189	4 396	1 630	824	620	992	279
中部	50 297	10 752	4 604	33 554	1 387	1 043	501	269	728	104
西部	31 389	6 217	2 151	19 870	3 151	780	360	172	517	128
北京市	3 425	1 218	620	1 530	57	238	144	95	126	17
天津市	1 712	880	196	636	0	125	100	39	47	0
河北省	5 424	865	442	3 939	178	276	116	66	211	26
山西省	4 462	975	261	3 098	128	165	76	26	115	14
内蒙古自治区	4 923	980	572	2 743	628	195	94	59	114	34
辽宁省	5 505	1 702	1 305	2 212	286	214	142	88	97	11
吉林省	3 723	736	453	2 463	71	182	94	37	117	8
黑龙江省	5 352	1 430	313	3 572	37	194	98	16	116	5
上海市	3 842	1 379	237	2 143	83	208	135	45	119	10
江苏省	11 531	2 417	2 446	6 311	357	420	211	190	246	38
浙江省	6 775	1 629	1 412	3 548	186	226	120	107	139	32
安徽省	4 640	1 129	501	2 947	63	191	111	62	116	7
福建省	3 625	1 039	689	1 694	203	148	83	77	79	30
江西省	6 417	1 517	485	4 190	225	251	154	61	151	28
山东省	9 836	2 553	1 712	5 134	437	392	218	175	233	35
河南省	10 509	1 598	716	7 850	345	342	148	72	264	25
湖北省	7 243	1 798	930	4 210	305	318	189	108	187	25
湖南省	7 951	1 569	945	5 224	213	230	121	90	153	21
广东省	15 236	3 482	2 103	7 042	2 609	561	270	205	314	173
广西壮族自治区	0	0	0	0	0	0	0	0	0	0
海南省	56	56	0	0	0	17	17	0	0	0
重庆市	3 417	871	141	2 343	62	182	114	26	123	5
四川省	63	63	0	0	0	10	10	0	0	0
贵州省	3 394	535	219	2 379	261	171	61	48	131	13
云南省	5 175	1 216	250	3 471	238	199	102	40	145	19
西藏自治区	437	59	59	250	69	17	5	2	10	3
陕西省	5 528	1 129	334	3 935	130	261	132	52	172	16
甘肃省	5 472	589	421	3 859	603	163	75	57	102	33
青海省	0	0	0	0	0	0	0	0	0	0
宁夏回族自治区	902	167	131	594	10	70	33	30	39	0
新疆维吾尔自治区	2 078	608	24	296	1 150	113	74	5	33	40

2. 应用信息系统承建商数量分析

调查的 38 个应用信息系统中，每个应用信息系统平均有 454.9 家承建商。按医院级别划分，三甲、其他三级、二级医院平均每个系统分别有 129.3 家、103.0 家、357.7 家承建商（表 6-18 至表 6-23）。

表 6-18　医疗服务类应用信息系统承建商数量（按机构等级分）　　　　单位：家

名称	三甲医院				其他三级医院				二级医院				其他医疗机构			
	综合	中医	专科	合计	综合	中医	专科	合计	综合	中医	专科	合计	综合	中医	专科	合计
门诊医生工作站	92	81	63	161	87	39	63	148	359	307	169	618	84	38	51	191
住院医生工作站	90	83	67	162	88	40	62	148	361	307	166	608	89	41	44	180
住院护士工作站	99	84	67	167	89	39	61	147	366	312	168	621	90	39	45	185
重症监护系统	38	23	18	52	29	11	9	38	75	31	9	96	9	1	2	14

表 6-19　医技服务类应用信息系统承建商数量（按机构等级分）　　　　单位：家

名称	三甲医院				其他三级医院				二级医院				其他医疗机构			
	合计	综合	中医	专科	合计	综合	中医	专科	合计	综合	中医	专科	合计	综合	中医	专科
临床检验系统	126	68	75	48	131	83	36	51	493	303	231	121	133	59	28	33
医学影像系统	151	98	86	59	135	96	42	53	477	311	223	128	139	69	25	31
超声/内镜管理系统	149	111	75	55	129	97	40	38	388	261	184	80	102	55	17	22
手术麻醉管理系统	81	54	40	29	72	51	20	21	255	169	115	42	45	25	9	10
输血管理系统	121	87	54	38	80	63	22	22	193	153	64	24	30	16	6	7
心电管理系统	91	65	38	30	69	55	16	18	215	140	79	35	54	31	9	10
体检管理系统	162	93	83	44	126	91	39	27	417	296	182	56	75	45	11	15
病理管理系统	140	111	60	46	120	90	31	34	284	209	98	34	44	27	6	8

表 6-20　医疗管理类应用信息系统承建商数量（按机构等级分）　　　　单位：家

名称	三甲医院				其他三级医院				二级医院				其他医疗机构			
	合计	综合	中医	专科	合计	综合	中医	专科	合计	综合	中医	专科	合计	综合	中医	专科
合理用药管理系统	105	66	55	42	80	60	18	26	320	196	141	67	75	32	16	16
临床路径管理系统	128	78	65	56	107	65	28	41	310	222	138	66	63	32	13	17
病历质控系统	119	74	55	49	98	61	29	38	329	204	157	78	67	33	13	23
护理管理系统	145	86	67	57	113	74	32	44	491	281	227	127	128	62	29	30
医务管理系统	93	60	33	40	67	44	20	24	253	156	104	52	62	26	12	16
院内感染管理系统	103	66	45	41	70	47	21	29	238	158	103	42	50	24	9	12
传染病报告系统	137	96	66	55	113	74	30	42	315	224	136	52	80	43	11	23
病案管理系统	137	71	70	56	121	73	35	53	424	262	220	109	104	55	22	35
药品管理系统	184	116	80	70	145	89	37	54	571	342	273	154	173	78	37	46

表 6-21　移动医疗类应用信息系统承建商数量（按机构等级分）　单位：家

名称	三甲医院				其他三级医院				二级医院				其他医疗机构			
	合计	综合	中医	专科	合计	综合	中医	专科	合计	综合	中医	专科	合计	综合	中医	专科
移动护理系统	93	63	42	38	69	53	15	21	133	100	47	16	27	8	2	9
移动查房系统	85	63	32	32	66	50	32	19	106	79	34	12	16	6	2	6
移动输液系统	78	52	26	23	41	32	10	12	61	50	19	5	14	6	1	7

表 6-22　运营管理类应用信息系统承建商数量（按机构等级分）　单位：家

医院信息系统	三甲医院				其他三级医院				二级医院				其他医疗机构			
	合计	综合	中医	专科	合计	综合	中医	专科	合计	综合	中医	专科	合计	综合	中医	专科
人力资源管理系统	131	92	47	52	89	67	16	28	228	158	66	31	38	19	4	11
财务管理系统	137	73	59	56	95	65	28	39	473	264	220	98	125	58	24	27
设备材料管理系统	177	102	82	64	134	88	38	45	470	301	194	95	107	61	18	25
物资供应管理系统	191	113	93	64	142	91	40	50	451	284	195	91	97	51	16	27
预算管理系统	102	66	39	40	45	31	10	12	112	72	43	21	31	16	3	9
绩效管理系统	115	79	49	43	90	67	22	19	232	141	97	39	35	15	3	8
DRG 管理系统	61	45	20	23	34	28	4	11	85	60	27	12	15	7	1	4

表 6-23　业务支持类应用信息系统承建商数量（按机构等级分）　单位：家

医院信息系统	三甲医院				其他三级医院				二级医院				其他医疗机构			
	合计	综合	中医	专科	合计	综合	中医	专科	合计	综合	中医	专科	合计	综合	中医	专科
门急诊挂号收费管理系统	165	97	79	63	148	88	39	62	626	362	306	174	189	81	39	49
分诊管理系统	187	116	66	62	135	90	26	46	362	241	111	78	87	35	17	21
住院病人入出转系统	161	94	81	60	148	88	37	61	586	343	286	152	156	74	38	40
电子化病历书写与管理系统	135	71	74	57	128	75	39	51	560	330	280	161	162	72	37	42
住院收费系统	168	93	83	62	152	89	40	63	607	351	302	166	170	79	39	40
导诊管理系统	132	90	45	43	74	52	12	24	198	135	62	29	40	18	1	14

3. 应用信息系统承建商分散度分析

通过计算每家承建商承建的应用信息系统项目平均数衡量承建商的分散程度，平均数越大说明承建商数量越少，建设分散度越低；反之，平均数越小说明承建商数量越多，建设分散度越高。

调查发现，本次调查的 38 个应用信息系统中每家承建商平均承建 57.6 个项目。三级及以上医院中病案管理系统的承建商分散度较低，平均每家承建商承建 11.1 个项目。绩效管理系统承建商的分散度最高，平均每家承建商承建的项目数 4.8 个（表 6-24 和表 6-25）。

表 6-24　应用信息系统承建商平均项目数（按机构等级分，三级及以上医院）

		总计	三甲医院 / 个					其他三级医院 / 个				
			合计	其中：综合	中医类	专科	其他	合计	其中：综合	中医类	专科	其他
医疗服务类	门诊医生工作站	9.5	7.6	6.6	3.8	3.5	2.7	4.9	4.8	2.3	2.3	1.9
	住院医生工作站	9.6	7.6	6.7	3.7	3.3	2.6	4.8	4.8	2.3	2.2	1.9
	住院护士工作站	9.4	7.3	6.1	3.7	3.3	2.6	4.9	4.7	2.3	2.3	1.9
	重症监护系统	7.5	9.0	8.5	2.9	3.3	1.3	4.5	4.7	1.5	1.3	2.3
医技服务类	临床检验系统	10.4	9.6	8.9	4.0	4.4	2.7	5.3	5.0	2.4	2.6	1.9
	医学影像系统	9.6	7.7	6.1	3.3	3.3	2.0	4.8	4.2	2.0	1.9	1.5
	超声 / 内镜管理系统	9.2	7.1	5.3	3.4	2.7	1.9	4.4	3.9	2.0	1.9	1.3
	手术麻醉管理系统	9.9	11.3	10.2	4.1	4.7	3.1	5.8	5.7	2.5	2.2	1.8
	输血管理系统	8.9	7.1	5.9	3.2	3.1	2.1	5.1	4.6	2.0	2.2	1.6
	心电管理系统	9.2	9.0	7.5	4.4	3.9	2.7	5.6	5.0	2.6	2.7	1.7
	体检管理系统	8.5	6.3	6.2	3.3	2.3	1.8	4.4	4.2	2.0	1.9	1.5
	病理管理系统	7.3	6.3	4.8	2.9	2.7	1.8	3.8	3.6	1.5	1.5	1.3
医疗管理类	合理用药管理系统	10.5	10.2	8.4	4.5	4.5	2.7	7.0	6.0	3.7	3.4	1.7
	临床路径管理系统	10.8	8.1	7.2	3.3	3.3	2.6	5.3	5.5	2.1	2.4	1.8
	病历质控系统	9.9	8.1	6.8	4.1	3.4	2.5	5.2	5.1	2.1	2.4	1.7
	护理管理系统	7.6	6.3	5.6	3.1	2.8	2.2	4.1	3.8	1.8	1.8	1.6
	医务管理系统	5.9	4.8	4.2	2.5	2.1	1.6	3.1	2.9	1.4	1.5	1.4
	院内感染管理系统	10.9	10.0	8.4	5.0	4.3	2.6	7.1	7.0	2.4	2.5	1.6
	传染病报告系统	8.6	6.4	5.0	2.9	2.8	1.8	4.3	4.2	2.0	1.8	1.5
	病案管理系统	11.1	8.6	8.3	4.2	3.7	2.6	5.5	5.4	2.3	2.4	2.0
	药品管理系统	8.8	6.4	5.1	3.6	3.0	2.9	4.6	4.4	2.3	2.3	1.8
移动医疗类	移动护理系统	7.9	6.8	5.9	2.7	2.6	1.9	3.9	3.6	1.6	1.7	1.3
	移动查房系统	6.3	5.4	4.3	2.6	2.1	1.8	3.1	2.8	0.8	1.3	1.2
	移动输液系统	5.7	4.4	4.0	2.0	2.2	1.5	3.4	3.1	1.4	1.3	1.3
运营管理类	人力资源管理系统	5.3	5.0	4.2	2.6	2.1	1.8	3.2	2.8	1.9	1.7	1.2
	财务管理系统	8.8	8.1	7.6	4.5	3.6	3.2	6.3	5.5	2.6	3.0	2.2
	设备材料管理系统	7.6	5.6	5.0	2.9	2.8	2.1	4.1	3.8	1.9	2.1	1.6
	物资供应管理系统	7.3	5.4	4.7	2.6	2.8	2.0	3.9	3.7	1.7	2.0	1.5
	预算管理系统	6.0	5.4	4.6	2.8	2.6	1.9	3.8	3.7	1.9	2.5	1.0
	绩效管理系统	4.8	5.1	4.5	2.3	2.1	1.5	2.8	2.6	1.3	1.5	1.2
	DRG 管理系统	5.2	4.3	3.7	1.8	2.0	1.4	3.0	2.7	1.8	1.3	1.0
业务支持类	门急诊挂号收费管理系统	9.3	7.4	6.2	3.9	3.5	2.8	4.9	4.8	2.3	2.3	2.0
	分诊管理系统	6.5	5.0	4.4	2.8	2.7	1.9	3.5	3.4	1.6	1.9	1.7
	住院病人入出转系统	9.2	7.4	6.3	3.7	3.6	2.6	4.6	4.6	2.3	2.2	1.9
	电子化病历书写与管理系统	10.1	8.9	8.4	4.1	3.8	2.7	5.5	5.5	2.2	2.6	2.1
	住院收费系统	9.4	7.3	6.1	3.7	3.5	2.8	4.7	4.7	2.3	2.2	1.9
	导诊管理系统	4.9	3.9	3.5	2.0	1.8	1.5	3.0	2.9	1.2	1.6	1.2
	医院集成信息平台	5.5	5.8	5.2	2.6	2.5	1.8	2.9	2.7	1.1	1.6	1.2

表6-25 应用信息系统承建商平均项目数（按机构等级分，二级和其他医疗机构）

		二级医院/个					其他医疗机构/个				
		合计	其中：综合	中医类	专科	其他	合计	其中：综合	中医类	专科	其他
医疗服务类	门诊医生工作站	7.2	6.2	3.8	2.5	3.2	2.9	2.7	1.5	1.6	2.1
	住院医生工作站	7.3	6.2	3.8	2.4	3.2	2.9	2.6	1.5	1.8	2.1
	住院护士工作站	7.6	6.7	3.9	2.4	3.1	2.9	2.6	1.4	1.8	2.1
	重症监护系统	5.8	6.0	2.9	2.2	2.0	2.3	2.2	1.1	1.3	1.5
医技服务类	临床检验系统	7.1	6.3	3.5	2.1	2.8	2.4	2.1	1.4	1.6	1.9
	医学影像系统	6.7	6.2	3.1	2.1	2.5	2.2	1.9	1.4	1.3	1.7
	超声/内镜管理系统	6.3	5.6	3.1	2.1	2.5	2.2	2.0	1.0	1.4	1.4
	手术麻醉管理系统	7.7	6.6	3.7	2.2	2.8	2.4	2.0	1.5	1.4	1.4
	输血管理系统	4.0	3.8	2.0	1.0	1.4	1.6	1.7	1.0	1.0	1.3
	心电管理系统	6.3	5.6	3.4	2.1	2.4	2.9	2.6	1.5	1.5	1.9
	体检管理系统	5.0	4.8	2.3	1.9	1.8	1.8	1.4	1.2	1.1	1.4
	病理管理系统	4.6	4.0	2.5	1.6	1.6	1.5	1.6	1.0	1.1	1.5
医疗管理类	合理用药管理系统	7.7	6.9	3.9	2.5	3.1	2.8	2.4	1.5	1.7	2.1
	临床路径管理系统	5.8	5.5	2.8	1.7	2.1	1.9	1.6	1.0	1.7	1.3
	病历质控系统	7.3	6.4	3.8	2.4	3.1	3.0	2.8	1.5	1.8	2.1
	护理管理系统	4.6	4.1	2.6	1.9	2.2	2.0	1.8	1.1	1.5	1.7
	医务管理系统	7.1	6.9	3.4	2.4	2.8	2.4	2.3	1.3	1.5	1.6
	院内感染管理系统	6.1	5.2	3.2	2.3	3.0	3.0	2.8	1.5	1.3	2.3
	传染病报告系统	8.6	7.5	4.2	2.7	3.5	3.2	2.6	1.6	1.8	2.1
	病案管理系统	3.2	2.7	1.8	1.6	1.8	1.8	1.7	3.0	1.3	1.6
	药品管理系统	6.0	5.1	3.5	2.4	2.4	2.3	1.9	1.4	1.6	1.5
移动医疗类	移动护理系统	3.7	3.3	2.2	1.3	1.5	1.4	1.0	1.0	1.2	1.2
	移动查房系统	3.6	3.1	1.8	1.4	1.2	1.4	1.2	1.0	1.0	1.3
	移动输液系统	7.1	6.6	3.5	2.2	2.7	2.6	2.2	1.2	1.6	1.8
运营管理类	人力资源管理系统	6.9	6.5	3.8	2.9	2.9	3.0	3.0	1.8	1.7	1.8
	财务管理系统	7.1	6.0	3.8	2.4	3.2	2.8	2.6	1.5	1.6	2.1
	设备材料管理系统	5.9	5.1	3.2	2.4	2.5	2.2	1.7	1.5	1.5	1.5
	物资供应管理系统	3.9	3.7	1.8	2.3	2.2	1.9	2.0	2.3	1.1	1.4
	预算管理系统	3.0	3.0	1.6	1.3	1.6	1.4	1.5	1.0	1.1	1.2
	绩效管理系统	3.3	3.1	1.8	1.4	1.4	1.3	1.4	1.0	1.3	1.0
	DRG管理系统	7.1	6.2	3.8	2.5	3.2	2.9	2.7	1.6	1.7	2.2
业务支持类	门急诊挂号收费管理系统	7.2	6.2	3.8	2.5	3.2	2.9	2.7	1.5	1.6	2.1
	分诊管理系统	7.0	6.2	3.8	2.4	3.0	2.9	2.7	1.4	1.8	1.9
	住院病人入出转系统	7.4	6.3	3.8	2.5	3.1	2.9	2.7	1.5	1.8	2.1
	电子化病历书写与管理系统	7.3	7.1	3.6	2.3	3.1	2.8	3.0	1.4	1.8	2.0
	住院收费系统	5.9	5.3	3.3	2.0	2.8	2.5	2.2	1.2	1.5	2.0
	导诊管理系统	3.4	3.1	2.0	2.2	1.6	2.5	2.4	2.5	1.7	1.8
	医院集成信息平台	7.1	6.2	3.8	2.5	3.2	2.9	2.7	1.6	1.7	2.2

4. 应用信息系统承建商集中度分析

（1）项目数排名前50的承建商项目集中度分析

按照承建商承建的信息系统项目数量进行排名，排名前20位承建商的项目数量均超过1 000个（表6-26）。

表6-26   项目数前50名承建商项目分析

排名	项目数/个	频率/%	累积频率/%	排名	项目数/个	频率/%	累积频率/%
1	12 435	4.4	4.4	26	589	0.2	26.9
2	9 883	3.5	7.9	27	565	0.2	27.1
3	6 864	2.4	10.3	28	545	0.2	27.3
4	6 402	2.3	12.6	29	491	0.2	27.4
5	4 739	1.7	14.3	30	453	0.2	27.6
6	4 283	1.5	15.8	31	440	0.2	27.7
7	3 076	1.1	16.9	32	417	0.1	27.9
8	2 911	1.0	17.9	33	398	0.1	28.0
9	2 533	0.9	18.8	34	372	0.1	28.2
10	2 447	0.9	19.7	35	351	0.1	28.3
11	2 267	0.8	20.5	36	339	0.1	28.4
12	2 225	0.8	21.2	37	337	0.1	28.5
13	2 225	0.8	22.0	38	331	0.1	28.6
14	1 812	0.6	22.7	39	312	0.1	28.8
15	1 391	0.5	23.2	40	296	0.1	28.9
16	1 354	0.5	23.6	41	288	0.1	29.0
17	1 284	0.5	24.1	42	286	0.1	29.1
18	1 113	0.4	24.5	43	275	0.1	29.2
19	1 072	0.4	24.9	44	261	0.1	29.3
20	1 001	0.4	25.2	45	261	0.1	29.3
21	931	0.3	25.6	46	219	0.1	29.4
22	900	0.3	25.9	47	212	0.1	29.5
23	887	0.3	26.2	48	204	0.1	29.6
24	665	0.2	26.4	49	200	0.1	29.6
25	658	0.2	26.7	50	198	0.1	29.7

（2）应用信息系统项目集中度分析

调查的六大类38个应用信息系统中，按照项目数排名前50位承建商的项目集中度进行分析。在前10位承建商中，项目集中度最高的三个系统是重症监护系统、合理用药管理系统、心电管理系统，占比分别为69.4%、65.1%和63.5%。前50位承建商的项目集中度都在60.0%以上（表6-27）。

表 6-27 应用信息系统承建商的项目集中度分析

名称		总数 / 个		第 1 位承建商		前 5 位承建商		前 10 位承建商		前 50 位承建商	
		医院数	承建商数	医院数 / 个	占比 / %	医院数 / 个	占比 / %	医院数 / 个	占比 / %	医院数 / 个	占比 / %
医疗服务类	门诊医生工作站	6 974	735	704	10.1	2 231	32.0	3 110	44.6	4 849	69.5
	住院医生工作站	6 968	726	713	10.2	2 231	32.0	3 106	44.6	4 845	69.5
	住院护士工作站	7 001	747	718	10.3	2 238	32.0	3 118	44.5	4 853	69.3
	重症监护系统	1 043	139	356	34.1	587	56.3	724	69.4	919	88.1
医技服务类	临床检验系统	6 103	589	704	11.5	2 335	38.3	3 246	53.2	4 650	76.2
	医学影像系统	5 547	579	430	7.8	1 444	26.0	2 042	36.8	4 013	72.3
	超声 / 内镜管理系统	4 477	488	385	8.6	1 286	28.7	1 788	39.9	3 308	73.9
	手术麻醉管理系统	3 033	306	928	30.6	1 406	46.4	1 776	58.6	2 508	82.7
	输血管理系统	2 454	275	227	9.3	885	36.1	1 362	55.5	2 006	81.7
	心电管理系统	2 575	280	589	22.9	1 348	52.3	1 636	63.5	2 144	83.3
	体检管理系统	4 432	520	348	7.9	1 421	32.1	2 116	47.7	3 268	73.7
	病理管理系统	2 830	386	261	9.2	849	30.0	1 214	42.9	2 111	74.6
医疗管理类	合理用药管理系统	4 165	397	1 391	33.4	2 351	56.4	2 711	65.1	3 449	82.8
	临床路径管理系统	4 127	381	463	11.2	1 473	35.7	2 068	50.1	3 294	79.8
	病历质控系统	3 995	402	383	9.6	1 335	33.4	1 974	49.4	3 156	79.0
	护理管理系统	4 599	603	462	10.0	1 397	30.4	1 969	42.8	3 201	69.6
	医务管理系统	1 954	334	164	8.4	635	32.5	906	46.4	1 408	72.1
	院内感染管理系统	3 346	307	793	23.7	1 593	47.6	2 046	61.1	2 835	84.7
	传染病报告系统	3 541	412	248	7.0	951	26.9	1 391	39.3	2 361	66.7
	病案管理系统	5 832	527	545	9.3	1 787	30.6	2 594	44.5	4 348	74.6
	药品管理系统	6 366	721	655	10.3	2 051	32.2	2 849	44.8	4 424	69.5
移动医疗类	移动护理系统	1 557	198	185	11.9	601	38.6	867	55.7	1 318	84.6
	移动查房系统	1 078	172	88	8.2	351	32.6	546	50.6	881	81.7
	移动输液系统	720	126	119	16.5	309	42.9	432	60.0	615	85.4
	人力资源管理系统	1 801	342	144	8.0	544	30.2	746	41.4	1 159	64.4
	财务管理系统	5 357	608	1 331	24.8	2 384	44.5	2 996	55.9	4 015	74.9
	设备材料管理系统	4 592	601	512	11.1	1 336	29.1	1 955	42.6	3 298	71.8
	物资供应管理系统	4 427	603	506	11.4	1 358	30.7	1 914	43.2	3 174	71.7
	预算管理系统	1 222	205	226	18.5	580	47.5	718	58.8	952	77.9
	绩效管理系统	1 574	330	107	6.8	390	24.8	544	34.6	1 024	65.1
	DRG 管理系统	663	128	145	21.9	281	42.4	365	55.1	547	82.5
业务支持类	门急诊挂号收费管理系统	6 971	746	711	10.2	2 261	32.4	3 099	44.5	4 805	68.9
	分诊管理系统	3 338	516	360	10.8	1 142	34.2	1 569	47.0	2 357	70.6
	住院病人入出转系统	6 452	700	707	11.0	2 159	33.5	2 979	46.2	4 571	70.8
	电子化病历书写与管理系统	6 640	660	659	9.9	2 101	31.6	2 957	44.5	4 877	73.4
	住院收费系统	6 873	731	698	10.2	2 215	32.2	3 069	44.7	4 781	69.6
	导诊管理系统	1 441	295	125	8.7	480	33.3	679	47.1	1 025	71.1
	医院集成信息平台	2 585	473	221	8.5	721	27.9	1 042	40.3	1 727	66.8

三级甲等医院项目数排名前10位承建商中，项目集中度最高的三个系统是重症监护系统、手术麻醉管理系统、心电管理系统，占比分别为82.9%、82.1%、80.7%。前50位承建商的项目集中度均在82.0%以上（表6-28）。

表6-28　应用信息系统承建商的项目集中度分析（三甲医院）

名称		总数/个		第1位承建商		前5位承建商		前10位承建商		前50位承建商	
		医院数	承建商数	医院数/个	占比/%	医院数/个	占比/%	医院数/个	占比/%	医院数/个	占比/%
医疗服务类	门诊医生工作站	1 194	161	138	11.6	555	46.5	785	65.7	1 057	88.5
	住院医生工作站	1 198	162	136	11.4	553	46.2	783	65.4	1 058	88.3
	住院护士工作站	1 197	167	135	11.3	549	45.9	777	64.9	1 048	87.6
	重症监护系统	463	53	219	47.3	341	73.7	384	82.9	460	99.4
医技服务类	临床检验系统	1 199	126	225	18.8	606	50.5	869	72.5	1 114	92.9
	医学影像系统	1 165	151	114	9.8	368	31.6	564	48.4	1 031	88.5
	超声/内镜管理系统	1 055	149	93	8.8	315	29.9	491	46.5	917	86.9
	手术麻醉管理系统	905	81	497	54.9	655	72.4	743	82.1	874	96.6
	输血管理系统	834	121	111	13.3	359	43.0	537	64.4	757	90.8
	心电管理系统	807	91	259	32.1	559	69.3	651	80.7	766	94.9
	体检管理系统	985	162	93	9.4	388	39.4	596	60.5	859	87.2
	病理管理系统	872	140	160	18.3	353	40.5	501	57.5	762	87.4
医疗管理类	合理用药管理系统	1 062	105	425	40.0	735	69.2	827	77.9	1 004	94.5
	临床路径管理系统	1 012	128	103	10.2	447	44.2	660	65.2	916	90.5
	病历质控系统	945	119	132	14.0	432	45.7	639	67.6	868	91.9
	护理管理系统	892	145	92	10.3	382	42.8	544	61.0	788	88.3
	医务管理系统	416	93	68	16.3	196	47.1	259	62.3	373	89.7
	院内感染管理系统	1 019	103	365	35.8	662	65.0	778	76.3	966	94.8
	传染病报告系统	808	137	94	11.6	315	39.0	442	54.7	702	86.9
	病案管理系统	1 106	137	153	13.8	470	42.5	690	62.4	1 008	91.1
	药品管理系统	1 148	184	128	11.1	512	44.6	731	63.7	985	85.8
移动医疗类	移动护理系统	621	93	112	18.0	306	49.3	397	63.9	578	93.1
	移动查房系统	435	85	48	11.0	154	35.4	252	57.9	400	92.0
	移动输液系统	328	78	70	21.3	168	51.2	220	67.1	300	91.5
	人力资源管理系统	608	131	90	14.8	282	46.4	362	59.5	523	86.0
	财务管理系统	1 079	137	345	32.0	700	64.9	806	74.7	991	91.8
	设备材料管理系统	973	177	103	10.6	368	37.8	556	57.1	822	84.5
	物资供应管理系统	999	191	107	10.7	377	37.7	567	56.8	834	83.5
	预算管理系统	527	102	105	19.9	305	57.9	372	70.6	475	90.1
	绩效管理系统	529	115	71	13.4	224	42.3	294	55.6	461	87.1
	DRG管理系统	251	61	56	22.3	131	52.2	171	68.1	240	95.6

续表

名称		总数 / 个		第 1 位承建商		前 5 位承建商		前 10 位承建商		前 50 位承建商	
		医院数	承建商数	医院数 / 个	占比 / %	医院数 / 个	占比 / %	医院数 / 个	占比 / %	医院数 / 个	占比 / %
业务支持类	门急诊挂号收费管理系统	1 191	165	138	11.6	556	46.7	790	66.3	1 050	88.2
	分诊管理系统	901	187	89	9.9	378	42.0	523	58.0	742	82.4
	住院病人入出转系统	1 160	161	131	11.3	540	46.6	768	66.2	1 022	88.1
	电子化病历书写与管理系统	1 192	135	164	13.8	543	45.6	818	68.6	1 096	91.9
	住院收费系统	1 187	168	138	11.6	553	46.6	785	66.1	1 042	87.8
	导诊管理系统	498	132	65	13.1	196	39.4	276	55.4	416	83.5
	医院集成信息平台	474	83	75	15.8	211	44.5	317	66.9	441	93.0

其他三级医院项目数排名前 10 位承建商中，项目集中度最高的三个系统是重症监护系统、心电管理系统和合理用药管理系统，占比分别为 79.2%、75.8%、74.7%。前 50 位承建商的项目集中度均在 81.0% 以上（表 6-29）。

表 6-29　应用信息系统承建商的项目集中度分析（其他三级医院）

名称		总数 / 个		第 1 位承建商		前 5 位承建商		前 10 位承建商		前 50 位承建商	
		医院数	承建商数	医院数 / 个	占比 / %	医院数 / 个	占比 / %	医院数 / 个	占比 / %	医院数 / 个	占比 / %
医疗服务类	门诊医生工作站	703	148	64	9.1	284	40.4	413	58.7	597	84.9
	住院医生工作站	701	148	65	9.3	285	40.7	411	58.6	594	84.7
	住院护士工作站	700	147	65	9.3	287	41.0	415	59.3	595	85.0
	重症监护系统	168	38	63	37.5	114	67.9	133	79.2	168	100.0
医技服务类	临床检验系统	689	131	93	13.5	289	41.9	426	61.8	605	87.8
	医学影像系统	637	135	56	8.8	191	30.0	280	44.0	539	84.6
	超声 / 内镜管理系统	564	129	48	8.5	178	31.6	257	45.6	476	84.4
	手术麻醉管理系统	412	72	175	42.5	249	60.4	297	72.1	390	94.7
	输血管理系统	395	80	46	11.6	156	39.5	242	61.3	365	92.4
	心电管理系统	380	69	112	29.5	237	62.4	288	75.8	361	95.0
	体检管理系统	538	126	60	11.2	198	36.8	305	56.7	462	85.9
	病理管理系统	439	120	47	10.7	136	31.0	209	47.6	369	84.1

续表

名称		总数 / 个		第 1 位承建商		前 5 位承建商		前 10 位承建商		前 50 位承建商	
		医院数	承建商数	医院数 / 个	占比 / %	医院数 / 个	占比 / %	医院数 / 个	占比 / %	医院数 / 个	占比 / %
医疗管理类	合理用药管理系统	545	80	213	39.1	369	67.7	407	74.7	515	94.5
	临床路径管理系统	552	107	55	10.0	229	41.5	334	60.5	495	89.7
	病历质控系统	502	98	59	11.8	206	41.0	310	61.8	454	90.4
	护理管理系统	449	113	38	8.5	162	36.1	245	54.6	386	86.0
	医务管理系统	200	67	20	10.0	79	39.5	114	57.0	183	91.5
	院内感染管理系统	488	70	155	31.8	289	59.2	359	73.6	468	95.9
	传染病报告系统	453	113	41	9.1	159	35.1	236	52.1	388	85.7
	病案管理系统	622	121	71	11.4	217	34.9	340	54.7	551	88.6
	药品管理系统	644	145	63	9.8	269	41.8	380	59.0	548	85.1
移动医疗类	移动护理系统	265	69	31	11.7	104	39.2	156	58.9	246	92.8
	移动查房系统	195	66	19	9.7	77	39.5	112	57.4	179	91.8
	移动输液系统	137	41	26	19.0	68	49.6	93	67.9	137	100.0
	人力资源管理系统	250	89	28	11.2	94	37.6	132	52.8	211	84.4
	财务管理系统	583	95	198	34.0	354	60.7	418	71.7	538	92.3
	设备材料管理系统	527	134	44	8.3	166	31.5	264	50.1	437	82.9
	物资供应管理系统	537	142	44	8.2	174	32.4	266	49.5	441	82.1
	预算管理系统	165	45	34	20.6	99	60.0	123	74.5	165	100.0
	绩效管理系统	221	90	21	9.5	73	33.0	106	48.0	181	81.9
	DRG 管理系统	100	34	24	24.0	55	55.0	70	70.0	100	100.0
业务支持类	门急诊挂号收费管理系统	703	148	65	9.2	290	41.3	418	59.5	599	85.2
	分诊管理系统	462	135	40	8.7	171	37.0	251	54.3	377	81.6
	住院病人入出转系统	670	148	66	9.9	284	42.4	407	60.7	568	84.8
	电子化病历书写与管理系统	689	128	75	10.9	282	40.9	418	60.7	610	88.5
	住院收费系统	696	152	64	9.2	285	40.9	410	58.9	588	84.5
	导诊管理系统	217	74	22	10.1	88	40.6	131	60.4	193	88.9
	医院集成信息平台	196	68	23	11.7	79	40.3	110	56.1	178	90.8

二级医院项目数排名前 10 位承建商中，项目集中度最高的三个系统是合理用药管理系统、移动输液系统、重症监护系统，占比分别为 63.5%、62.2% 和 59.8%。前 50 位承建商的项目集中度都在 67.0% 以上（表 6-30）。

表 6-30　应用信息系统承建商的项目集中度分析（二级医院）

名称		总数 / 个		第 1 位承建商		前 5 位承建商		前 10 位承建商		前 50 位承建商	
		医院数	承建商数	医院数 / 个	占比 / %	医院数 / 个	占比 / %	医院数 / 个	占比 / %	医院数 / 个	占比 / %
医疗服务类	门诊医生工作站	4 353	618	502	11.5	1 371	31.5	1 904	43.7	3 030	69.6
	住院医生工作站	4 380	608	506	11.6	1 382	31.6	1 920	43.8	3 047	69.6
	住院护士工作站	4 439	621	511	11.5	1 388	31.3	1 928	43.4	3 061	69.0
	重症监护系统	361	96	70	19.4	168	46.5	216	59.8	315	87.3
医技服务类	临床检验系统	3 731	493	414	11.1	1 409	37.8	1 925	51.6	2 810	75.3
	医学影像系统	3 315	477	314	9.5	922	27.8	1 289	38.9	2 342	70.6
	超声 / 内镜管理系统	2 556	388	279	10.9	781	30.6	1 086	42.5	1 894	74.1
	手术麻醉管理系统	1 559	255	244	15.7	580	37.2	793	50.9	1 236	79.3
	输血管理系统	1 052	193	119	11.3	403	38.3	601	57.1	889	84.5
	心电管理系统	1 196	215	262	21.9	586	49.0	712	59.5	996	83.3
	体检管理系统	2 567	417	247	9.6	841	32.8	1 187	46.2	1 897	73.9
	病理管理系统	1 361	284	132	9.7	394	28.9	564	41.4	993	73.0
医疗管理类	合理用药管理系统	2 281	320	723	31.7	1 192	52.3	1 449	63.5	1 880	82.4
	临床路径管理系统	2 336	310	317	13.6	839	35.9	1 161	49.7	1 865	79.8
	病历质控系统	2 294	329	262	11.4	737	32.1	1 092	47.6	1 798	78.4
	护理管理系统	2 815	491	332	11.8	883	31.4	1 239	44.0	1 988	70.6
	医务管理系统	1 123	253	119	10.6	363	32.3	529	47.1	844	75.2
	院内感染管理系统	1 626	238	260	16.0	694	42.7	908	55.8	1 367	84.1
	传染病报告系统	1 687	315	132	7.8	503	29.8	713	42.3	1 253	74.3
	病案管理系统	3 447	424	394	11.4	1 080	31.3	1 585	46.0	2 641	76.6
	药品管理系统	3 898	571	465	11.9	1 254	32.2	1 747	44.8	2 753	70.6
移动医疗类	移动护理系统	596	133	68	11.4	243	40.8	337	56.5	503	84.4
	移动查房系统	384	106	46	12.0	155	40.4	215	56.0	328	85.4
	移动输液系统	209	61	21	10.0	91	43.5	130	62.2	198	94.7
	人力资源管理系统	648	228	51	7.9	177	27.3	266	41.0	452	69.8
	财务管理系统	3 106	473	741	23.9	1 327	42.7	1 675	53.9	2 396	77.1
	设备材料管理系统	2 733	470	373	13.6	867	31.7	1 219	44.6	1 963	71.8
	物资供应管理系统	2 571	451	363	14.1	825	32.1	1 148	44.7	1 834	71.3
	预算管理系统	396	112	81	20.5	180	45.5	231	58.3	334	84.3
	绩效管理系统	624	232	35	5.6	106	17.0	169	27.1	416	66.7
	DRG 管理系统	262	85	62	23.7	102	38.9	135	51.5	227	86.6
业务支持类	门急诊挂号收费管理系统	4 311	626	506	11.7	1 380	32.0	1 873	43.4	2 989	69.3
	分诊管理系统	1 679	362	245	14.6	587	35.0	788	46.9	1 218	72.5
	住院病人入出转系统	4 026	586	507	12.6	1 319	32.8	1 811	45.0	2 843	70.6
	电子化病历书写与管理系统	4 171	560	475	11.4	1 250	30.0	1 773	42.5	2 966	71.1
	住院收费系统	4 275	607	495	11.6	1 358	31.8	1 892	44.3	2 997	70.1
	导诊管理系统	597	198	85	14.2	196	32.8	273	45.7	431	72.2
	医院集成信息平台	1 615	388	181	11.2	488	30.2	656	40.6	1 082	67.0

其他医疗机构项目排名前 10 位承建商中, 项目集中度最高的三个系统是重症监护系统、移动输液系统、移动查房系统, 占比分别为 81.8%、78.9% 和 71.4%。前 50 位承建商的项目集中度都在 68.0% 以上, 个别系统集中度为 100%(表 6-31)。

表 6-31　应用信息系统承建商的项目集中度分析(其他医疗机构)

名称		总数 / 个		第1位承建商		前5位承建商		前10位承建商		前50位承建商	
		医院数	承建商数	医院数 / 个	占比 /%	医院数 / 个	占比 /%	医院数 / 个	占比 /%	医院数 / 个	占比 /%
医疗服务类	门诊医生工作站	512	191	35	6.8	134	26.2	181	35.4	350	68.4
	住院医生工作站	493	180	38	7.7	126	25.6	173	35.1	343	69.6
	住院护士工作站	500	185	38	7.6	127	25.4	175	35.0	346	69.2
	重症监护系统	22	14	4	18.2	13	59.1	18	81.8	22	100.0
医技服务类	临床检验系统	348	133	31	8.9	101	29.0	146	42.0	262	75.3
	医学影像系统	304	139	24	7.9	76	25.0	109	35.9	210	69.1
	超声 / 内镜管理系统	207	102	18	8.7	60	29.0	87	42.0	155	74.9
	手术麻醉管理系统	96	45	12	12.5	36	37.5	51	53.1	96	100.0
	输血管理系统	51	30	6	11.8	20	39.2	30	58.8	51	100.0
	心电管理系统	105	54	15	14.3	37	35.2	49	46.7	101	96.2
	体检管理系统	190	75	27	14.2	69	36.3	96	50.5	165	86.8
	病理管理系统	69	44	6	8.7	21	30.4	31	44.9	69	100.0
医疗管理类	合理用药管理系统	190	75	30	15.8	72	37.9	98	51.6	165	86.8
	临床路径管理系统	144	63	13	9.0	44	30.6	64	44.4	131	91.0
	病历质控系统	163	67	17	10.4	54	33.1	76	46.6	146	89.6
	护理管理系统	295	128	28	9.5	88	29.8	120	40.7	217	73.6
	医务管理系统	114	62	9	7.9	39	34.2	55	48.2	102	89.5
	院内感染管理系统	108	50	13	12.0	42	38.9	61	56.5	108	100.0
	传染病报告系统	167	80	14	8.4	49	29.3	72	43.1	137	82.0
	病案管理系统	290	104	28	9.7	92	31.7	127	43.8	236	81.4
	药品管理系统	436	173	32	7.3	114	26.1	156	35.8	301	69.0
移动医疗类	移动护理系统	38	27	5	13.2	15	39.5	21	55.3	38	100.0
	移动查房系统	21	16	3	14.3	10	47.6	15	71.4	21	100.0
	移动输液系统	19	12	3	15.8	10	52.6	15	78.9	19	100.0
	人力资源管理系统	57	38	5	8.8	18	31.6	28	49.1	57	100.0
	财务管理系统	320	125	47	14.7	114	35.6	149	46.6	245	76.6
	设备材料管理系统	222	107	22	9.9	56	25.2	83	37.4	165	74.3
	物资供应管理系统	198	97	21	10.6	54	27.3	81	40.9	151	76.3
	预算管理系统	41	31	6	14.6	15	36.6	20	48.8	41	100.0
	绩效管理系统	42	35	3	7.1	12	28.6	17	40.5	42	100.0
	DRG 管理系统	17	15	3	17.6	7	41.2	12	70.6	17	100.0

续表

名称		总数/个		第1位承建商		前5位承建商		前10位承建商		前50位承建商	
		医院数	承建商数	医院数/个	占比/%	医院数/个	占比/%	医院数/个	占比/%	医院数/个	占比/%
业务支持类	门急诊挂号收费管理系统	502	189	37	7.4	132	26.3	177	35.3	344	68.5
	分诊管理系统	178	87	17	9.6	55	30.9	79	44.4	141	79.2
	住院病人入出转系统	416	156	36	8.7	111	26.7	157	37.7	302	72.6
	电子化病历书写与管理系统	441	162	33	7.5	122	27.7	166	37.6	320	72.6
	住院收费系统	463	170	38	8.2	123	26.6	168	36.3	326	70.4
	导诊管理系统	62	40	6	9.7	19	30.6	30	48.4	62	100.0
	医院集成信息平台	228	109	19	8.3	57	25.0	84	36.8	169	74.1

（3）应用信息系统承建商排名

本次调查对 38 个应用信息系统项目数前 20 名的承建商进行分析，涉及承建商 146 家，结果见表 6-32 至表 6-38。

表 6-32　应用信息系统按项目数排名前 20 位承建商（医疗服务类）

门诊医生工作站		住院医生工作站		住院护士工作站		重症监护系统	
承建商代码	频数	承建商代码	频数	承建商代码	频数	承建商代码	频数
a1	704	a1	713	a1	718	a17	356
a2	555	a2	553	a2	548	a5	75
a3	427	a3	415	a3	423	a6	62
a4	332	a4	339	a4	337	a4	50
a5	213	a5	211	a7	212	a64	44
a7	211	a7	210	a5	210	a3	34
a6	200	a6	200	a6	201	a18	29
a8	165	a8	163	a8	166	a1	29
a13	162	a13	161	a13	162	a2	26
a10	141	a10	141	a14	141	a84	19
a14	135	a14	139	a10	140	a7	19
a12	125	a11	126	a11	126	a98	13
a11	123	a12	123	a12	118	a135	10
a16	113	a16	113	a16	113	a108	8
a22	83	a22	83	a22	82	a143	8
a25	63	a25	65	a25	68	a8	8
a9	61	a9	62	a9	63	a10	7
a19	52	a19	53	a19	54	a81	7
a30	49	a30	49	a30	48	a27	7
a27	46	a44	47	a44	47	a145	6

表6-33　应用信息系统按项目数排名前20位承建商（医技服务类）

临床检验系统		医学影像系统		超声/内镜管理系统		手术麻醉管理系统		输血管理系统		心电管理系统		体检管理系统		病理管理系统	
承建商代码	频数	承建商代码	频数	承建商代码	频数	承建商代码	频数	承建商代码	频数	承建商代码	频数	承建商代码	频数	承建商代码	频数
a21	704	a1	430	a1	385	a17	928	a21	227	a26	589	a1	348	a45	261
a1	574	a4	350	a2	315	a3	139	a1	188	a24	523	a38	331	a2	190
a2	469	a2	340	a4	282	a1	133	a2	177	a2	85	a2	306	a1	188
a3	317	a6	181	a37	162	a4	109	a56	160	a32	76	a3	232	a4	112
a40	271	a37	143	a6	142	a6	97	a3	133	a5	75	a48	204	a68	98
a4	233	a32	142	a32	120	a5	93	a5	125	a6	70	a53	189	a32	79
a41	200	a7	125	a5	105	a10	76	a4	118	a18	63	a4	141	a6	79
a6	188	a3	120	a3	100	a18	69	a41	88	a79	57	a6	135	a5	74
a5	161	a52	108	a7	92	a2	68	a6	76	a86	50	a5	128	a3	67
a8	129	a8	103	a8	85	a64	64	a72	70	a63	48	a7	102	a74	66
a10	112	a67	101	a52	82	a57	57	a10	56	a1	43	a8	80	a24	62
a11	110	a5	94	a24	80	a11	52	a12	52	a105	36	a11	67	a7	52
a12	100	a55	94	a46	79	a7	48	a7	49	a106	35	a12	62	a47	46
a71	74	a47	89	a47	77	a81	48	a11	45	a4	29	a10	55	a95	45
a57	70	a46	87	a55	68	a12	37	a102	38	a3	26	a83	53	a97	44
a94	46	a63	83	a78	63	a84	33	a110	33	a8	24	a90	49	a8	40
a19	45	a61	79	a11	60	a98	30	a40	25	a46	22	a99	43	a109	35
a27	43	a11	78	a61	60	a14	30	a8	25	a121	19	a101	41	a11	34
a7	40	a70	75	a62	54	a108	27	a27	23	a127	17	a57	41	a37	32
a9	40	a62	68	a88	50	a13	26	a57	22	a10	15	a23	40	a46	31

表6-34　应用信息系统按项目数排名前20位承建商（医疗管理类-1）

合理用药管理系统		临床路径管理系统		病历质控系统		护理管理系统		医务管理系统	
承建商代码	频数	承建商代码	频数	承建商代码	频数	承建商代码	频数	承建商代码	频数
a15	1 391	a1	463	a1	383	a1	462	a1	164
a36	339	a2	346	a18	278	a2	371	a2	140
a42	286	a3	274	a2	275	a3	228	a5	117
a2	178	a4	207	a3	232	a4	180	a4	112
a1	157	a5	183	a4	167	a28	156	a3	102
a3	97	a6	145	a6	154	a5	144	a6	78
a10	79	a18	136	a5	152	a6	118	a8	57
a6	79	a13	114	a33	121	a8	113	a10	51
a5	55	a10	101	a10	107	a7	104	a12	45
a87	50	a7	99	a13	105	a34	93	a11	40
a11	47	a14	96	a14	98	a11	92	a13	28
a4	41	a12	95	a11	89	a10	91	a43	26
a103	37	a8	81	a12	88	a14	75	a7	25
a104	37	a16	78	a7	88	a13	69	a27	24

续表

合理用药管理系统		临床路径管理系统		病历质控系统		护理管理系统		医务管理系统	
承建商代码	频数	承建商代码	频数	承建商代码	频数	承建商代码	频数	承建商代码	频数
a8	36	a33	69	a8	78	a12	60	a18	22
a107	35	a11	60	a43	68	a22	49	a16	21
a7	30	a43	45	a16	48	a25	47	a14	21
a27	27	a22	39	a22	38	a16	44	a85	19
a116	24	a30	37	a27	38	a27	42	a124	17
a14	23	a27	37	a44	35	a30	40	a25	17

表 6-35 应用信息系统按项目数排名前 20 位承建商（医疗管理类 -2）

院内感染管理系统		传染病报告系统		病案管理系统		药品管理系统	
承建商代码	频数	承建商代码	频数	承建商代码	频数	承建商代码	频数
a23	793	a2	248	a1	545	a1	655
a29	384	a3	195	a2	418	a2	517
a2	162	a1	177	a31	411	a3	375
a6	132	a5	174	a4	211	a4	308
a58	122	a4	157	a3	202	a5	196
a5	120	a6	111	a11	192	a7	194
a3	98	a29	107	a6	167	a6	178
a4	93	a12	85	a12	160	a8	150
a1	85	a13	74	a39	157	a13	144
a69	57	a10	63	a5	131	a10	132
a7	57	a7	57	a59	123	a14	130
a89	50	a23	54	a10	119	a12	117
a8	47	a16	48	a13	116	a11	113
a10	42	a8	48	a14	115	a16	101
a111	33	a14	42	a8	109	a22	74
a11	31	a93	41	a7	103	a25	55
a16	29	a30	36	a18	89	a9	54
a27	29	a27	36	a75	66	a19	50
a12	27	a58	31	a76	65	a27	42
a115	24	a69	30	a22	64	a44	41

表 6-36 应用信息系统按项目数排名前 20 位承建商（移动医疗类）

移动护理系统		移动查房系统		移动输液系统	
承建商代码	频数	承建商代码	频数	承建商代码	频数
a28	185	a2	88	a28	119
a34	143	a3	79	a34	59
a2	97	a5	75	a2	46
a65	96	a6	62	a96	44
a5	80	a28	47	a5	41
a6	64	a1	44	a3	36

续表

移动护理系统		移动查房系统		移动输液系统	
承建商代码	频数	承建商代码	频数	承建商代码	频数
a77	56	a12	43	a80	28
a73	52	a4	41	a6	26
a3	47	a34	40	a1	17
a1	47	a16	27	a73	16
a4	39	a18	27	a13	16
a13	29	a13	27	a4	15
a112	23	a43	22	a65	12
a33	21	a33	20	a112	10
a16	20	a8	17	a77	8
a118	20	a27	16	a27	8
a27	18	a7	12	a16	6
a80	17	a80	11	a146	6
a129	14	a137	10	a12	6
a8	14	a39	10	a30	6

表6-37　应用信息系统按项目数排名前20位承建商（运营管理类）

人力资源管理系统		财务管理系统		设备材料管理系统		物资供应管理系统		预算管理系统		绩效管理系统		DRG管理系统	
承建商代码	频数	承建商代码	频数	承建商代码	频数	承建商代码	频数	承建商代码	频数	承建商代码	频数	承建商代码	频数
a20	144	a9	1 331	a1	512	a1	506	a9	226	a66	107	a39	145
a60	142	a19	376	a2	270	a2	268	a20	167	a20	92	a5	60
a9	125	a35	262	a4	203	a4	201	a4	68	a9	78	a31	29
a4	70	a20	229	a3	189	a3	200	a19	68	a49	60	a20	24
a5	63	a1	186	a20	162	a20	183	a35	51	a4	53	a4	23
a12	49	a4	167	a6	138	a5	128	a49	41	a92	48	a59	20
a1	44	a54	137	a5	131	a9	126	a5	27	a5	29	a3	18
a51	42	a2	123	a9	130	a6	107	a54	27	a2	27	a126	17
a19	36	a49	99	a7	112	a8	103	a113	25	a3	25	a12	15
a3	31	a8	86	a8	108	a10	92	a34	18	a19	25	a1	14
a2	29	a10	82	a12	96	a13	92	a1	16	a114	24	a2	13
a8	28	a3	68	a13	90	a7	88	a3	12	a1	24	a13	11
a6	24	a11	57	a10	85	a11	81	a6	11	a7	22	a136	10
a34	19	a82	53	a11	79	a51	79	a134	10	a35	21	a138	9
a10	17	a6	53	a51	77	a12	73	a91	10	a6	20	a141	8
a125	17	a12	43	a14	77	a14	70	a8	10	a119	19	a8	8
a35	17	a100	42	a16	51	a16	47	a139	9	a120	19	a7	7
a130	13	a91	38	a19	48	a19	47	a2	9	a122	18	a93	7
a131	13	a5	37	a25	35	a25	35	a140	8	a123	17	a144	7
a132	13	a7	34	a22	34	a85	32	a142	8	a128	15	a10	6

表 6-38　应用信息系统按项目数排名前 20 位承建商（业务支持类）

门急诊挂号收费管理系统		分诊管理系统		住院病人入出转系统		电子化病历书写与管理系统		住院收费系统		导诊管理系统	
承建商代码	频数	承建商代码	频数	承建商代码	频数	承建商代码	频数	承建商代码	频数	承建商代码	频数
a1	711	a1	360	a1	707	a1	659	a1	698	a1	125
a2	560	a2	271	a2	529	a2	478	a2	543	a5	106
a3	430	a4	183	a3	386	a18	363	a3	415	a3	92
a4	346	a5	165	a4	326	a3	336	a4	344	a2	80
a7	214	a3	163	a5	211	a4	265	a7	215	a50	77
a5	212	a50	121	a7	202	a6	196	a5	205	a4	54
a6	191	a6	86	a6	186	a5	195	a6	195	a13	50
a13	162	a13	82	a13	155	a33	167	a13	157	a6	38
a10	145	a8	75	a8	147	a8	153	a8	157	a8	32
a12	128	a7	63	a10	130	a7	145	a10	140	a19	25
a11	124	a14	56	a14	126	a13	141	a14	138	a16	19
a14	124	a12	53	a12	117	a14	134	a11	124	a12	19
a8	119	a11	50	a11	111	a14	132	a12	123	a7	18
a16	109	a16	43	a16	105	a12	121	a16	109	a27	16
a22	83	a10	39	a22	73	a43	114	a22	81	a62	15
a25	65	a19	33	a9	61	a11	106	a9	63	a22	14
a9	65	a22	31	a25	55	a22	72	a25	61	a11	13
a19	53	a27	30	a19	53	a16	69	a19	54	a14	13
a44	47	a9	25	a44	44	a25	61	a30	48	a10	12
a30	47	a57	22	a30	44	a30	49	a27	46	a133	11

（4）单一项目承建商分析

单一项目承建商是指某个应用信息系统只承接一家医院项目的承建商。结果显示，三甲医院中，单一项目承建商比例前三名的应用信息系统分别为导诊管理系统、移动输液系统、预算管理系统，分别为 10.7%、10.0%、9.1%；其他三级医院为人力资源管理系统、医院集成信息平台、医务管理系统、移动输液系统，占比分别为 9.6%、9.0%、9.0%、5.7%；二级医院为绩效管理系统、人力资源管理系统、导诊管理系统，占比分别为 18.7%、16.3%、15.4%（表 6-39 至表 6-44）。

三甲医院、其他三级医院、二级医院单一项目承建商比例较低的应用信息系统分别为门诊医生工作站 / 住院医生工作站、合理用药管理系统、临床路径管理系统，占比分别为 2.0%、2.9%、5.5%。

表6-39　应用信息系统单一项目承建商情况（医疗服务类）

名称		三甲医院 综合	中医	专科	其他	合计	其他三级医院 综合	中医	专科	其他	合计	二级医院 综合	中医	专科	其他	合计	其他医疗机构 综合	中医	专科	其他	合计	合计
门诊医生工作站	数量	13	5	7	0	25	13	0	8	3	24	103	82	34	49	268	18	5	6	21	50	367
	百分率/%	2.1	1.6	3.2	0	2	3.1	0	5.7	4.3	3.3	4.6	7.1	8.2	7.6	6	7.9	8.8	7.2	11	8.9	3.9
住院医生工作站	数量	10	7	8	0	25	13	0	9	3	25	100	85	29	49	263	24	5	5	13	47	360
	百分率/%	1.7	2.3	3.7	0	2	3.1	0	6.5	4.3	3.5	4.4	7.3	7.1	7.6	5.9	10.2	8.2	6.4	8.4	8.9	3.8
住院护士工作站	数量	16	7	7	0	30	14	0	9	3	26	106	87	32	50	275	25	4	6	16	51	382
	百分率/%	2.6	2.3	3.2	0	2.4	3.3	0	6.5	4.3	3.6	4.6	7.4	7.8	7.8	6.1	10.5	6.8	7.5	10	9.5	4.1
重症监护系统	数量	10	3	4	0	17	7	2	4	0	10	38	9	3	3	53	2	1	0	0	3	83
	百分率/%	3.1	4.5	6.7	0	3.6	5.1	12.5	8.3	0	5.8	13.2	14.5	33.3	13	13.9	13.3	100	0	0	13	0.9

表6-40　应用信息系统单一项目承建商情况（医技服务类）

名称		三甲医院 综合	中医	专科	其他	合计	其他三级医院 综合	中医	专科	其他	合计	二级医院 综合	中医	专科	其他	合计	其他医疗机构 综合	中医	专科	其他	合计	合计
临床检验系统	数量	12	9	3	1	25	14	0	8	2	24	102	58	32	37	229	11	7	4	13	35	313
	百分率/%	2	3	1.4	1.1	2.1	3.4	0	6.1	3	3.4	4.9	6.4	10.6	7.1	6	7.7	17.1	7.1	9.6	9.3	3.3
医学影像系统	数量	17	9	3	2	31	15	1	5	4	25	88	51	33	36	208	14	5	5	8	32	296
	百分率/%	2.8	3.1	1.5	2.3	2.6	3.7	1.2	4.9	7.1	3.5	4.5	6.5	12.5	9.2	6.1	9.7	14.7	10.2	7.3	9.5	3.1
超声/内镜管理系统	数量	20	11	4	1	36	14	2	3	3	22	80	55	18	22	175	13	4	4	8	29	262
	百分率/%	3.4	4.3	2.7	1.3	3.4	3.7	2.5	4.2	4.2	3.4	4.9	9.7	11	8.2	6.7	12.1	17.4	13.8	12.1	12.9	2.8
手术麻醉管理系统	数量	10	5	3	1	19	13	3	3	3	22	53	32	12	22	119	3	3	0	1	7	166
	百分率/%	1.8	3	2.2	1.6	2.1	4.5	2.5	6.5	4.2	3.4	5.6	13.6	13.6	10.2	7.4	12.1	17.4	0	3.8	7.1	1.8
输血管理系统	数量	26	7	5	2	40	11	1	4	2	17	68	19	7	5	99	1	2	0	2	5	161
	百分率/%	5.1	4	4.2	3.9	4.7	3.8	1.3	4.1	6.5	3.9	8.1	10.8	7.3	6.5	8.8	3.8	33.3	0	16.7	7.2	1.7
心电管理系统	数量	20	5	3	1	29	13	2	2	1	18	53	25	12	18	108	5	2	1	3	11	164
	百分率/%	4.1	3	2.5	2.2	3.5	4.7	2.1	2.1	2.2	3.5	6.3	11.1	15.4	16.4	8.6	7.2	20	7.7	10.5	8.9	1.7
体检管理系统	数量	25	12	9	4	50	17	5	5	2	29	98	54	11	23	186	10	0	1	7	18	279
	百分率/%	4.4	4.3	9.1	6.3	4.9	4.5	9.8	9.8	4.2	4.5	5.9	8.8	9.6	9.3	7	8.7	0	7.7	10.9	8.3	3
病理管理系统	数量	25	7	6	2	40	20	4	8	4	36	68	28	7	26	129	7	1	1	1	10	213
	百分率/%	4.7	4.1	4.8	3.4	4.5	6.2	8.3	15.7	3.4	5.9	6.8	12.6	10.9	21.1	9.1	18.4	14.3	11.1	4.3	13	2.3

表6-41　应用信息系统单一项目承建商情况（医疗管理类）

名称		三甲医院					其他三级医院					二级医院					其他医疗机构					合计
		综合	中医	专科	其他	合计	综合	中医	专科	其他	合计	综合	中医	专科	其他	合计	综合	中医	专科	其他	合计	合计
合理用药管理系统	数量	15	10	1	4	30	10	1	4	1	16	72	50	18	27	167	6	4	1	8	19	232
	百分率/%	2.7	4	0.5	5	2.8	2.8	1.5	4.5	2.3	2.9	5.1	9.8	11.5	10.5	7.2	6.3	18.2	3.6	11.9	9	2.5
临床路径管理系统	数量	14	3	11	1	29	8	0	8	2	18	70	34	10	16	130	3	3	1	4	11	188
	百分率/%	2.5	1.4	6	1.3	2.8	2.3	0	8.2	3.8	3.2	4.8	6.7	6.8	6.5	5.5	4.7	15.8	4.3	9.3	7.4	2
病历质控系统	数量	14	6	7	1	28	10	2	8	0	20	61	43	23	26	153	7	2	1	2	12	213
	百分率/%	2.8	2.7	4.2	1.4	2.9	3.2	3.3	8.6	0	3.9	4.6	7.8	13.6	9.2	6.5	9.7	2.7	4.1	6.9	2.3	
护理管理系统	数量	19	8	11	1	39	7	3	8	0	18	84	69	40	42	235	14	6	5	10	35	327
	百分率/%	3.9	3.9	7	1.5	4.3	2.5	5.1	10.3	0	3.9	5.6	9.2	15.5	10.3	8.1	10.3	17.1	11.4	10	11.1	3.5
医务管理系统	数量	16	6	7	1	30	9	2	8	0	19	57	35	19	22	133	7	4	2	7	20	202
	百分率/%	6.3	7.4	8.2	3.8	6.7	7	7.1	22.2	0	9	8.8	12.8	19.6	13.9	11.3	14.3	30.8	8.3	18.4	16.1	2.1
院内感染管理系统	数量	17	4	11	1	33	6	0	8	0	14	60	38	9	14	121	3	4	1	3	11	179
	百分率/%	3.1	1.8	6.3	1.4	3.2	1.8	0	11.1	0	2.8	5.5	10.9	8.8	8.6	7.1	5.6	33.3	5.6	8.1	9.1	1.9
传染病报告系统	数量	16	8	12	0	36	7	3	6	3	19	79	35	13	14	141	11	3	3	7	24	220
	百分率/%	3.3	4.2	7.8	0	4.1	2.3	5.1	7.8	7.3	3.9	6.8	6.5	10.9	6.5	7.3	9.2	18.8	10	9.5	10	2.3
病案管理系统	数量	16	12	10	1	39	12	3	9	5	29	84	69	25	28	206	8	3	3	6	20	294
	百分率/%	2.7	4	4.8	1.1	3.3	3	3.7	7	8.6	4.4	4.2	7.4	8.5	6.2	5.6	5.6	8.3	4.8	6.5	6	3.1
药品管理系统	数量	26	7	10	1	44	17	4	8	4	33	104	74	36	46	260	22	5	4	18	49	386
	百分率/%	4.4	2.4	4.8	1.1	3.7	4.3	4.8	6.5	6.6	5	5	7.2	9.7	8.1	6.4	11	8.9	5.5	11.4	10.1	4.1

表6-42　应用信息系统单一项目承建商情况（移动医疗类）

名称		三甲医院					其他三级医院					二级医院					其他医疗机构					合计
		综合	中医	专科	其他	合计	综合	中医	专科	其他	合计	综合	中医	专科	其他	合计	综合	中医	专科	其他	合计	
移动护理系统	数量	16	5	9	5	35	8	3	5	1	17	30	14	2	10	56	1	1	1	0	3	111
	百分率/%	4.3	4.5	9.3	9.3	5.5	4.2	12.5	14.3	4.5	6.3	7.4	11.8	8	15.6	9.2	7.7	50	10	0	7.5	1.2
移动查房系统	数量	19	4	6	1	30	12	1	5	0	18	26	11	3	6	46	1	1	0	0	2	96
	百分率/%	7	4.9	9.1	2.4	6.5	8.5	4.2	20.8	0	8.9	10.1	14.5	20	13.3	11.7	16.7	50	0	0	9.1	1
移动输液系统	数量	21	4	3	6	34	8	0	0	0	8	17	5	0	5	27	3	0	2	0	5	74
	百分率/%	10.1	7.7	5.9	20.7	10	5.7	0	0	0	5.7	10.8	14.7	0	22.7	12.3	42.9	0	28.6	0	25	0.8

表6-43　应用信息系统单一项目承建商情况（运营管理类）

名称		三甲医院					其他三级医院					二级医院					其他医疗机构					合计
		综合	中医	专科	其他	合计	综合	中医	专科	其他	合计	综合	中医	专科	其他	合计	综合	中医	专科	其他	合计	
人力资源管理系统	数量	29	8	11	3	51	16	3	7	1	27	79	24	8	14	125	6	1	2	3	12	215
	百分率/%	7.5	6.6	10.3	7.1	7.8	8.5	10	14.6	6.3	9.6	16	18.6	11.8	17.7	16.3	13.3	10	10.5	15	12.8	2.3
财务管理系统	数量	20	12	13	4	49	14	3	4	3	24	101	68	34	46	249	12	3	8	21	44	366
	百分率/%	3.6	4.5	6.5	5.1	4.4	3.9	10	3.4	5.9	4	5.9	8.1	11.9	10.5	7.6	6.9	6.8	17.4	19.3	11.8	3.9
设备材料管理系统	数量	27	10	16	2	55	16	3	7	2	28	105	48	27	42	222	14	2	2	7	25	330
	百分率/%	5.3	4.1	9	2.9	5.5	4.8	10	7.4	4.5	5.1	6.8	7.1	11.7	11.9	7.9	12.3	8	5	10.9	10.3	3.5
物资供应管理系统	数量	27	18	10	5	60	22	2	8	4	36	89	47	26	39	201	8	1	5	10	24	321
	百分率/%	5.1	7.4	5.6	7.4	5.9	6.5	2.9	8.2	8.3	6.5	6.2	7.4	11.9	11	7.6	9	4.2	12.5	16.9	11.3	3.4
预算管理系统	数量	22	12	14	2	50	4	1	1	2	9	24	18	8	9	59	8	1	2	4	15	133
	百分率/%	7.2	11.1	13.5	6.1	9.1	3.5	3.3	3.3	22.2	5.2	9.1	23.4	16.7	11.4	13.4	25	14.3	20	36.4	25	1.4
绩效管理系统	数量	21	8	12	2	43	15	4	2	1	22	57	47	16	10	130	6	1	3	2	12	207
	百分率/%	6	7.2	13.3	6.9	7.4	8	10	2.9	5.9	8.6	13.5	29.9	30.8	15.6	18.7	26.1	33.3	22.2	21.4	24.5	2.2
DRG管理系统	数量	15	3	3	0	21	5	0	1	1	7	20	10	3	7	40	2	0	1	2	5	73
	百分率/%	9	8.6	6.5	0	8	6.6	0	7.1	20	6.9	10.9	20.4	17.6	23.3	14.3	20	0	20	50	25	0.8

表6-44 应用信息系统单一项目承建商情况（业务支持类）

名称		三甲医院					其他三级医院					二级医院					其他医疗机构					合计
		综合	中医	专科	其他	合计	综合	中医	专科	其他	合计	综合	中医	专科	其他	合计	综合	中医	专科	其他	合计	合计
门急诊挂号收费管理系统	数量	15	5	7	0	27	13	0	10	3	26	105	86	39	48	278	18	3	7	22	50	381
	百分率/%	2.5	1.6	3.2	0	2.2	3.1	0	7.1	4.3	3.6	4.7	7.4	9.1	7.5	6.2	8.1	4.9	8.5	11.6	9	4.1
分诊管理系统	数量	37	13	11	4	65	20	2	8	5	35	84	28	28	21	161	6	7	2	11	26	287
	百分率/%	7.3	7.1	6.5	5.3	7	6.6	4.9	9.4	11.1	7.4	8.2	9.6	18.4	8.1	9.3	8.7	35	6.5	15.5	13.6	3.1
住院病人入出转系统	数量	14	7	6	0	27	16	1	10	3	30	105	86	37	45	273	16	3	5	14	38	368
	百分率/%	2.4	2.3	2.8	0	2.3	4	1.2	7.4	4.7	4.4	5	8	10	8.1	6.6	7.9	5.7	7.1	11.3	8.4	3.9
电子化病历书写与管理系统	数量	11	6	9	1	27	10	1	10	2	23	88	71	32	49	240	15	4	4	15	38	328
	百分率/%	1.8	2	4.2	1.1	2.2	2.4	1.1	7.4	3.1	3.3	5	6.6	8.2	8.2	5.6	7.9	7.8	5.3	9.9	8.1	3.5
住院收费系统	数量	15	7	7	0	29	16	1	10	3	30	104	85	36	54	279	16	6	5	16	43	381
	百分率/%	2.5	2.3	3.2	0	2.4	3.8	1.1	7.4	4.3	4.2	4.6	7.4	8.9	8.7	6.3	7.1	10.2	6.9	10.4	8.4	4.1
导诊管理系统	数量	36	9	8	3	56	9	1	3	1	14	50	19	14	13	96	4	0	2	4	10	176
	百分率/%	11.4	10	10.1	8.3	10.7	6	7.1	7.7	4.5	6.3	13.6	17	30.4	13.4	15.4	13.3	0	11.1	13.9	13.9	1.9
医院集成信息平台	数量	9	3	2	1	15	9	2	2	5	18	61	67	34	34	196	12	4	3	17	36	265
	百分率/%	3.5	3	1.1	5.7	3.1	8.2	11.1	17.1	5.9	9	8.2	14.9	18	12.5	11.8	11.8	21.1	8.6	19.1	14.7	2.8

（5）承建商项目地域覆盖情况

调查显示，有3家承建商承建的项目覆盖28个省份，占0.1%；有20家承建商承建的项目覆盖25～27个省份，占0.8%；有369家承建商承建的项目覆盖2～3个省份，占14.3%；有1 859家承建商承建的项目覆盖1个省份，占72.0%（表6-45）。

表6-45　承建商项目覆盖省份统计表

省份数量/个	承建商数/家	构成比/%	省份数量/个	承建商数/家	构成比/%
28	3	0.1	10～12	35	1.4
25～27	20	0.8	7～9	62	2.4
22～24	14	0.5	4～6	174	6.7
19～21	13	0.5	2～3	369	14.3
16～18	12	0.5	1	1 859	72.0
13～15	22	0.9	合计	2 583	100.00

（6）承建商应用信息系统覆盖情况

本次调查共涉及38个医院的应用信息系统，其中有18家承建商产品覆盖全部38个系统，占0.7%；有112家承建商产品覆盖29～37个系统，占4.4%；有470家承建商产品覆盖11～28个系统，占18.1%；有783家承建商产品覆盖2～10个系统，占30.3%；有1 200家承建商产品覆盖一个系统，占46.5%（表6-46）。

表6-46　承建商应用信息系统产品覆盖情况

系统数量/家	承建商数/家	构成比/%	系统数量/个	承建商数/家	构成比/%
38	18	0.7	14～16	109	4.2
35～37	28	1.1	11～13	94	3.6
32～34	38	1.5	8～10	120	4.6
29～31	46	1.8	5～7	134	5.2
26～28	47	1.8	2～4	529	20.5
23～25	58	2.2	1	1 200	46.5
20～22	65	2.5	合计	2 583	100.0
17～19	97	3.8			

5. 医院选择承建商因素分析

本次调查，围绕医院在选择承建商时对价格、实施周期、承建商规模等11项因素进行数据分析，每家医院按重要性选取5项因素从大到小排序，分别赋值5分至1分，计算每个因素的平均得分。各级医院在选择承建商时首要考虑因素均为项目投标金额/报价，其次为企业规模与实力和企业品牌与在医疗卫生领域的知名度（表6-47）。

6. 项目延期交付分析

对医院应用信息系统项目延迟交付原因进行调查，结果显示，导致建设项目延迟交付/未交付的原因分为功能与需求不匹配、承建商技术与能力不足、项目资金不足、项目人力投入不足、与承建商的纠纷或诉讼、其他6类。三甲、其他三级、二级医院导致建设项目延迟交付原因前三位分别是功能与需求不匹配、项目人力投入不足、项目资金不足，占比分别为62.5%、55.3%、47.2%（表6-48）。

表 6-47 各级医院选择承建商参考因素分数表

选项	三甲医院					其他三级医院					二级医院					其他医疗机构				
	综合	中医	专科	其他	合计	综合	中医	专科	其他	合计	综合	中医	专科	其他	合计	综合	中医	专科	其他	合计
A. 项目投标金额/报价	3.2	3.5	3.5	3.2	3.3	3.5	3.7	3.4	3.7	3.6	4.2	4	4	4	4	4.1	4.1	4	4.1	4.1
B. 项目周期	1.9	2.1	2	2.1	2	2.2	2.3	2.5	2.1	2.3	1.4	2.4	2.5	2.6	2.2	2.9	2.4	2.8	2.5	2.6
C. 企业规模与实力	3.7	3.7	3.7	3.5	3.7	3.6	3.7	3.6	3.6	3.6	2.8	3.4	3.4	3.3	3.2	3.1	3.2	3.4	3.2	3.2
D. 企业所有制性质	2.4	2.4	2.4	2.4	2.4	3.1	2.5	2.3	2.7	2.7	2.1	2.5	2.6	2.5	2.5	2.7	2.4	2.5	2.6	2.5
E. 企业信用评级	2.9	2.9	3.2	3.6	3.1	2.8	2.6	3	2.3	2.7	2	2.9	3	2.9	2.7	3.1	3	2.9	3.1	3.1
F. 企业及项目负责人的服务理念	2.8	2.5	2.4	3.4	2.8	2.6	2.2	3.1	2.5	2.6	2.2	2.6	2.6	2.5	2.5	2.5	2.8	2.6	2.5	2.6
G. 企业品牌与在医疗卫生领域的知名度	3.8	3.4	3.4	3.8	3.6	3.6	3.5	3.3	3.4	3.5	2.9	3.2	3.2	3.2	3.1	2.9	3.1	3.1	3	3.1
H. 企业在本机构/地区有其他业务或项目	2.8	2.6	2.7	2.6	2.7	2.7	2.9	2.9	3.1	2.9	2	2.6	2.6	2.7	2.5	2.7	2.6	3.2	2.3	2.7
I. 企业在本省有分公司或者办事处等业务部门	2.2	2.4	2.2	1.8	2.2	2.3	1.9	2.1	2.2	2.1	1.9	2.2	2.1	2.2	2.1	2.1	2.3	2	2.1	2.1
J. 项目人力配置	2	1.8	2	2	2	1.8	1.8	1.9	1.8	1.8	1.6	1.8	1.7	1.9	1.8	1.7	1.9	1.5	2.2	1.8
K. 其他	1.5	1	2.6	1	1.5	1	5	1	2	2.3	1.4	1.4	1.5	1.3	1.4	1.6	1.6	1.7	1.8	1.7

表6-48　项目支付延期数量

原因		三甲医院				其他三级医院				二级医院					其他医疗机构				
		综合	中医	专科	其他	综合	中医	专科	其他	综合	中医	专科	其他	合计	综合	中医	专科	其他	合计
有延迟交付/未交付	数量	368	164	129	49	244	41	72	37	1 021	541	156	247	1 965	87	29	41	74	231
	百分率/%	60.6	52.9	58.6	51.6	57.7	45.6	49	52.9	43.4	43.9	33	35.1	41.3	30.4	33.3	39	29.7	31.8
功能与需求不匹配	数量	243	87	83	31	132	25	36	21	448	200	64	104	816	38	5	13	33	89
	百分率/%	66	53	64.3	63.3	54.1	61	50	56.8	43.9	37	41	42.1	41.5	43.7	17.2	31.7	44.6	38.5
承建商技术与能力不足	数量	171	61	56	24	116	21	23	13	323	133	33	67	556	25	5	7	18	55
	百分率/%	46.5	37.2	43.4	49	47.5	51.2	31.9	35.1	31.6	24.6	21.2	27.1	28.3	28.7	17.2	17.1	24.3	23.8
项目资金不足	数量	63	57	26	7	59	10	15	11	425	313	70	120	928	42	15	19	31	107
	百分率/%	17.1	34.8	20.2	14.3	24.2	24.4	20.8	29.7	41.6	57.9	44.9	48.6	47.2	48.3	51.7	46.3	41.9	46.3
项目人力投入不足	数量	226	88	80	27	146	18	32	22	485	223	63	110	881	37	11	17	27	92
	百分率/%	61.4	53.7	62	55.1	59.8	43.9	44.4	59.5	47.5	41.2	40.4	44.5	44.8	42.5	37.9	41.5	36.5	39.8
与承建商的纠纷或诉讼	数量	10	2	4	1	4	0	1	0	25	13	1	4	43	4	0	0	0	4
	百分率/%	2.7	1.2	3.1	2	1.6	0	1.4	0	2.4	2.4	0.6	1.6	2.2	4.6	0	0	0	1.7
其他	数量	50	19	16	3	22	6	11	3	142	60	30	56	288	20	7	10	22	59
	百分率/%	13.6	11.6	12.4	6.1	9	14.6	15.3	8.1	13.9	11.1	19.2	22.7	14.7	23	24.1	24.4	29.7	25.5

第7章 主要发现

第1节 主要成效

1. 平台级统筹建设方兴未艾,行进中寻求突破

(1)平台数据汇聚与更新能力逐步提高

区域卫生信息平台与医疗机构的联通更加紧密,省级平台全部涉及医疗数据采集,70.0%的省级平台涉及中医药数据采集,省级平台数据在支撑公立医院绩效考核、三级医院评审等方面都发挥出作用。区域卫生信息平台基础库与相关业务信息系统联动更加密切,83.3%的省级居民电子健康档案依托基层机构信息系统建设,90.0%的省份实现了按天更新数据。

(2)平台在支撑行业服务与治理方面发挥作用

省级区域卫生信息平台在医改监测、慢病管理、妇幼儿童保健、基层医疗卫生机构绩效考核、居民健康卡应用监督等方面开展了较多应用,比例分别达到53.3%、63.3%、66.7%、56.7%、66.7%。

医院更加注重便民服务信息化应用,三级医院预约服务、自助服务、自助支付三项功能建设,分别占比91.7%、91.1%和85.6%。二级医院开展自助服务、预约服务、自助支付较多,分别占比51.9%、51.3%和48.2%。医技服务的信息化建设覆盖率提升,医学影像、临床检验、病理管理、手术麻醉、输血管理等功能建设,三级医院占比为94.8%、97.6%、75.2%、77.0%、71.2%。医疗管理类应用已趋于稳定,成为医院信息化基础配置。

2. 基础设施升级换代,数据资源快速增长

(1)集约化建设步伐加快

各地政府推进全民健康信息化统筹集约建设,13个省(市)卫生信息化租用了云服务基础资源,地市占比29.5%。21个省(市)省级存储近100T以上数据,占比72.4%。

(2)网络信息安全管理受到重视

三级医院中,重视应急预案管理、防病毒管理、数据备份与恢复管理等方面相关制度制定,分别占比97.6%、94.4%、93.7%,还有近75.1%的三级医院安排网络信息安全专项预算。医院由于网络异常导致宕机或故障虽时有发生,但信息系统总体故障控制和处理比较及时。

3. 体制机制成熟度提高，队伍及资金投入稳中求进

（1）加强信息化行政管理部门建设

有 29 个省份卫生健康行政部门设置了信息化处室，占 96.7%；地市级、县级卫生健康管理部门设有信息化科室的比例分别为 76.7%、51.5%。90.0% 的省份卫生健康部门都出台了全民健康信息化中长期规划，地市级占到 64.6%；并且大部分业务部门都参与了规划制定，省级占到 83.4%、地市级占 72.0%。省、市、县三级设置独立信息技术机构的比例分别为 80.0%、33.8% 和 12.8%，低于卫生健康行政部门中的处室设置。

大部分医院都设立信息化部门，其中三级医院、二级医院分别占比 98.3%、88.2%。医院信息中心除了承担信息化建设与运维工作以外，还涉及卫生统计、病案以及图书情报等工作。其中，承担卫生统计工作的三级医院、二级医院比例分别为 50.9%、52.1%。从在岗人员工龄、流动情况看，三级医院、二级医院信息化部门在岗人员平均工作年限分别为 9.8 年、8.7 年，三级医院、二级医院信息化部门三年内人员新进比流出平均多 2.7 人、1.5 人，人员队伍相对稳定。

（2）规划及投入持续保障

医院信息化发展规划得到了院级领导和相关职能部门的广泛参与，三级医院、二级医院院级领导参与制定规划的比例分别为 95.1%、92.0%。制定了中长期信息化规划的三级医院占比 99.0%，二级医院 63.3%。

年度区域卫生信息化资金投入超过 1 000 万元的省份占比 53.3%，年度区域卫生信息化资金投入超过 100 万元的地市占比 58.0%。从调查数据看，84.1% 的三级医院年度信息化建设投入资金集中在 100 万元以上，60.7% 的二级医院年度信息化建设投入资金集中在 30 万元以上，各级医院均有较为稳定的建设资金投入。

4. 新技术与行业应用深度融合，新业态提升群众获得感

（1）互联网＋医疗健康快速推进

本次对互联网＋医疗健康进行专题调查，旨在推进互联网＋医疗健康，不断提升公共服务均等化、普惠化、便捷化水平，让人民群众切实享受到互联网＋医疗健康创新成果带来的实惠。各省在健康档案查询、预约挂号、家庭医生签约、生育登记办理以及慢病管理等方面应用推进较快，开通占比分别达到 93.3%、86.7%、83.3%、73.3%、66.7%。随着互联网＋医疗健康在提升居民获得感方面应用较多，省级开通网上预约诊疗服务、在线支付及结算服务、网上家庭医生签约服务等分别占比 75.8%、62.2%、53.4%。区域政务信息共享工作推进顺利，有 63.3% 的省份开展相关共享整合工作。

有 83.3% 的省份将居民健康卡作为解决"多卡并存，互不通用"堵点问题的关键，使得电子健康卡／码成为互联网＋医疗健康便民惠民服务亮点内容之一。

（2）技术应用落地热度不减

随着移动互联网、云计算、大数据技术等信息技术与应用结合，新技术应用得到了较大发展，省级卫生健康部门使用移动互联网、云计算和大数据技术的比例分别为 86.7%、76.7%、73.3%。在人工智能、5G、区块链应用方面也初步推开，省级卫生健康部门占比分别为 30.0%、20.0%、16.7%。

5. 医疗机构加快互联互通，催化区域级协同应用

（1）医院应用集成持续推进

三级医院开展集成平台建设比例升高，基于集成平台完成院内数据交换、数据查询、患者主索引建设等功能使用分别占比 95.4%、89.9%、81.9%。接入集成平台的系统以完成主要流程管理类信息系统为主，如门急诊挂号收费管理系统、门诊医生工作站、住院医生工作站、住院护士工作站、电子化病历书写与管理系统、临床检验系统、医学影像系统等。

（2）信息共享协同速度加快

区域卫生信息平台与医院联通的比例稳步提高，有 48.0%、31.9% 的三级医院、二级医院已经与平台实现联通，通过区域卫生信息平台实现区域内机构间信息共享交换。

区域卫生信息平台在跨行业协同方面发挥重要作用，省级层面与公安、民政部门间开展的数据共享较多，占比分别为 66.7%、56.7%，地市级占比分别为 24.9%、20.7%。

第2节 问题发现

1. 建设水平差距拉大，数字化鸿沟现象凸显

（1）区域卫生健康数据采集及利用缺乏统筹

省、市、县区域卫生信息平台中建设率较低的基础功能是大数据应用支撑，建设率分别为 63.3%、39.2% 和 23.8%，大数据的汇聚及分析利用工作需要加强。区域卫生信息平台与医保部门实现跨部门数据共享的比例，省、市、县分别为 66.7%、30.5% 和 26.1%，医院直接与医保部门联通，对未来区域平台的功能和发展有较大的影响，需要引起关注。没有实现区域内医疗机构间信息共享与交换的三级医院、二级医院分别占比 29.6%、45.4%，区域内医疗机构互联互通工作需要进一步加强。

（2）区域基础数据库建设缺乏应用驱动

省级全员人口库有较好的应用基础，90.9% 的省份开展个人信息查询，90.0% 的省份开展新生人口查询，但人口信息基层校核功能使用有所降低，全员人口库建设质量需要关注。

各地居民电子健康档案、电子病历数据共享、调阅差异较大，半年居民电子健康档案数据共享调阅方面，省级最高超过 2 000 万次，平均为 400 万次。半年电子病历数据共享调阅方面，省级最高超过 3 000 万次，平均为 300 万次。本次调查发现，数据质量、互认机制等很大程度上限制共享调阅数量。

（3）二三级医院信息化水平差距加大

医院信息化建设从内部流程规范管理开始向便民惠民服务和深化医院管理发展，调查发现，二三级医院医疗管理类功能差距不大，如功能开通率前三名的患者基本信息管理、住院病历书写和护理记录，三级医院开通率分别为 95.2%、98.4% 和 94.6%，二级医院开通率分别为 85.3%、91.7% 和 84.9%。但在便民服务类功能中，三级医院开通率前三名为预约服务、自助服务、自助支付，分别为 91.7%、91.1% 和 85.6%；二级医院开通率前三名为自助服务、预约服务、自助支付，分别为 51.9%、51.3% 和 48.2%，开通率差距较大。

2. 功能建设存在短板，精细化管理缺乏数据支撑

医院信息系统功能不全，存在漏项，按照《医院信息平台应用功能指引》中功能设计要求，存在医院内医疗管理类、医疗服务类、医技服务类、便民服务类功能点覆盖不足的问题。

运营管理信息化建设薄弱，三级医院开展绩效考核、预算管理、成本核算分别占比为52.5%、50.2%、64.8%，二级医院及其他医疗机构相关功能开展更少，亟待整体加强运营管理信息化建设。

数据类应用普遍低于其他医疗业务类应用，医院主要上线信息综合查询、数据报送等功能，三级医院占比为77.7%、76.7%，科研数据分析管理功能三级医院占比仅为18.8%。

网络信息安全形势不容乐观，三级医院开展过三级信息安全等级保护测评的比例为62.1%；二级医院和其他医疗机构未开展三级信息安全等级保护测评的信息系统比较普遍，分别占比85.0%和88.6%。未开展网络安全宣传培训的三级、二级和其他医院分别占比5.5%、20.0%和28.5%。

3. 保障能力缺乏统筹，信息化发展后劲支撑不足

（1）缺乏有效的管理及投入保障机制

信息化需要加强顶层设计，没有信息化专项发展规划的省市分别占比10.0%和20.9%，需要进一步加强规划统领发展的能力。

信息化投入方面，主要以项目经费投入为主，作为常规运行安排经费的比例不高，建设类经费与运维类经费投入资金额差别较大，省级区域卫生信息化年度建设资金投入集中在1 000万元以上，占比53.3%，但运维类经费投入以100万～1 000万元为主，占比66.6%。市县级的建设经费和运维经费都主要集中在100万以下。

医院信息化建设资金来源以医院自筹方式为主，三级、二级及其他医院分别为98.1%、94.4%和77.0%。财政投入对二级医院的信息化建设投入为31.4%，低于三级医院的36.9%，医院信息化规划制定中，医院临床业务科室参与不足，三级医院临床部门参与信息化发展规划占比为56.7%，需加强院级整体统筹推动。

（2）信息化人员队伍及能力建设力度不足

区域方面，省市县各级卫生健康委设置信息处/科/股的部门比例较高，分别为96.7%、76.7%和51.5%，与之对应的信息化技术机构（信息中心）设置相对较低，分别为80.0%、33.8%和12.8%，信息化专业队伍的建设需要构建更广泛的培养和发展渠道。

医院方面，信息化部门人员核定编制集中在10个以下。三级、二级医院合同制员工平均人数均高于在编员工，三级医院、二级医院在编员工比例分别占比45.5%和42.4%。人员职称以初级及以下（包括初级职称与无职称）为主，三级、二级医院分别为54.8%和71.9%。每年未参加培训的现象较普遍，二级和其他医院分别占比46.1%和65.1%。

（3）新技术应用与业务融合不充分、不广泛

从调查数据看，医疗卫生机构中人工智能、5G、区块链等新技术与业务融合有待探索。智能语音、医保结算、脱卡就医、健康评估、在线审方等互联网＋医疗健康便民惠民应用还有待进一步推进。

业务协同和信息共享技术手段和实现范围还有待提高，目前通过接入集成平台实现信息共享的系统还不多，如分诊管理、合理用药、医疗保险、人力资源管理、财务管理相关运营类等部分业务系统接入集成平台不足。同时集成平台在质控、服务监控、标准管理、决策支持等方面还有待提高。

第3节　趋势展望

1. 查缺补漏、转型升级，实现从零到一的应用突破

（1）应用导向驱动创新发展

在卫生数字化转型进程中，科学合理的卫生信息化建设需求是关键，应加强面向区域卫生、医院发展需要、符合自身实际的信息化建设。不断完善业务信息系统建设，进一步优化流程、强化医疗卫生服务设施条件。有效利用信息化进行绩效评价、学科建设、医疗质量控制、决策分析，提升机构运营管理、科研、教学水平。不唯技术唯需求，探索应用移动医疗、人工智能等技术，充分利用好物联网等技术，推进提升装备管理、后勤保障等管理效率与精细化水平。

（2）转型升级突出惠民应用

"互联网＋医疗健康"在优化卫生健康资源配置、创新服务模式、提高服务效率、降低服务成本以及增强群众健康获得感方面都发挥了日益重要的作用，也为卫生健康事业发展改革增添了新活力，"互联网＋"的发展为实施分级诊疗带来了一种全新的实现方式，应探索通过医联体信息平台或区域卫生信息平台及上下联动机制，建立以医疗联合体为依托的分级诊疗模式。持续推进信息技术与卫生健康领域的深度融合发展，进一步发挥"互联网＋"的优势，夯实基础，完善机制，深化应用，深入推进"互联网＋医疗健康"便民惠民应用，提高广大公众接受医疗卫生服务的满意度。

2. 提质增效、撬动引领，实现用得上用得好的应用效果

（1）夯实技术支撑体系建设

持续协调推进统一权威、互联互通的区域卫生信息平台建设，平台理念及平台思维经过多年的推进已形成广泛共识，随着卫生健康事业的发展，区域平台被赋予更多发展定位和实施范畴，需梳理与各相关方间的关系，逐步开展数据治理，寻找平台发展更多突破口、切入点，推广示范建设，实现平台高质量发展。同时要加强信息安全防护体系建设，坚持与信息化工作同谋划、同部署、同推进、同实施。加快制定数据管理、信息安全相关法规政策，要贯彻国家信息安全等级保护制度、分级保护制度和信息安全审查制度，完善安全管理机制，开展信息安全隐患排查、监测和预警，客观认识、分析和面对存在风险。

（2）发展标准化规范化体系

推进应用建设、技术落地标准化、规范化进程。坚持统筹规划、急用先行、规范管理、强化协调、提升能力、完善支撑的基本原则，在标准规范研究制定、应用推广以及实施评价与规范管理等诸多环节加强制度建设，推进标准化、规范化工作机制创新，建立健全政府引导、市场驱动、统一协调、运行高效的卫生健康信息标准化、规范化工作新格局，努力构建权

威统一、全面协调、自主可控、管理规范的信息标准化规范化体系，发挥好信息化标准规范在引领技术创新、驱动事业发展中的重要作用。

3. 驰而不息、久久为功，实现从一到多的可持续融合发展

（1）继续加强政策支持力度

严格落实国家的相关政策和规章制度，将信息化实施工作纳入年度重点工作计划，将信息化建设成效纳入年度目标任务，明确信息化建设在卫生健康工作中的关键要素和重要基础性位置。明确信息化职能、部门职责及队伍配备，加大各类业务信息化建设工作统筹力度，推进信息化规范有序开展。

（2）建立健全持续发展工作机制

建立和完善全民健康信息化统计指标体系，加强全民健康信息化统计监测和评估工作，组织开展并实施信息化年度检查与绩效评估。进一步完善卫生健康信息化指数框架及指标体系，统筹考虑数据获取及指标设置科学性，编制并发布年度城市指数报告，力争纳入全民健康信息化"十四五"规划，支撑规划监测并促进落地实施。探索共建共享的广泛合作机制，充分发挥多方作用。

附　件

全民健康信息化调查问卷

（区域卫生信息化及医院信息化）

2019 年 12 月

区域卫生信息化调查表

序号	类别	指标	指标说明	注释
1	基本信息	机构名称		
2		卫生机构（组织）代码		卫生机构（组织）代码由 22 位数字（或英文字母）组成，包括 9 位组织机构代码和 13 位机构属性代码。机构属性代码由行政区划代码（6 位）、经济类型代码（2 位）、卫生机构（组织）类别代码（4 位）和机构分类管理代码（1 位）四部分组成。[无机构代码的填写组织机构代码]
3		填表人姓名		
4		联系电话		
5	信息化建设水平	卫生信息网络情况	A. 电子政务外网　　B. 互联网　　C. 互联网 +VPN D. 无网络　　E. 其他	区域内卫生使用的信息网络情况，与医疗机构、公共卫生机构等联通的网络情况

续表

序号	类别	指标	指标说明		注释
6		数据中心建设模式	A. 自建（自有场地，自购设备） C. 租用云服务（政务云，运营商，第三方） E. 其他模式	B. 借用／租用场地，设备自购 D. 自建并租用云服务 F. 无数据中心	用于存放区域内医疗相关数据建设的机房建设情况
7		服务器（物理机）的总台数	A. <5台　　　B. 5~9台　　　C. 10~14台 D. 15~19台　E. ≥20台		
8		专用存储设备容量为	A. <5T　　　B. 5~9T　　　C. 10~19T D. 20~49T　E. 50~99T　F. 100~199T G. ≥200T　　H. 无存储设备		
9		服务器（虚拟机）的总台数[单选]	A. 0台　　　B. <5台　　　C. 5~9台 D. 10~14台　E. 15~19台　F. ≥20台		
10		全员人口库数据应用所支持的业务情况	A. 个人信息查询　B. 新生人口查询　C. 死亡人口查询 D. 个人居住信息变更　E. 新生人口增加　F. 死亡人口增加 G. 计划生育业务协查　H. 人口信息基层校核　I. 计生业务结果查询 J. 其他	K. 未建设	省级基于全员人口库数据开展的业务应用
11		截至调查时点，全员人口库条目的数量：___万条			截止填报时点，全员人口库记录的人口数量，一个人多条记录，不按人次计算
12		全员人口库数据来源情况	A. 出生医学证明　B. 死因登记 D. 计划生育人口登记　E. 其他___	C. 基层机构健康档案	省级全员人口库的数据来源与更新渠道
13		居民电子健康档案建档率	A. <50%　　　B. 50%~59%　C. 60%~69% D. 70%~79%　E. 80%~89%　F. ≥90%		已经建档的居民人数除以应该建档的居民人数×100%＝建档率。居民人数按统计局发布最新数据为准

续表

序号	类别	指标	指标说明		注释
14		居民电子健康档案数据来源情况	A. 下级区域卫生信息平台　B. 出生医学证明系统　C. 死因登记系统 D. 基层机构信息系统　E. 疾控业务系统　F. 妇幼业务系统 G. 电子病历库　H. 其他___		居民电子健康档案与各数据来源的更新频率,多个频率选择最快速的一个
15		居民电子健康档案数据更新频率	A. 实时或接近实时　B. 至少每天1次　C. 至少每周1次 D. 至少每月1次　E. 至少半年1次　F. 近半年都未更新 G. 其他___		居民电子健康档案与各数据来源的更新频率,多个频率选择最快速的一个
16		截至调查时点,居民电子健康档案库的档案数量:___万份			截止填报时点,居民电子健康档案记录案个数量,每个居民一个档案,不应记录重复档案数据
17		2019年1—6月本区域内居民电子健康档案数据共享/调阅的次数:___人次			时间范围内居民电子健康档案通过各表系统使用、共享及调阅的次数总和
18		电子病历库建设情况	A. 未建设,未列入规划　B. 未建设,但已列入规划　C. 已建设		区域内建立电子病历库的情况。
19		电子病历库数据来源情况	A. 下级区域卫生信息平台　B. 医疗机构信息系统　C. 基层医疗卫生机构系统 D. 其他___		电子病历库的数据来源情况。
20		电子病历库更新频率	A. 实时或接近实时　B. 至少每天1次　C. 至少每周1次 D. 至少每月1次　E. 至少半年1次　F. 近半年都未更新 G. 其他___		电子病历库的各数据来源的更新频率,多个频率选择最快速的一个

续表

序号	类别	指标	指标说明	注释
21		截至调查时点，电子病历库的档案数量：_____万份		截止填报时点，电子病历库记录数量
22		2019年1~6月本区域内电子病历库数据共享/调阅的次数：_____人次		时间范围内电子病历库通过各类系统使用、共享及调阅的次数总和
23		居民健康卡（实体卡＋电子健康卡）发放情况	A. 尚未发放，且未计划　　B. 尚未发放，已列入计划 C. 已经发放，覆盖部分地区　　D. 已经发放，覆盖地区全部	电子健康卡发放及覆盖情况，按发放地区进行统计，发放不代表覆盖所有发放地区人口
24		居民健康卡（实体卡）覆盖的地市数量：_____个（无地市使用0请填0）		电子健康卡覆盖的地市情况，该统计为实体卡发放地市数量，实体和电子混合可重叠计数
25		居民健康卡（电子卡）覆盖的地市数量：_____个（无地市使用0请填0）		电子健康卡覆盖的地市情况，该统计为电子卡发放地市数量，实体和电子混合可重叠计数

续表

序号	类别	指标	指标说明	注释
26		本地区的电子健康卡建设模式是	A. 根据解决"多卡并存、互不通用"堵点问题的要求开展； B. 作为互联网+医疗网健康便民惠民服务内容； C. 作为健康扶贫工作，建立贫困人口健康卡； D. 作为全民健康信息化互联互通工具； E. 作为健康医疗大数据发展要求	
27		区域卫生信息平台建设情况	A. 未建设，未列入规划　　B. 未建设，但已列入规划　　C. 已建设	是否已完成区域卫生信息平台建设或已规划区域全民健康信息平台建设，已建设包括上级统计建设
28		区域卫生信息平台数据采集范围	A. 医疗机构数据　　B. 公共卫生机构数据　　C. 中医数据 D. 计划生育数据　　E. 基层医疗卫生机构数据　　F. 其他	区域卫生信息平台的数据来源情况
29		区域卫生信息平台可实现与以下哪些部门数据共享	A. 公安部门　　B. 民政部门　　C. 医保部门 D. 市场监管部门　　E. 其他　　F. 无	区域卫生信息平台与其他部委的数据共享情况
30		是否与上级区域卫生信息平台互联互通	A. 是　　B. 否	区域卫生信息平台与上级平台互联互通，如与上级系统统建，则也视为已联通
31		区域卫生信息平台注册用户数量：＿＿个		区域卫生信息平台通过集成用户的注册登录用户数量

续表

序号	类别	指标	指标说明	注释
32		区域卫生信息平台活跃用户数量（每月）：____个		区域卫生信息平台通过单点登录集成用户月活跃数量，即一个月内登录过的用户数（不含当月仅有注册问记录的数量）
33		区域卫生信息平台已开通的功能点	A. 大数据应用支撑　B. 居民健康卡注册管理　C. 平台管理功能 D. 平台主索引　E. 区域业务协同　F. 全程健康档案服务 G. 数据采集与交换　H. 数据规范上报和共享　I. 信息资源存储 J. 信息资源管理　K. 医疗信息分级公开　L. 注册服务 M. 其他	基于区域卫生信息平台已开通的业务功能情况
34	信息化服务水平	已开通的便民服务类功能	A. 家庭医生签约服务　B. 健康档案查询系统　C. 健康教育 D. 健康评估　E. 接种免疫服务　F. 精神疾病管理 G. 慢病管理　H. 贫困人口健康信息服务　I. 生育登记网上办理 J. 双向转诊　K. 医疗信息分级公开　L. 预约挂号 M. 医养服务　N. 其他　O. 无	区域内开通且正在使用的便民服务，包括上级统一建功能应用
35		已开通的业务协同类功能	A. 出生人口监测业务协同　B. 分级诊疗协同　C. 妇幼健康业务协同 D. 卫生计生监督业务协同　E. 突发公共卫生事件应急指挥协同　F. 疾病监测业务协同 G. 跨境重大疫情防控协同　H. 血液安全管理业务协同 I. 药品疫苗监管协同　J. 疾病管理业务协同　K. 院前急救业务协同 L. 医保业务监管协同　M. 医疗医药联动应用协同　N. 医疗信息急救业务协同 O. 其他　P. 无	区域内正在流转应用的业务协同情况，包括上级统一建功能协同业务
36		已开通的业务监管类功能	A. 传染病疾病管理业务监管　B. 预防接种业务监管　C. 儿童保健业务监管 D. 食品安全监测业务监管　E. 基层医疗卫生机构绩效考核业务监管 F. 基本药物运行情况监管　G. 检验检查互认应用监管　H. 合理用药业务监管 I. 精神疾病业务监管　J. 居民健康卡应用监管　K. 慢病管理业务监管 L. 卫生服务资源监测　M. 妇女保健业务监督　N. 人口信息服务与监管 P. 医改进展监管　Q. 医疗行为监管 R. 医务人员监测　S. 医疗质量情况监管　T. 医院感染情况监管 U. 医疗远营情况监管　V. 远程医疗业务监管　W. 中医药服务项目监管 X. 综合业务监管　Y. 其他　Z. 无	区域内通过信息化系统建设实现的业务监管类功能情况

续表

序号	类别	指标	系统分类	系统名称	指标说明					注释
					1. 当前状态（A. 已建成使用；B. 规划建设中；C. 无规划；D. 上级统建）（回答BCD者跳过2~5）	2. 承建公司	3. 启用年份	4. 是否接入区域卫生信息平台（A. 已接入；B. 部分接入；C. 独立运行；D. 无）	5. 系统运维方式（A. 自行运维；B. 承建商运维；C. 外包运维服务；D. 上级机构运维；E. 本机构与外包服务共同承担；F. 无）	
37	区域内主要业务应用系统建设及运维情况		公众服务类	健康门户						
				预约诊疗系统						
			业务协同类	远程医疗服务系统						
				区域医学影像诊断系统						
				区域心电诊断系统						
				区域双向转诊系统						
				免疫规划管理系统						
				慢病管理系统						
				区域健康体检管理系统（包括老年人体检、各种健康筛查、集体儿童体检等）						
			综合管理类	区域电子健康档案系统						
				区域一站式结算系统						
				区域家庭签约医生管理系统						
				区域电子病历共享系统						
				区域血液管理平台						
				药品供应采购管理系统						
				突发公共卫生事件应急响应处置管理系统						
				医疗机构绩效管理系统						
				基层卫生信息系统						
				村卫生室信息系统						

续表

序号	类别	指标	指标说明			注释
38	信息化管理水平	信息化发展规划制定过程中各业务部门参与程度	A. 都参与 D. 少部分部门参与	B. 大部分部门参与 E. 不参与	C. 半数部门参与	
39		信息化发展规划制定情况	A. 制定了长期发展规划（五至十年） C. 制定了短期规划和工作计划（一至二年） E. 无成文发展规划	B. 制定了中期发展规划（三至五年） D. 依托其他规划 F. 未制定发展规划		
40		信息化相关部门设置	A. 卫生健康委有信息处/科/股 C. 无信息处/科/股，无专职人员 E. 无信息技术部门，有专职人员	B. 无信息处/科/股，有专职人员 D. 独立设置信息技术部门 F. 无信息技术部门，无专职人员		信息化相关部门指各级卫生健康委信息处、统计信息中心
41		区域信息化建设资金来源	A. 本机构自筹 D. 本级财政经常性项目经费 G. 银行借贷	B. 本级财政专项经费 E. 上级财政经常性项目经费 H. 其他商业借贷	C. 上级财政专项经费 F. 与信息公司合作开发 I. 其他	
42		区域信息化运维资金来源	A. 本机构自筹 D. 本级财政经常性项目经费 G. 银行借贷	B. 本级财政专项经费 E. 上级财政经常性项目经费 H. 其他商业借贷	C. 上级财政专项经费 F. 与信息公司合作开发 I. 其他	
43		2019 年在本级信息化建设项目投入的资金（单位：元）	A. <10 万 D. 50 万~99 万 G. 500 万~999 万 J. ≥5 000 万	B. 10 万~29 万 E. 100 万~299 万 H. 1 000 万~2 999 万	C. 30 万~49 万 F. 300 万~499 万 I. 3 000 万~4 999 万	
44		2019 年在本级信息化运行维护工作投入的资金（单位：元）	A. <10 万 D. 50 万~99 万 G. 500 万~999 万 J. ≥5 000 万	B. 10 万~29 万 E. 100 万~299 万 H. 1 000 万~2 999 万	C. 30 万~49 万 F. 300 万~499 万 I. 3 000 万~4 999 万	
45		是否设有信息标准管理的专职部门/专职人员	A. 有专职部门 C. 有专职人员	B. 无专职部门 D. 无专职人员		

续表

序号	类别	指标	指标说明			注释
46		通过国家医疗健康信息互联互通标准化成熟度测评的情况	A. 五级甲等　B. 五级乙等　C. 四级甲等 D. 四级乙等　E. 三级　F. 三级及以下 G. 未参加测评			
47		是否采取了以下信息安全组织管理措施	A. 成立网络安全和信息化工作领导小组　B. 明确网络安全直接责任人 C. 明确专门机构　D. 相关领导干部调整后及时进行变更 E. 网络安全工作机构配备足够专职人员 F. 领导班子主要负责人每年召开网络安全专题会			
48		是否制定了以下信息系统安全制度	A. 防病毒管理　B. 信息安全事件管理　C. 信息安全审计管理 D. 系统建设管理　E. 数据备份与恢复管理　F. 介质管理 G. 安全监控管理　H. 应急预案管理　I. 系统口令管理 J. 运维与故障管理　K. 未采用（该选项不能与其他选项并存）			
49		是否开展以下信息安全宣传教育培训	A. 每年按照统一安排开展网络安全宣传活动　B. 本单位在职人员参加网络安全培训 C. 网络安全专业技术岗位人员参加网络安全专业技能培训　D. 获得国家认可的网络安全专业资质			
50		通过三级等级保护测评的系统数量：____ 个				
51		2019年信息系统发生非计划停机的原因	A. 机房供电/温控故障　B. 线路中断　C. 网络异常 D. 数据库故障　E. 病毒入侵　F. 黑客攻击 G. 维护人员误操作　H. 自然灾害　I. 未发生过停机 J. 其他			
52		2019年因信息系统故障，停止工作的小时数［单选］	A. 0小时　B. 1~4小时　C. 5~8小时　D. 9~24小时 E. 25~48小时　F. 49~72小时　G. 72小时及以上			

序号	类别	指标	指标说明	注释
53		本机构级别	A. 正处级　B. 副处级　C. 正科级　D. 副科级及以下	
54		本机构主要工作类别	A. 统计　B. 信息技术　C. 医学情报　D. 其他	
55		统计信息技术部门人员数量情况	调查内容 / 结果	

统计信息技术部门人员数量情况（序号55）调查内容：

调查内容	结果
核定编制数[填空]	
在岗人数[填空]	
信息厂商派驻人员人数[填空]	
近三年本机构流失人员数（不包括退休及升职人员）[填空]	
平均年收入（万元）[填空]	
2019年度，出省学习、开会、培训次数[填空]	
近3年新进人员总数： 其中：应届毕业生招聘进入 社会招聘进入 其他	

序号	类别	指标	指标说明	注释
56		统计信息技术在岗员工个案表（不含各公司驻场人员）	调查内容 / 结果	

统计信息技术在岗员工个案表（序号56）调查内容：

序号	调查内容	结果
1	姓名　（匿名）　注释：无需要填写真实姓名	
2	性别　A. 男　B. 女	
3	年龄[填空]　年　月	
4	编制情况　A. 在编　B. 合同制　C. 其他（返聘、借调等）　D. 其他人事管理类型员工	
5	最高学历　A. 大中专以下　B. 本科生　C. 研究生及以上	
6	最高学历的专业　A. 医学　B. 计算机及信息技术　C. 管理学　D. 其他专业	
7	职称（按资格计算）　A. 无职称　B. 初级职称　C. 中级职称　D. 副高及以上职称	
8	参加工作时间[填空]　年　月	
9	在本机构开始工作时间[填空]　年　月	
10	从事的岗位类型　A. 综合管理　B. 信息技术管理　C. 统计与数据管理　D. 基础设施管理　E. 其他	

续表

序号	类别	指标	指标说明	注释
57	信息化创新能力	目前，已经使用下列何种科技术	A. 云计算　B. 移动互联网　C. 物联网　D. 大数据 E. 人工智能　F. 区块链　G. 5G　H. 其他 I. 未使用	
58	信息化创新能力	创新互联网便民服务项目包括以下哪些方面	A. 智能导医分诊　B. 网上预约诊疗服务平台　C. 互联网医院　D. 智能语音服务 E. 医保异地就医直接结算　F. 脱卡就医　G. 在线支付方式"一站式"结算管理 H. 复诊患者在线续方分常见病、慢性病处方　I. 在线健康状况评估与健康服务 J. 签约患者转诊绿色通道　K. 处方在线审核　L. 中药饮片网上配送 M. 在线接种预约服务　N. 网上家庭医生签约服务　O. 网络科普平台 P. 电子健康档案数据库与电子病历库互联对接　Q. "互联网+"健康咨询服务 R. 区域远程医疗中心　S. 对基层机构的远程会诊、在线咨询 T. 基层卫生信息系统中医主载监护系统与区域或医院信息平台连接、实验室检验　U. 三级医院内医疗服务信息互通共享 V. 院前急救车载监护系统与区域或医院信息平台连接　W. 院前急救协同信息平台 X. 医院应急救治中心与院前急救治中心机构信息互通共享　Y. 医疗机构、医师、护士电子化注册审批 Z. 严重精神障碍患者发病报告在线管理　AA. 区域内检查检验结果互认 AB. 区域政务服务一网通办　AC. 生育服务网上登记　AD. 区域政务信息共享 AE. 公共卫生服务卡应用集成　AF. 其他　AG. 无	
59	基层医疗卫生机构管理信息系统建设模式	基层医疗卫生机构管理信息系统建设模式	A. 乡镇自建　B. 区县级统一建设　C. 地市级统一建设　D. 省级统一建设	
60	基层医疗卫生机构信息化	基层医疗卫生机构信息系统覆盖情况	由政府配置基层医疗卫生信息系统覆盖的机构数量 类别 ／ 基层医疗机构数量 社区卫生服务中心 社区卫生服务站 乡镇卫生院 村卫生室	
61	基本医疗服务	基本医疗服务类功能点开通情况	A. 实名制就医　B. 预约服务　C. 自助服务　D. 便民结算 E. 健康扶贫患者一站式结算服务　F. 门急诊电子病历　G. 合理用药 H. 住院医嘱管理　I. 住院医嘱管理　J. 护理记录　K. 药品医嘱执行 L. 输液管理　M. 临床检验信息管理　N. 电生理信息管理　O. 医学影像信息管理 P. 法定传染病信息上报　Q. 电子病历质量管理　R. 临床路径与单病种管理　S. 护理质量 T. 危急值管理　U. 手术分级管理　V. 处方点评　W. 发药管理 X. 药事管理　Y. 抗菌药物　Z. 基本药物监管 AA. 静脉药物配置管理　AB. 基本药物目录管理　AC. 药房管理　AD. 尚未开通	

续表

序号	类别	指标	指标说明	注释
62		基本公共卫生服务类功能点开通情况	A. 居民健康档案管理　B. 家庭健康档案管理　C. 预防接种服务　D. 疫苗和冷链管理　E. 预防接种信息上报　F. 疑似预防接种异常反应上报　G. 新生儿保健　H. 儿童保健　I. 青少年保健　J. 妇女常见病筛查　K. 宫颈癌筛查　L. 乳腺癌筛查　M. 增补叶酸预防神经管缺陷　N. 孕前保健　O. 孕期保健　P. 预防艾梅乙母婴传播管理　Q. 分娩期保健　R. 产后访视　S. 产后42天检查　T. 高危孕产妇管理　U. 出生缺陷监测　V. 5岁以下儿童死亡监测　W. 孕产妇死亡监测　X. 出生医学证明签发　Y. 居民死亡医学证明信息上报　Z. 居民死亡医学死亡监测　AA. 老年人健康体检与健康指导服务　AB. 老年人生活自理能力评估服务　AC. 肺结核患者服务　AD. 高血压患者服务　AE. 2型糖尿病患者服务　AF. 严重精神障碍患者服务　AG. 血吸虫病患者服务　AH. 突发公共卫生事件上报　AI. 突发公共卫生事件应急处置　AJ. 健康教育服务　AK. 健康促进服务　AL. 尚未开通	
63		运营管理类功能点开通情况	A. 绩效与薪酬管理　B. 档案管理　C. 临床试剂管理　D. 高值耗材管理　E. 低值耗材及办公用品管理　F. 医疗设备管理　G. 资产信息管理　H. 后勤设备管理　I. 尚未开通	
64		家庭医生签约类功能点开通情况	A. 签约管理　B. 服务变更　C. 服务履约　D. 团队管理　E. 尚未开通	
65	信息化发展难点	目前在推进区域全民健康信息化建设中，所面临的五项最主要障碍	A. 缺乏充分的信息化资金支持　B. 供应商缺乏提供满足需求产品与服务的能力　C. 部门人力资源不足　D. 信息化的投资回报无法量化　E. 缺乏业务部门参与　F. 难以达到最终用户认可度与使用要求　G. 缺乏领导的支持与参与　H. 缺乏战略性的信息化规划　I. 信息化规划的实施失败　J. 缺乏法律或政策方面的支持　K. 缺乏医疗信息化标准　X. 其他____	请按照障碍的严重程度（大→小），依次选择五项。如A、F、E、C、D用"，"分隔开
66		根据您所了解的情况，请填写您认为以目前区域全民健康信息化建设较好	1 2 3 4 5	

医院信息化调查表

序号	类别	指标	指标说明	注释
1	基本信息	机构名称		
2		卫生机构（组织）代码		卫生机构（组织）代码由22位数字（或英文字母）组成，包括9位组织机构代码和13位机构属性代码。机构属性代码由行政区划代码（6位）、经济类型代码（2位）、卫生机构（组织）类别代码（4位）和机构分类管理代码（1位）四部分组成。[无机构代码的填写组织机构代码]
3		填表人姓名		
4		联系电话		
5		医院等级	A. 三级甲等　　B. 三级乙等　　C. 三级合格　　D. 二级甲等 E. 二级乙等　　F. 二级合格　　G. 一级　　H. 未定级	合格包括丙级和未定级
6		医院类型	A. 综合医院　　B. 中医类医院（中医院，中西医结合医院，民族医院） C. 专科医院　　D. 其他＿＿＿＿	
7		医院行政隶属关系	A. 国家委属管　　B. 省级　　C. 市级　　D. 县级 E. 其他＿＿＿＿	

续表

序号	类别	指标	指标说明	注释
8	信息化建设水平	医院数据中心机房建设模式	A. 自建（自有场地，自购设备）　B. 租用云服务（运营商，第三方）　C. 自建，同时租用云服务　D. 其他　E. 无医院数据中心机房	
9		医院数据中心机房总面积（平方米，m²）	A. <50　B. 50~99　C. 100~149　D. 150~199　E. ≥200	
10		服务器（物理机）总台数	A. <5台　B. 5~9台　C. 10~14台　D. 15~19台　E. ≥20台	
11		服务器（虚拟机）的总台数	A. <5台　B. 5~9台　C. 10~14台　D. 15~19台　E. ≥20台	
12		目前不含备份存储的存储设备容量	A. <5T　B. 5~9T　C. 10~19T　D. 20~49T　E. 50~99T　F. 100~199T　G. ≥200T　H. 无存储设备	
13		医院信息系统应用集成架构	A. 点对点　B. 单体系统　C. 基于ESB集成　D. 未建设	
14		医院集成平台主要功能	A. 数据交换　B. 数据质量管理　C. 数据存储　D. 数据查询　E. 单点登录　F. 辅助决策支持　G. 标准字典库　H. 数据安全管理　I. 数据标准管理　J. 患者主索引　K. 平台配置及服务监控　L. 用户权限管理　M. 医疗机构电子证照管理　N. 数据质量监控　O. 平台配置及服务监控　P. 医师电子证照管理　Q. 护士电子证照管理　R. 其他　S. 未开通	
15		已接入医院集成信息平台的系统	A. 门急诊挂号收费管理系统　B. 门诊医生工作站　C. 分诊管理系统　D. 住院病人入出转系统　E. 住院医生工作站　F. 住院护士工作站　G. 电子化病历书写与管理系统　H. 合理用药管理系统　I. 临床检验系统　J. 医学影像系统　K. 超声/内镜管理系统　L. 临床路径管理系统　M. 手术麻醉管理系统　N. 输血管理系统　O. 重症监护系统　P. 心电管理系统　Q. 体检管理系统　R. 病理管理系统　S. 移动护理管理系统　T. 移动查房系统（移动医生）　U. 移动输液系统　V. 病历质控系统　W. 医疗保险/新农合接口　X. 人力资源管理系统　Y. 财务管理系统　Z. 药品管理系统　AA. 设备材料管理系统　AB. 物资供应管理系统　AC. 预算管理系统　AD. 绩效管理系统　AE. 其他　AF. 未接入　AG. 未接入	

续表

序号	类别	指标	指标说明	注释
16		主分院或多院区之间信息系统统一体化建设情况	A. 有分院但未实现一体化　B. 采用独立系统分别进行管理，不实时进行信息交换 C. 已经完成信息系统一体化　D. 无分院或多院区	
17		与医联体间实现信息共享和信息交换的方式	A. 只使用纸版文书　B. 机构间点对点数据交换 C. 使用同一套信息系统　D. 通过区域卫生信息平台实现 E. 未实现数据共享　F. 未建立医联体	
18		与松散型医联体间实现数据共享的方式	A. 只使用纸版文书　B. 点对点数据交换 C. 使用同一套信息系统　D. 通过区域卫生信息平台进行数据共享 E. 未实现数据共享　F. 未建立区域松散型医联体	
19		与区域内其他医疗卫生机构间实现信息共享和信息交换的方式	A. 只使用纸制文书　B. 机构间点对点数据交换 C. 使用同一套信息系统　D. 通过区域卫生信息平台实现 E. 未实现	
20		与已建区域卫生信息平台的互联互通的情况	A. 否，不具备实现系统对接、信息互联共享的条件 B. 否，但已具备实现系统对接、信息互联共享的条件 C. 是，已部分实现基于平台的区域内医院、社区、卫生院之间的区域内医院、社区、卫生院之间健康档案实时调用、双向转诊、检验检查结果互认 D. 是，已全面实现基于平台的区域内医院、社区、卫生院之间健康档案实时调用、双向转诊、检验检查结果互认 E. 本级无区域卫生信息平台	
21		医院临床数据中心是否提供以下的服务功能	A. 标准化数据存储服务　B. 直接数据访问服务　C. 电子病历数据提取服务 D. 电子病历浏览服务　E. LIS、PACS、CIS之间进行数据交互 F. OA与HIS之间进行数据交互　G. 无临床数据中心	

续表

序号	类别	指标	指标说明	注释
22		是否建立全院统一的病人主索引	A. 已建立、全院采用　　B. 已建立、部分采用 C. 已建立、完全没有采用　D. 未建立	
23		信息系统建设已采用的信息化标准体系	A. GB/T 14396-2016 疾病分类与代码 ICD10 国家标准版 B. T/CHIA001-2017 手术、操作分类与代码 C. WS/T 447 基于电子病历的医院信息平台技术规范 D. WS/T 500-2016 电子病历共享文档标准 E. WS-445-2014 电子病历基本数据集标准 F. LOINC　　　　　　　　G. SNOMED H. 卫生信息基础数据元目录 I. 疾病管理基本数据集 J. 慢性病监测信息系统基本项目数据集 K. 远程医疗信息系统基本功能规范 L. 健康体检基本数据集 M. 儿童保健基本数据集 N. 其他_____　　　　　　O. 以上均无	
24		是否设有信息标准管理的专职部门/专职人员	A. 有专职部门，有专职人员　B. 有专职部门，无专职人员 C. 无专职部门，有专职人员　D. 无专职部门，无专职人员	
25		已实现电子病历共享文档的配置、生成、解析和管理的哪些阶段	A. 配置　　　　B. 生成　　　　　C. 解析 D. 管理　　　　E. 以上均无	
26		通过国家医疗健康信息互联互通标准化成熟度测评情况	A. 五级甲等　　B. 五级乙等　　　C. 四级甲等 D. 四级乙等　　E. 三级　　　　　F. 二级及以下 G. 未参加测评	
27		获评电子病历系统应用水平分级评价等级情况	A. 8级　　　　　B. 7级　　　　　C. 6级 D. 5级　　　　　E. 4级　　　　　F. 3级及以下 G. 未参加测评	

续表

序号	类别	指标	指标说明	注释
28		是否建立以下网络信息安全组织管理	A. 成立网络安全和信息化工作领导小组　B. 明确网络安全直接责任人（分管同志） C. 明确网络安全工作专门机构　D. 相关领导干部调整后及时变更 E. 网络安全工作机构配备专职人员　F. 领导班子主要负责人每年召开网络安全专题会 G. 以上均无（该选项不能与其他选项并存）	
29		是否制定了以下系统安全制度	A. 防病毒管理　B. 安全监控管理　C. 应急预案管理　D. 系统建设管理 E. 数据备份与恢复管理　F. 介质管理　G. 信息安全事件管理　H. 系统口令管理 I. 以上均无	
30		是否采取了以下网络信息安全技术措施	A. 网络边界访问控制　B. 限制非法外连　C. 无线网络安全管理 D. 采用防恶意代码攻击的技术措施　E. 入侵检测或防御　F. 安全审计 G. 身份鉴别与访问控制　H. 以上均无	
31		网络信息安全经费投入	A. 有预算渠道，保障网络安全经费投入　B. 新建信息化项目安全预算不低于总预算5% C. 未进行网络安全经费投入	
32		是否开展以下网络信息安全宣传教育培训	A. 每年按照统一安排开展网络安全宣传活动　B. 本单位在职人员参加网络安全培训 C. 网络安全专业技术岗位人员参加专业技能培训　D. 获得国家认可的网络安全专业资质 E. 以上均无（该选项不能与其他选项并存）	
33		通过三级信息安全等级保护测评的系统数量____个		
34		2019年是否出现过以下原因的宕机或报障	A. 机房供电/温控故障　B. 线路中断　C. 网络异常　D. 数据库故障 E. 病毒入侵　F. 黑客攻击　G. 维护人员误操作　H. 自然灾害 I. 其他____　J. 原因不明　K. 未出现过宕机或报障	
35		2019年因信息系统故障，停止门诊服务的小时数	A. 0　B. 1~4　C. 5~8　D. 9~12 E. 13~16　F. ≥17	

续表

序号	类别	指标	指标说明				注释
36	信息化服务水平	开通了哪些便民服务功能项	A. 互联网服务 E. 自助支付 I. 陪护服务	B. 预约服务 F. 智能导航 J. 满意度评价	C. 自助服务 G. 信息推送 K. 信息公开服务	D. 智能候诊 H. 患者定位 L. 未开通	
37		采用了哪些患者身份识别介质	A. 居民健康卡（含电子健康卡） D. 院内IC卡	B. 身份证 E. 院内磁条卡	C. 医保卡 F. 以上均无		
38		门诊号源接入本地预约挂号平台的程度	A. 纳入全部号源 E. 未纳入	B. 纳入大部分号源 F. 本辖区无预约挂号平台	C. 纳入一半号源	D. 纳入小部分号源	
39		本院是否建有以下患者的预约挂号入口	A. 微信公共号预约挂号 E. 院内设备自助挂号 I. 无预约挂号	B. 手机App挂号 F. 微信小程序	C. PC网页挂号 G. 社区挂号	D. 电话挂号 H. 诊间挂号	
40		已开通的医疗服务类功能	A. 患者基本信息管理 E. （门、急）诊电子病历 I. 护理记录 M. 多学科协作诊疗	B. 院前急救 F. 住院病历书写 J. 非药品医嘱执行 N. 电子病历和健康档案调阅	C. 门诊分诊 G. 急诊留观 K. 临床路径	D. 急诊分级分诊 H. 申请单管理 L. 随访服务管理 O. 未开通	
41		已开通的医技服务类功能点	A. 医学影像信息管理 E. 手术信息管理 I. 透析治疗信息管理 M. 放射介入诊疗	B. 临床检验信息管理 F. 麻醉信息管理 J. 放疗信息管理 N. 高压氧信息管理	C. 病理管理 G. 输血信息管理 K. 化疗信息管理	D. 生物标本库管理 H. 卫生理信息管理 L. 康复信息管理 O. 未开通（该选项不能与其他选项并存）	
42		已开通的移动医疗服务类功能点	A. 移动医疗—移动智能终端 D. 移动医疗—医生 G. 移动医疗—术前访视	B. 移动医疗—查房 E. 移动医疗—药师 H. 未开通	C. 移动医疗—护理 F. 移动医疗—输液		
		已开通的移动医疗管理类功能点	A. 人员权限管理 E. 临床路径与单病种管理 I. 医疗安全（不良）事件上报	B. 电子病历质量监控管理 F. 院内感染管理 J. 传染病信息上报	C. 危急值管理 G. 护理质量管理 K. 食源性疾病信息上报	D. 卫生应急管理 H. 卫生应急管理 L. 未开通	

续表

序号	类别	指标	指标说明			注释
43		已开通的药事服务与管理功能点	A.（门、急）诊处方和处置管理　B. 住院医嘱管理 C. 静脉药物配置中心　D. 输液管理　E. 药品医嘱执行　F. 合理用药监测 G. 抗菌药物管理　H. 处方点评　I. 基本药物监管　J. 未开通			
44		已开通的运营管理类功能点	A. 实名建档　B. 病区（房）床位管理　C. 住院患者的入、出、转　D. 业务结算与收费 E. 成本核算　F. 预算管理　G. 高值耗材管理　H. 药品物流管理 I. 物资管理　J. 固定资产管理　K. 医疗设备管理　L. 医疗废物管理 M. 人力资源管理　N. 绩效考核　O. 未开通			
45		已开通的数据应用类功能	A. 医院数据报送　B. 医疗质量监控　C. 医院信息综合查询　D. 医保监控 E. 临床科研数据管理　F. 医院运营决策管理　G. 医院信息综合查询 H. 未开通（该选项不能与其他选项并存）			
46		作为上级指导医院，连接下级医院开展了哪些远程医疗工作	A. 远程预约　B. 远程会诊　C. 远程影像诊断　D. 远程心电诊断 E. 远程医学教育　F. 远程病理诊断　G. 远程双向转诊　H. 远程重症监护 I. 远程手术示教　J. 远程检验共享　K. 远程影像共享　L. 未开展			
47		作为下级服务医院，连接上级指导医院并接受了哪些远程医疗工作	A. 远程预约　B. 远程会诊　C. 远程影像诊断　D. 远程心电诊断 E. 远程医学教育　F. 远程病理诊断　G. 远程双向转诊　H. 远程重症监护 I. 远程手术示教　J. 远程检验共享　K. 远程影像共享　L. 未开展			
48		连接上级指导医院的数量____家				注释：无上级指导医院填0。
49		连接下级服务医院和基层机构的数量____家				

续表

序号	类别	指标	指标说明	注释
50		是否注册互联网医院	A. 是　　　　　　　　　　B. 否	
51		开展互联网医院相关业务活动	A. 医疗服务　　　　B. 公共卫生服务　　C. 家庭医生签约服务 D. 药品供应保障服务　E. 医学教育　　　　F. 科普服务 G. 其他_____　H. 未开展	
52		2019 年互联网诊疗人次数		
53		已经使用哪些新技术	A. 云计算　　B. 大数据　　C. 移动互联网　　D. 物联网 E. 智能应用　F. 区块链　　G. 5G　　　　　　H. 未使用	
54		物联网应用开展情况	A. 人员（患者）定位　B. 医疗物资管理　C. 设备自动采集　D. 体征自动采集 E. 输液管理　　　　　F. 供应室管理　　G. 高值耗材管理　H. 固定资产管理 I. 其他　　　　　　　J. 未开展	
55		面向公众的互联网＋服务功能开展情况	A. 预约挂号　B. 智能分诊　C. 检验检查结果查询　D. 自付费用支付 E. 社保支付　F. 出院患者随访　G. 健康咨询　　　　H. 慢病管理 I. 服务评价　J. 其他　　　　K. 未开展	
56		大数据应用平台开展情况	A. 运营管理大数据平台　B. 临床大数据平台　C. 临床科研大数据平台　D. 健康大数据平台 E. 其他　　　　　　　　F. 未开展	
57		智能化应用功能开展情况	A. 临床辅助治疗　B. 临床辅助诊断　C. 疾病咨询辅助　D. 医保控费 E. 医疗影像辅助　F. 医院管理　　　G. 用药管理　　　H. 其他 I. 未开展	
58	信息化管理水平	信息化发展规划制定情况	A. 制定了长期发展规划（五至十年）B. 制定了中期发展规划（三至五年） C. 制定了短期规划和工作计划（一至二年）D. 制定了某个信息化工作计划 E. 未制定任何发展规划	
59		信息化发展规划制定参与部门	A. 院级领导　　　B. 信息科室　　　　　C. 其他相关职能部门　D. 财务部门 E. 审计部门　　　F. 相关临床业务科室	

续表

序号	类别	指标	指标说明				注释
60		医院信息化建设资金来源	A. 本院自筹　B. 本级财政专项经费　C. 上级财政专项经费　D. 本级财政经常性项目经费　E. 上级财政经常性项目经费　F. 与信息公司合作开发　G. 银行借贷　H. 其他商业借贷　I. 其他____				
61		医院信息化运维资金来源	A. 本院自筹　B. 本级财政专项经费　C. 上级财政专项经费　D. 本级财政经常性项目经费　E. 上级财政经常性项目经费　F. 与信息公司合作开发　G. 银行借贷　H. 其他商业借贷　I. 其他____				
62		2019年信息化项目建设投入占年度总收入的比例	A. 0　B. 0.1%~　C. 0.3%~　D. 0.6%~　E. 1%~　F. 2%~　G. ≥5%				
63		2019年信息化维护维修投入占年度总收入的比例	A. 0　B. 0.1%~　C. 0.3%~　D. 0.6%~　E. 1%~　F. 2%~　G. ≥5%				
64		2019年信息化项目建设资金投入（单位:元）	A. <10万　B. 10万~29万　C. 30万~49万　D. 50万~99万　E. 100万~299万　F. 300万~499万　G. 500万~999万　H. 1000万~2999万　I. 3000万~4999万　J. ≥5000万				
65		2019年信息化维护维修资金投入（单位:元）	A. <10万　B. 10万~29万　C. 30万~49万　D. 50万~99万　E. 100万~299万　F. 300万~499万　G. 500万~999万　H. 1000万~2999万　I. 3000万~4999万　J. ≥5000万				
66		本院是否设立专职的信息化部门	A. 是　B. 否				
67		信息化部门主要工作内容（多选）	A. 统计　B. 信息技术　C. 病案　D. 图书情报　E. 其他				

续表

序号	类别	指标	指标说明	注释
68	医院信息化部门人员数量情况	核定编制数 [填空]		
		在岗人数 [填空]		
		信息厂商派驻人员人数 [填空]		
		近三年本机构流失人员数（不包括退休及升职人员）[填空]		
		平均年收入 [填空]		
		2019年度，出省学习、开会、培训次数 [填空]		
		近3年新进人员总数： 其中：应届毕业生招聘进入 社会招聘进入 其他		
69	医院信息化部门的工作人员个人表（不含公司驻场人员）	姓名	（匿名）	
		性别	A. 男　B. 女	
		年龄 [填空]	年　月	
		编制情况	A. 在编　B. 合同制　C. 其他（返聘、借调等）　D. 其他人事管理类型员工	
		最高学历	A. 大中专及以下　B. 本科生　C. 研究生及以上	
		最高学历的专业	A. 管理类专业　B. 计算机及信息技术类专业　C. 临床及医学类专业　D. 其他专业	
		职称（按资格计算）	A. 无职称　B. 初级职称　C. 中级职称　D. 副高及以上职称	
		参加工作时间 [填空]	年　月	
		在本机构开始工作时间 [填空]	年　月	
		从事的岗位类型	A. 信息业务管理　B. 应用管理　C. 基础设施管理　D. 信息技术保障　E. 数据利用与服务　F. 其他	

续表

序号	类别	指标	指标说明	注释
70		在选择承建商时，重要性从大到小的前5位最重要的考虑因素	A. 项目投标金额/报价　B. 项目周期　C. 企业规模与实力 D. 企业所有制性质　E. 企业信用评级　F. 企业及项目负责人的服务理念 G. 企业品牌与在医疗卫生领域的知名度　H. 企业在本机构/地区有其他业务或项目 I. 企业在本省有分公司或者办事处等业务部门　J. 项目人力配置 K. 其他_____　L. 无明确筛选评价因素	
71		对医院信息化外包项目的管理包括以下哪些方面	A. 外包合同管理　B. 承建商监督考核制度　C. 外包项目质量控制 D. 承建商派驻人员管理制度　E. 项目验收管理 G. 无相关管理制度（该选项不能与其他选项并存）　F. 其他_____	承建企业在规定的服务水平基础上，将全部或部分系统作业，以合同方式委托给专业性公司，由其在一定时期内提供所需要的信息技术服务
72		2019年医院信息化建设项目延迟交付或未成功交付的原因主要是	A. 功能与需求不匹配　B. 承建商技术与能力不足　C. 项目资金不足 D. 项目人力投入不足　E. 与承建商的纠纷或诉讼　F. 其他_____ G. 未发生	
73		2019年我院是否与信息系统承建商出现过法律纠纷	A. 发生过建设项目纠纷　B. 发生过运维项目纠纷　C. 未发生过任何纠纷	

续表

序号	类别	指标	指标说明				注释
			医院信息系统名称	1. 当前状态（A. 已建成使用；B. 规划建设中；C. 无规划）	2. 承建公司	3. 产品类型（A. 定制产品；B. 通用产品；C. 上级配发；D. 自行开发）；E. 无	4. 需求满足程度（A. 完全满足；B. 比较满足；C. 一般；D. 不太满足；E. 完全不满足）；F. 无	
74	医院应用信息产品使用情况		医院集成信息平台					
			门急诊挂号收费管理系统					
			门诊医生工作站					
			分诊管理系统					
			住院病人入出转系统					
			住院医生工作站					
			住院护士工作站					
			电子化病历书写与管理系统					
			合理用药管理系统					
			临床检验系统					
			医学影像系统					
			超声/内镜管理系统					
			手术麻醉管理系统					
			临床路径管理系统					
			输血管理系统					
			重症监护系统					
			心电管理系统					
			体检管理系统					
			病理管理系统					
			移动护理系统					
			移动查房系统（移动医生站）					
			移动输液系统					

续表

序号	类别	指标	指标说明					注释
			医院信息系统名称	1. 当前状态（A. 已建成使用；B. 规划建设中；C. 无规划）	2. 承建公司	3. 产品类型（A. 定制产品；B. 通用产品；C. 上级配发；D. 自行开发；E. 无）	4. 需求满足程度（A. 完全满足；B. 比较满足；C. 一般；D. 不太满足；E. 完全不满足；F. 无）	
			病历质控系统					
			住院收费系统					
			护理管理系统					
			医务管理系统					
			院内感染管理系统					
			传染病报告系统					
			病案管理系统					
			导诊管理系统					
			人力资源管理系统					
			财务管理系统					
			药品管理系统					
			设备材料管理系统					
			物资供应管理系统					
			预算管理系统					
			绩效管理系统					
			DRG管理系统					
75		目前在推进医院信息化建设中，所面临的主要五项主要障碍	A. 缺乏充分的信息化资金支持　B. 供应商缺乏提供满足需求产品与服务的能力　C. 部门人力资源不足　D. 信息化的投资回报无法量化　E. 缺乏临床指导　F. 难以达到最终用户认可度与使用要求　G. 缺乏院领导的支持与参与　H. 缺乏战略性的信息化规划　I. 信息化规划的实施失败　J. 缺乏法律或政策方面的支持　K. 缺乏医疗信息化标准　L. 容载不足　M. 区域与医院大数据方面无法整合　X. 其他_____					（注：请按照障碍的严重程度（大→小），依次选择五项。如A、F、E、C、D用"，"分隔开。）